기능적 마사지

도수치료와 움직임의 회복

기능적 마사지

도수치료와 움직임의 회복

신민곤 지음

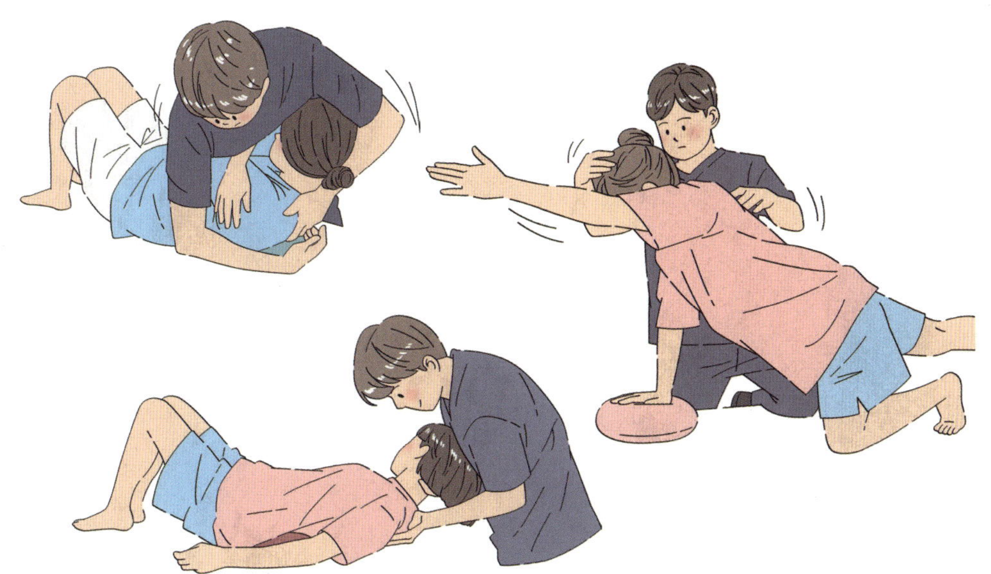

수동운동으로 접근한 도수치료의 시작

자세 개선과 재활 운동에 대한 요약 가이드

좋은땅

CHAPTER 8

기능적 마사지의 재활 운동 중재 • 208

기능적(Functional)이란 용어는 인체에 적용될 때 생체역학적으로 자연스럽고 효율적인 움직임을 뜻한다.

몸이 가장 효율적이고 자연스럽게 움직여질 때 인체는 스스로 회복된다. 이런 관점에서 기능적 마사지는 자연스러운 움직임의 회복을 유도하는 효과적인 수동운동이다.

움직임은 수동운동(Passive exercise), 능동 보조운동(Active-assisted exercise), 능동운동(Active exercise)으로 분류될 수 있다. 그리고 이 운동들은 통증이 발생하거나 기능에 제한이 생길수록 수행 능력이나 가동 범위가 제한된다. 움직임이 제한될수록 보상 동작(Compensatory movement)은 활성화되고 이로 인한 통증이 증가하는 악순환이 반복된다. 이런 상황에서 기능적 마사지는 움직임이 회복되는 방향으로 수동운동을 유발하여 근육과 관절을 움직여 주고, 혈액과 관절액의 순환을 촉진시켜 준다. 이러한 기전으로 기능적 마사지는 즉각적인 통증 개선과 관절 가동 범위의 증가를 가져온다. 본서는 이러한 기법을 다양한 상황에서 적용할 수 있도록 이론적 배경과 실기 적용, 자세 개선과 재활 운동에서의 응용에 중점을 두었다.

기능적 마사지는 생체역학적 움직임 회복을 목적으로 하기에 환자의 수동적 움직임과 통증이 개선될수록 수동운동에서 능동 보조운동으로 능동 보조운동에서 능동운동으로의 재활 과정을 보조하며 도수치료의 기초가 되는 중재 방법으로서 가치를 가진다. 기능적 마사지는 입증된 생리학과 생체역학 이론을 기반으로 적용되므로 몇 가지의 원리와 기법만 숙달된다면 누구나 다양한 이론을 기반으로 한 다른 기법으로 응용될 수 있고 또한 운동 방법과 자세 처방으로도 적용될 수 있다.

다양한 도수치료 기법들이 존재하고 계속 만들어지고 있지만 기본적인 바탕은 해부학과 생리학, 생체역학 등을 기반으로 하는 중재법들이기에 서로 비슷하고 공통된 기법들이 혼재하고 있다. 환원론적인 관점으로 특정 이론을 맹신하지 말고 본서를 통해 조금이나마 그 본질을 깨닫고 환자와 치료사 모두 통증과 기능장애로부터 자유로워질 수 있기를 바란다.

이제 손의 접촉을 통해 이루어지는 움직임의 회복에 대해 알아보자.

도수치료(Manual Therapy)란 현대의학에서 해부학과 생리학, 생체역학 등의 학문에 대한 이론적 근거를 가지고 손과 손을 보조할 수 있는 물리적인 도구를 이용해 비침습적인 방법으로 인체의 치유 및 기능 회복을 유도하는 행위를 말한다.

학문이 발전함에 따라 새로운 이론이 전개되고 그에 따른 기법도 다양해지고 복잡해지는 상황이다. 인체를 바라보는 시각이 다양해짐에 따라 수많은 이론이 생겨나기도 하지만 비슷한 관점으로 사라지거나 때로는 서로 통합되는 과정을 겪기도 한다. 혼란스럽기도 하지만 손을 인체에 접촉한다는 행위의 본질은 바뀌지 않는다는 것에 집중하고 근본이 되는 손과 치료사의 몸을 사용하는 기본기를 정리하기 위해 기능적 마사지를 저술했다.

손으로 통증이 있는 부위나 기능장애가 생긴 부위를 직접 조작하거나 관련된 근육과 관절의 정확한 움직임을 유도하여 회복시킬 수 있는 기법을 전문가뿐만 아니라 일반인들도 쉽게 활용할 수 있도록 원리와 방법을 소개하는 것이 본서의 목적이다.

몸의 자세와 부위별로 도수치료가 적용되는 핵심 원리를 *Key point에서 소개하고 여러 가지 기법을 개발할 수 있게 설명되었다. 또한 수동 움직임 기법이 능동 보조 움직임으로, 더 발전하여 능동적 운동으로 대체되어 활용할 수 있는 단서들을 제시하는 것으로 구성했다.

도수치료는 여러 가지 관점으로 적용되어 복잡하게 발전하고 있지만 기능적 마사지에서는 근육과 관절의 움직임을 개선시킴으로써 나타나는 일차적인 효과를 중심으로 다양하게 응용될 수 있다는 것을 강조했다. 그리고 쉽게 임상에 적용할 수 있도록 인체의 중력중심선에 대한 관점으로 자세 개선과 재활 운동의 중재를 다루었다.

수동운동 기법을 소개할 때 치료사의 자세와 힘의 방향, 원리를 설명해 놓았으므로 숙지하여 다른 도수치료의 기본 접촉법으로도 활용한다.

기능적 마사지를 적용하기 전 항상 통증이나 관절의 가동 범위, 움직임의 형태나 자세를 확인하고 기법 적용 후 변화된 상태를 점검하는 것이 중재의 효과 검증이나 방향을 설정하는 필수적 요건이다.

예를 들어 치료 전 어깨 부위의 통증 척도가 1~10까지 등급 중 8이었고 굽힘과 벌림 각도가 90도였다면 기법 적용 후의 변화를 관찰하여 개선되었다면 이를 바탕으로 중재 방법을 계획하거나 수정할 수 있다.

기법을 적용하기 전 통증이 있거나 움직임에 문제가 있다고 판단되는 부위를 선정한 뒤 접촉검사(Contact test)를 시행한다. 접촉검사란 간단히 원인 부위라고 생각되는 지점을 손으로 압박하거나 움직임을 보조하여 개선되는지를 판단하는 절차이다. 즉 능동 보조의 움직임을 통해 효과 여부를 판별하는 것이다.

흔히 목의 돌림이 제한되고 통증이 발생하는 경우라면 목의 돌림 근육인 뒤통수밑근, 목갈비근, 어깨올림근, 등세모근 상부 등의 일부분을 손으로 접촉 또는 압박하여 증상이 개선되는지를 관찰하고 효과가 없다면 직접적으로 목뼈의 관절을 지지하면서 움직임이 나아지는지 판단한다.

때로는 근육의 기능 패턴(굽힘, 폄, 돌림 등) 움직임의 분석을 통해 관련 있는 부위나 신경의 반사 작용 부위를 선택하여 다양한 관점으로 접촉검사를 시행할 수 있다. 이때 증상의 호전이 없더라도 환자의 자세나 주호소를 듣고 적절한 자세나 움직임을 처방하여 증상의 개선을 유도한다.

기법을 적용할 때 손의 움직임에 따라 단순히 근육을 주무르는 마사지라고 동일시할 수도 있지만 기능적 마사지의 기법은 근육과 관절에 적용되는 수동 움직임으로 인해 나타나는 효과를 목적으로 하는 수동운동의 개념이므로 항상 능동운동으로 이어지는 것까지를 목표로 한다. 수동운동은 능동운동으로는 재현할 수 없는 동작을 만들어 낼 수 있고 해부학적 가동 범위의 끝까지 근육과 관절을 움직일 수 있는 이점이 있어 이로 인한 긍정적 효과를 유도할 수 있다.

기능적 마사지의 기법은 크게 직접 기법과 간접 기법으로 나눌 수 있는데 직접 기법은 연부조직의 유착이나 관절의 비정상적인 움직임을 정상화하기 위해 문제가 있는 부위에 직접적으로 힘을 가해 움직임을 만들어 내거나 치유반응을 유도하는 방법이다.

반면에 간접 기법은 고유수용감각이나 신경 반사 반응을 활성화하거나 억제하는 방법을 통해 스스로 움직임이 유발되도록 촉진하는 방법이다. 조직이 유착된 부위에 부드러운 접촉이나 가벼운 압박을 통해 인체가 스스로 이완되거나 움직임을 회복할 수 있도록 유도하는 것이다.

예를 들어 연부조직에 대한 직접 기법이 통증을 유발할 때 통증이 유발하지 않는 방향으로 지속적이고 부드러운 압박으로 통증 수용기의 민감도를 낮추고 감각기관을 통해 근육이 이완될 수 있도록 하는 것이다. 또는 치료사가 원하는 방향으로 움직임이 유도되지 않을 때 반대 방향으로 지속적인 압박을 유지함으로 인체가 회복되려는 움직임을 증폭시켜 이 힘을 원하는 방향으로 활용하는 기법이다.

직접 기법이나 간접 기법도 도수치료로 이용될 때 적용되는 이론에 따른 세밀한 기법 차이나 환자의 참여 여부에 따라 복잡하게 분류될 수 있지만 일상생활이나 임상 현장에서 유용하게 적용할 수 있을 정도로만 간단히 설명하고자 한다.

기능적 마사지를 적용하는 정해진 시간은 없지만 이상 부위를 판별하고 3~5분 정도 기법을 적용한 뒤 간단한 테스트를 통해 효과가 있다고 판단되면 치료사의 재량에 따라 관련 부위를 30분 이상 적용할 수 있다.

이를 통해 중재 계획이 수립되면 기능적 마사지를 적용한 원리와 방법에 따라 효과를 증진하기 위한 자세 처방과 재활 운동으로 이어질 수 있다.

수많은 종류의 재활 운동법이 있고 임상 운동학적인 관점에서 분석해 보면 모두 비슷한 효과를 공유하는 것이지만 환자의 상태에 따라 적절히 변형시켜 처방해 주는 것은 치료사의 역량에 따라 다른 효과를 낼 수 있다. 반면에 다르게 처방된 운동법이라도 원리가 비슷하다면 같은 효과에 도달할 수 있다.

위에서 설명된 대략적인 순서로 기능적 마사지를 적용하고 앞으로 설명될 원리와 방법을 따른다면 일반인들이라도 충분히 일상생활에서 기능적 마사지를 과학적인 민간요법처럼 활용할 수 있다고 생각된다. 증상에 따른 적절한 움직임으로 인한 효과는 근육과 관절을 재정렬시켜 스스로 치유하는 기전으로 작용하기 때문이다.

오랜 세월 근골격 질환에 관련된 환자들을 만나고 다양한 경우들을 접하다 보면 의외로 간단히 해결될 수 있는 경우인데 방치되거나 원칙 없는 자가 운동으로 증상을 악화시키는 경우를 많이 보게 된다. 해부생리학과 생체역학에 근거해 손쉽게 해결될 수 있는 증상은 간단한 설명과 운동처방으로도 극적인 개선이 가능하다.

그리고 여기서 소개되는 모든 기법을 한 번에 여러 가지를 적용하려 하지 말고 증상에 맞는 필요한 기법 1~2가지를 집중적으로 깊이 있게 적용해 보길 권한다.

CHAPTER
1

1. 기능적 마사지의 개념과 목적

기능적 마사지는 단순히 근육의 긴장을 풀어 주는 기법이 아니라 수동운동을 통한 증상의 개선과 움직임의 회복을 목표로 하는 재활적인 접근 방법이다. 마사지라는 용어 자체가 외부에서 힘을 가해 근육과 관절의 수동적 움직임을 유발하는 행위를 포함하는 것을 전제로 한다. 특히 일반적인 재활의 과정에서 흔히 적용되는 수동운동 - 능동 보조운동 - 능동운동의 단계적 원리를 포함하여, 근육, 신경, 관절, 감각 수용기의 상호작용을 통해 인체의 기능적 움직임을 재교육하는 것까지 개념을 확장하였다.

기능적 마사지의 모든 수동운동 기법은 해부, 생리, 생체역학의 이론을 토대로 능동운동으로 대체할 수 있다. 최종적으로 움직임의 재교육을 목적으로 기능적 마사지를 활용하는 것이다. 이를 위해 필요한 중요이론을 소개하고 전문적으로 분화된 도수치료에 필요한 기본 접촉 기법으로서 기능적 마사지의 가치를 정립하고자 한다.

2. 근육과 움직임

근육은 수많은 근섬유로 이루어져 있으며, 수축과 이완 과정을 통해 관절에 힘을 전달하고 움직임을 만들어 낸다. 근육의 특성을 바탕으로 빠른연축근섬유(Fast twitch fiber)와 느린연축근섬유(Slow twitch fiber)로 나눌 수 있다.

빠른연축근섬유(Type 2)는 폭발적인 힘과 빠른 반응속도를 가지고 있으며 초기 움직임 개시에 주된 역할을 한다. 느린연축근섬유(Type 1)는 지구력과 안정성을 제공하며 자세 유지와 반복 움직임에 주된 역할을 한다. 근육을 기능적 역할로 구분하게 되면 작용근, 대항근, 협력근, 안정근으로 분류할 수 있다.

작용근(Agonist)은 의도된 움직임을 실제로 만들어 내는 주된 근육을 말한다.

대항근(Antagonist)은 작용근과 반대되는 움직임을 만들어 작용근 움직임의 제동장치 역할을 한다.

협력근(Synergist)은 작용근의 움직임에 보조적인 안정성과 운동성을 제공한다.

안정근(Fixator)은 몸통이나 특정 관절을 안정화하여 주된 근육과 움직임의 효율성을 극대화하는 역할을 한다.

움직임에 따라 근육들의 기능적 역할에 따른 분류는 계속 변화하며 이러한 근육들의 조화로운 작용으로 효율적이고 기능적인 움직임을 연속적으로 만들어 내어 자연스러운 운동을 가능하게 한다. 이는 신경근 조절(Neuromuscular control)에 의한 것이며 근육의 불균형이나 긴장은 관절의 가동성을 제한하게 된다. 제한된 관절은 의도된 움직임이나 감각 수용기에 의한 신경계의 근육 조절을 방해하는 악순환을 일으키게 된다.

3. 신경계와 움직임

중추신경계는 뇌와 척수로 이루어져 있다.

뇌의 **운동겉질(Motor cortex)**에서는 움직임을 계획하고 실행하는 역할을 한다.

기저핵(Basal ganglia)은 수의적 근육 운동을 시작하며 움직임을 부드럽게 하고 원하지 않는 불필요한 근육 활성 억제하여 자세 변경을 조절하는 역할을 하고 있다.

작은뇌(Cerebellum)는 신체 운동을 협응시키고 균형을 유지하도록 하며 움직임의 미세조절을 담당한다.

척수(Spinal cord)는 뇌와 말초신경 사이의 흥분 전달 통로이다.

몸의 말단부에서 받아들인 정보는 뒤뿌리(Dorsal root)를 통해 척수를 지나 뇌로 전달되고 뇌에서 나오는 명령 신호는 앞뿌리(Ventral root)를 통해 척수를 지나 말초신경에 신호를 전달하게 된다. 또 다른 척수의 기능은 뇌의 신호 전달을 거치지 않는 반사의 중추로도 작용한다는 것이다. 이는 자극에 반응해 감각 신호가 뇌에 전달되기도 하지만, 반사 회로 자체는 척수 수준에서 독립적으로 일어날 수 있다.

이를 이용해 기능적 마사지 기법을 상황에 맞게 변형할 수 있고, 재활의 과정에서도 움직임을 재교육하는 것에 활용되는 기전이다.

말초신경계는 중추신경계에서 뻗어 나와 온몸의 말단까지 연결된 신경계를 말한다. 뇌에서 시작되는 12쌍의 뇌신경과 척수에서 시작되는 31쌍의 척수 신경으로 이루어져 있다.

말초신경계는 체성신경계와 자율신경계로 나누어지지만 의식적 움직임을 담당하는 체성신경계를 중심으로 기능적 마사지는 활용된다. 체성신경계는 우리 몸의 움직임과 감각을 담당한다.

운동신경은 뇌에서 내려오는 지시에 따라 몸을 움직이게 하고, 감각신경은 몸 내, 외부에서 들어오는 다양한 자극에 반응해 움직임을 스스로 조절하도록 돕는다. 특히 감각신경은 근육이 자연스럽게 수축하고 이완할 수 있도록 유도해 수동운동 기법에도 중요한 역할을 한다. 이처럼 신경계의 구조와 감각 수용기의 특징을 잘 이해하면 기능적 마사지를 더 효과적으로 활용할 수 있다.

4. 관절과 관절면의 움직임

관절(Joint)은 두 개 이상의 뼈가 연결되어 상호작용하는 구조로, 인체의 움직임을 가능하게 하고 충격을 흡수하며 안정성을 제공하는 역할을 한다. 뼈가 서로 맞닿는 부분인 관절면은 가동 관절의 경우 유리연골(Hyaline cartilage)로 덮여 있어 관절 내 마찰을 줄이고 하중을 분산시키게 된다.

관절은 섬유층과 활막층으로 구성된 관절낭에 의해 보호되고 활액막은 관절액(활액)을 분비하여 관절 내부를 윤활하고 영양을 공급한다. 관절은 인대에 의해 지지되는 동시에 손상을 막기 위해 특정한 방향의 움직임이 제한되기도 한다. 점액낭(Bursa)은 관절 주변에 있는 작은 주머니 모양 구조로 근육, 힘줄, 인대와 뼈 사이의 마찰을 줄여 주는 역할을 한다.

이러한 구조의 관절은 기능적 움직임을 위한 필수 요소인 다양한 방향의 가동성과 원활한 움직임을 위한 안정성, 이를 조절하기 위한 고유수용기에 의한 감각성을 갖추어야 하며, 충격 흡수를 위한 완충성(Cushioning)도 필요하다. 특히 기능적 마사지의 적용을 위해서는 관절의 보호와 치유 기전인 활액의 역할에 주목해야 한다.

활액(Synovial fluid)은 관절면의 마찰을 최소화하는 윤활 작용을 하며 무혈관 조직인 연골에 산소와 영양분을 공급하고 노폐물을 배출하여 치유의 가장 중요한 역할을 하는 동시에 하중이 가해질 때 압력을 분산시키는 역할까지 수행하게 된다.

움직임으로 인한 관절 내 압력의 주기적인 변화는 활액의 순환과 교환을 촉진하는 중요한 생리학적 기전이다. 이러한 기전은 관절 조직의 항상성 유지와 자가 치유 과정을 뒷받침하는 중요한 생리학적 근거가 된다. 이를 위한 관절의 움직임을 효과적으로 유도하기 위해서는 관절면의 움직임을 필수적으로 알아야 한다.

관절의 움직임은 종류에 따라 굽힘, 폄, 벌림, 모음 등으로 다양하지만 관절면에서의 움직임은 구르기(Roll), 미끄러짐(Slide), 스핀(Spin)이다. 움직이는 뼈의 관절면이 오목할 때는 같은 방향으로, 관절면이 볼록할 때는 반대 방향으로의 구르기, 미끄러짐, 스핀이 복합적으로 일어난다.

이를 고려해 기법을 적용해야 할 힘의 방향이 정해지고 환자나 치료사의 자세를 변화시키기도 해야 한다. 기능적 마사지의 수동적 움직임 기법들은 모두 관절과 관절면의 움직임을 고려하여 적용되고 응용된다. 더 나아가 능동 보조기법으로 이어질 때는 근육과 관절에 분포하는 감각 수용기의 종류와 기능을 이용해 능동적인 움직임을 보조하거나 저항하여 통증과 기능을 개선하는 데 적용된다.

5. 감각 수용기와 움직임

근육 내의 대표적인 감각 수용기는 근방추(Muscle spindle)와 골지건기관(Golgi Tendon Organ), 자유신경종말(Free nerve endings)이 있다.

근방추는 근섬유 다발 사이에 분포하며 근육의 길이 변화와 속도를 감지하여 근육이 갑자기 늘어날 때 반사적으로 수축하게 만들어 주는 기능을 한다. 이를 신장반사(Stretch reflex)라고 하며 갑작스러운 신장에 대한 근육의 손상을 방지하며 움직임의 정확성과 속도를 조절하는 것에 관여한다.

골지건기관은 근육과 힘줄의 접합부에 위치하여 근육의 수축 시 힘을 감지하여 과도한 근육의 수축 발생 시 근육을 이완시키는 반사 작용을 하게 한다. 격렬한 운동 시 근육을 이완시켜 손상을 예방하며 근육의 힘을 조절하여 부드러운 움직임을 만들어 낼 수 있도록 한다.

자유신경종말은 근육 전체에 분포하며 통증과 염증, 화학적 변화를 감지한다. 근육의 피로와 손상 신호를 전달하여 움직임을 제한시키거나 보호적 반사를 유도하여 급성 손상에서 신체를 보호하는 반면 반사적 근육 경직으로 인해 혈류를 감소시켜 통증을 악화시킬 수도 있고 만성통증을 유발하는 원인이 되기도 한다.

관절 내의 감각 수용기로는 루피니 소체(Ruffini endings), 파치니 소체(Pacinian corpuscles), 골지형 수용기(Golgi-like receptors), 자유신경종말(Free nerve endings)이 있다.

루피니 소체는 관절낭과 인대에 분포하고 있으며 관절의 위치와 느린 움직임을 감지하여 관절의 안정성을 유지하고 자세를 조절하는 역할을 한다. 루피니 소체는 '느리고 지속적인 관절 위치 · 스트레치 정보'를 지속적으로 제공하여, 척수 수준의 즉각적 긴장도 조절과 소뇌/대뇌 수준의 예측적 · 정밀한 보정을 가능하게 한다. 그 결과 관절을 안정화하고 자세를 효율적으로 유지하며, 관절 손상을 예방하는 역할을 한다.

파치니 소체는 관절의 주위에 자리하고 있으며 빠른 압력 변화와 진동을 감지하고 급격한 움직임을 감지하여 근신경계에 의한 근육의 반응 속도를 향상시킨다. 정리하면, 파치니 소체가 향상시키는 반응 속도는 관절 및 신체의 급격한 움직임 · 자세 변화에 대한 신경근의 반사적 대응 속도라고 할 수 있다. 예를 들어 갑자기 발목 염좌가 일어날 때 근육이 순간적으로 긴장하여 관절을 보호하는 경우를 들 수 있다.

골지형 수용기는 인대와 관절낭의 심부에 분포하여 관절에 대한 과도한 압박, 비틀림 등의 장력을 감지하여 움직임을 억제하는 신호를 보내 관절의 손상을 방지하는 안전장치 역할을 한다. 골지형 수용기는 관절이 과도하게 비틀리거나 늘어날 때 이를 감지해 "움직임을 멈추도록" 신호를 보내는 브레이크 시스템으로 작동하게 된다. 이것으로 관절낭 · 인대가 손상되기 전에 근육 활동을 억제해 관절을 보호하게 한다. 즉 손상된 해당 근육의 수축을 줄여 움직임을 멈추거나 가동 범위를 제한하는 역할을 한다.

자유신경종말은 근육에서의 역할과 마찬가지로 관절 전반에 걸친 통증과 유해자극을 전달하여 움직임을 제한하고 보호 반사를 유발한다. 자유신경종말은 관절에서 통증과 유해자극을 감지해 즉각적인 움직임 제한 및 보호 반사를 유발하는 "최후의 안전장치"로 작동한다. 발목 염좌, 무릎 관절염, 척추 과신전, 어깨 충돌 등 다양한 상황에서 관절 손상을 막는 역할을 담당한다.

이런 감각 수용기의 특성을 이용해 근육을 편안한 상태에서 압박하고 가벼운 수동적 움직임을 주거나 이완된 위치를 찾아 유지하면 근방추와 자유신경종말의 민감도를 감소시키고 GTO를 적절히 자극하여 과긴장된 근육의 이완을 유도하게 된다.

이런 생리학적인 기전에 근거한 기능적 마사지의 수동운동 기법의 가장 큰 효과는 근육의 긴장 완화로 인해 혈류가 증가하고 산소 공급과 노폐물의 제거가 활성화되면서 피로 회복과 통증의 개선에 효과를 주는 것이 일차적이고 가장 직접적인 효과이다. 또한 근육과 관절을 수동적, 능동적으로 자극하여 감각 수용기를 활성화하면 움직임의 개선을 통한 긍정적 효과를 기대할 수 있을 것이다.

6. 감각 수용기를 통한 반사적 움직임의 활용

앞에서 언급된 근육과 관절 내의 감각 수용기들은 특정한 반사 반응을 유도하여 몸의 움직임과 안정성을 조절하는 역할을 한다. 이 감각 수용기들을 통칭하여 고유수용감각기라고 부르며 고유수용감각이 일으키는 반사 반응을 이용해 기능적 움직임을 유도하는 데 응용하면 인체가 스스로 치유될 수 있도록 치료사는 보조하고 안내하는 역할을 할 수 있을 것이다. 인체의 움직임을 활성화하기 위한 목적으로 기능적 마사지를 활용하기 위해서는 앞으로 소개되는 고유수용감각기에 의한 반사 반응을 숙지하고 이를 기법에 적용해야 한다.

신장반사(Stretch reflex)는 근방추의 자극으로 일어나며 근육이 갑자기 늘어나면 이를 보호하기 위해 해당 근육이 반사적으로 수축하는 것이다. 이런 특성은 수동적 기법 사용 시 지나치게 강하거나 빠른 자극을 근육에 가하지 말아야 하는 이유이며 능동 보조기법과 능동운동의 과정에서는 근육의 긴장도를 유지하고 강화하는 데 응용되는 반사 반응이다. 저항운동을 적용할 때 특정 범위에서 빠른 속도의 움직임을 추가하면 더 큰 근육의 수축을 유발할 수 있는 특성을 이용해 다용도로 적용되는 기전이다.

상호억제(Reciprocal inhibition)는 근방추의 작용으로 작용근이 수축하면 반대되는 대항근은 억제되는 반사이다. 흔히 능동적인 스트레칭의 방법으로 사용된다. 스트레치를 원하는 근육의 반대 방향으로 근수축을 유도한 뒤 스트레치를 적용하면 더욱 효과적인 근 이완을 촉진시킬 수 있다.

자가억제(Autogenic inhibition)는 골지힘줄기관(GTO)의 자극으로 일어나며 근육의 과도한 수축은 GTO를 활성화하여 작용 근육의 이완을 유도하는 반사 반응이다.

상호억제와 자가 억제의 반사 반응은 모두 근육의 이완과 관절의 가동 범위 증가를 목표로 하여 가장 널리 이용되는 반사 작용이다. 예를 들어 무릎의 굽힘 각도를 증가하고자 할 때 굽힘과 폄 어느 방향의 움직임으로도 저항을 가하고 난 뒤 굽힘 각도를 증가시키는 스트레치를 하면 효과가 있다.

이는 상황에 따라 기법을 다변화할 수 있는 원리가 되며 근방추를 신장(Lengthening) 자극하면 작용근이 수축하고 대항근은 이완되며 GTO를 자극하면 작용근이 이완되는 생리학적인 근거는 같은 증상에도 다른 접근 방법이 있을 수 있음을 설명한다. 이 외에도 교차신전반사, 관절보호 반사, 통증–방어반사 등이 있다.

이상으로 기능적 마사지를 도수치료의 기본 접촉법으로써 활용할 때 알아야 할 이론들을 정리해 보았다. 독자에게 새로운 아이디어와 임상적 영감을 제공하기 위해 이 책을 집필했기에 이 정도의 이론만으로도 임상에서 기능적 마사지를 활용하기에 필요한 핵심적 기반이 마련되었다. 아주 기초적이고 일반인의 수준에서 이해될 수 있는 이론을 기반으로 하였기에 치료사는 이러한 이론을 토대로 환자에게 기법을 쉽게 설명하고, 증상과 예후에 맞게 응용할 수 있을 것이다.

다음 장에서부터 기능적 마사지의 적용 원리와 기법들을 소개하겠다. 그리고 각 장의 *Key Point에서는 기법을 확장할 수 있는 다양한 예시와 아이디어를 정리해 두었으니, 이를 통해 기법을 더 쉽게 이미지지화하고 훈련할 수 있을 것이다.

CHAPTER
2

움직임을 회복하는 것에 중점을 둔 기능적 마사지는 새로운 마사지 기법이 아니다.

가장 단순하고 기초적인 손을 이용한 물리적 접촉 방법으로 근육과 관절의 이완을 통해 수동적 움직임을 개선하는 방법이다. 이 과정에서 적용된 수동기법들은 환자의 상태에 맞추어 능동보조기법으로 응용되고 나아가 능동적 자세 개선과 재활 운동에 적용하기 위한 중재 방법이다.

중재에 적용되는 이론들이 너무 전문적이거나 난해하다면 환자와 일반인들의 능동적 참여는 떨어지고 수동적인 움직임의 개선 효과는 오래 지속되지 못할 것이다. 이에 치료사는 기능적 마사지를 적용하는 초기부터 간단하고 직관적으로 환자에게 수동, 능동운동의 필요성에 대해 이해시키고 효과를 체험할 수 있도록 유도하는 능력과 경험이 필요하다. 여러 가지 분류의 손을 이용한 중재법이 있겠지만 기법들의 적용 방법이나 치료사 혹은 환자의 자세는 거의 유사한 모습을 관찰할 수 있다. 시각적으로 보기에는 치료사의 기법 적용 방법이 같은 모습이지만 적용되는 해부. 생리학적 이론이나 목표하는 효과, 적용되는 시간이나 압박의 강도에 따라 근에너지기법(MET), 스트레인-카운터스트레인(SCS), 근막 이완술(MFR), 롤핑(Rolfing), 관절 유동술(Joint mobilization), 도수교정(Manipulation) 혹은 마사지나 안마, 스트레칭이라고 부를 수도 있다.

넓은 범위에서 이런 도수치료의 기법들의 공통되는 부분은 손의 접촉(Touch)이다. 목표로 하는 효과를 위해 손을 접촉하는 모양, 방법, 시간, 압박의 강도(Pressure)들이 다를 뿐 치료사의 손과 환자의 몸이 접촉되는 것은 같다. 손의 접촉을 통해 어떤 목표를 이룰 것인지에 대한 초점에 따라 다양하게 분류되고 갖가지 이론들이 보충되어 다른 도수 치료법과의 차별화를 시도한다.

기능적 마사지는 여러 도수치료 기법의 기초가 될 수 있도록 치료사들의 손 감각을 훈련하고 스스로 몸을 보호할 수 있도록 체중을 이용하는 방법과 환자의 자세를 변화시켜 기법의 효율성을 높일 수 있는 좋은 수단이 되는 중재 방법의 하나이다. 무엇보다 도수치료의 공통점인 손의 접촉을 통해 환자의 수동적인 움직임을 파악하고 객관화되기 어려운 근육과 관절의 상태를 느끼는 감각을 훈련할 수 있게 된다.

기능적 마사지는 근육과 관절에 적절한 수동적 움직임을 유도해 피로 회복을 촉진하면서 통증과 기능장애, 자세의 개선에 초점을 맞추어 시행할 수 있다. 개개의 근육과 관절을 중심으로 한 마사지 방법보다는 적용의 초기에는 환자의 수동적 움직임에 중점을 두어 근육을 이완시키는 자세를 유도한다. 관절의 풀린 위치(Loose pack position)를 찾아 근육을 압박하고 이완시키며 관절 유동술(Joint mobilization)과 도수교정(Manipulation)을 통해 관절의 가동 범위를 증진 시키는 방향으로 기법이 주로 사용된다.

압박의 적용 방향은 중력에 대응하는 역학적인 힘에 따라 근육의 단축과 관절의 압박을 해소하는 방향으로 주로 시행되며, 그 반대 방향으로 치료사의 판단에 따라 간접 기법으로도 시행될 수 있다.

환자의 수동적 움직임이 개선되고 통증이 줄어든다면 기능적 마사지의 본연의 목적인 능동적 움직임의 회복을 위해 피술자의 움직임과 결합된 형태의 능동 보조기법을 시행하게 된다. 의식적인 움직임은 환자의 근 신경계 회복을 촉진하고 뇌의 인지능력을 자각시켜 더욱 빠른 임상 효과를 체험할 수 있게 유도한다. 이는 환자 스스로 자신의 움직임과 통증을 관리할 수 있는 기초를 습득할 수 있도록 만들어 준다.

치료사의 손 접촉 모양은 환자 몸의 굴곡에 따라 느슨하게 혹은 단단하게 가변성 있는 형태를 취하고 체중을 이용해 압박을 적절히 조절할 수 있도록 해야 한다. 적용하는 압박의 강도를 결정하는 기준은 환자의 편안함이다. 불편감이나 불만감을 가지게 되는 강도는 방어기전으로서의 불필요한 근육 수축을 유발하게 되어 기법의 효율성을 떨어뜨리게 된다. 그러므로 환자와 치료사 간의 교류를 통해 압박의 강도를 조절하거나 적용 기법에 변화를 주어 불편감을 피하도록 하는 것이 중요하다.

전통적 마사지에서는 압박하기, 문지르기, 주무르기, 마찰하기 등의 손을 접촉하고 동작하는 형태에 따라 복잡한 명명법이 있지만 기능적 마사지에서는 기본적으로 손과 팔꿈치 등을 이용한 기법은 모두 압박법(Pressure)의 변형이다. 압박의 강도, 시간, 이동 방향, 리듬, 손이 인체의 굴곡에 따라 변형되는 모양 등만 다를 뿐 본질적인 것이 압박(Pressure)인 것은 변하지 않는다.

　근육을 이완시키기 위해 적용되는 압박-이완법은 한 번에 너무 긴 시간 적용하지 않도록 하고 근육의 긴장도가 쉽게 떨어지지 않거나 예민한 경우에는 휴식기를 가지면서 여러 번 나누어서 시술하도록 한다. 관절의 기능적 움직임을 개선시키기 위해서 적용되는 기능적 마사지의 기법은 관절이 느슨하고 움직임이 원활한 부분부터 먼저 실시하고 서서히 제한되어 있는 방향으로 옮겨 간다. 연부조직의 끝 느낌에 주의하면서 통증을 유발하지 않도록 적용하는 것이 중요하다.

　예를 들어 통증 유발점(Trigger Point)을 이완하는 목적으로 적용한다면 목표가 되는 근육의 깊이, 통증 유발점의 위치를 입체적으로 생각한 다음 주변 부위부터 촉진하고, 가장 근육이 이완되어 통증을 최소화할 수 있는 위치부터 선점하여 서서히 압박의 강도와 위치를 변화시켜 적용한다. 이때 압박 강도의 기준점은 환자가 약간의 통증을 느끼면서도 이완을 느끼는 소위 아프면서도 시원한 느낌(Painful and Refreshing)의 강도를 기준으로 압박의 정도를 결정한다.

　각각의 기능적 마사지 기법의 적용 시간은 10분 전후로 적용하되 한 가지 기법만 유지하지 않고 치료사의 판단에 따라 변화시킬 수 있어야 한다. 기능적 마사지에서 한 가지 단순한 기법만을 사용하게 되어 일정한 압박만 지속되면 환자의 몸이 그 기법에 순응하게 되어 자극의 효과는 감소되므로 압박의 강도나 시간, 리듬, 기법의 종류, 환자와 치료사의 자세 변화 등을 통해 순응되지 않도록 다양하게 변화를 주는 응용력이 필요하다.

　기능적 마사지에서 강조되는 수동적 움직임은 능동 보조운동을 거쳐 능동운동으로 대체시켜 적용되어야 한다. 환자 스스로가 재활하고 관리될 수 있도록 유도하는 것이 기능적 마사지의 최종 목표이기 때문이다.

　이상으로 대략적인 기능적 마사지의 적용법에 대해 알아보았다. 마사지의 기법은 이미 대중화되어 있고 새로운 내용이 아니기에 적용 절차와 세세한 이론 소개에 치우치기보다는 구체적인 기법들을 소개하면서 일반인의 수준에서 이해될 수 있는 이론들과 여러 가지 응용 방법에 중점을 두어 도수치료에 어떻게 적용할 것인지에 대한 힌트를 얻기를 바란다. 이제는 기능적 마사지를 시행하기 전에 알아야 할 필수적인 사항들과 기법에 적용되는 원리들을 알아보겠다.

1. 접촉 손(Contact hand)

환자에게 접촉되는 손은 환자의 상태와 적용되는 부위에 따라 적절히 가변적이어야 한다. 그리고 보조수를 동반해 치료사의 피로도를 줄일 수 있어야 하며 체중을 이용해 압박의 강도를 조절할 수 있는 형태여야 한다. 환자와 접촉되는 손의 부위는 엄지를 비롯한 손가락 부위, 손바닥, 주먹과 손등, 손날 부분을 접촉하며 접촉 면적이 넓은 근육과 큰 관절 부위는 치료사의 몸을 보호하기 위해 아래팔 부위와 팔꿈치를 이용하여 강도를 조절하고 체중과 몸의 중심을 이동시켜 압박을 유지하고 부드럽게 이동시켜 기법을 이어 나간다.

감각이 가장 뛰어나고 예민한 엄지 부위는 근육의 긴장도와 압통점(Trigger point)을 탐색하기 적합하고 비교적 큰 압박을 주어 근육을 이완시키거나 조직의 유착을 해소하는 데 적절하다. 하지만 치료사의 피로도가 크고 부상에 취약하므로 반드시 다른 손의 보조와 함께 사용하도록 해야 한다.

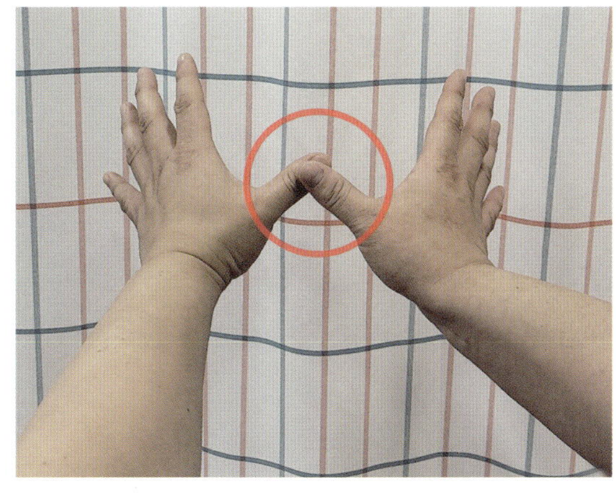

a

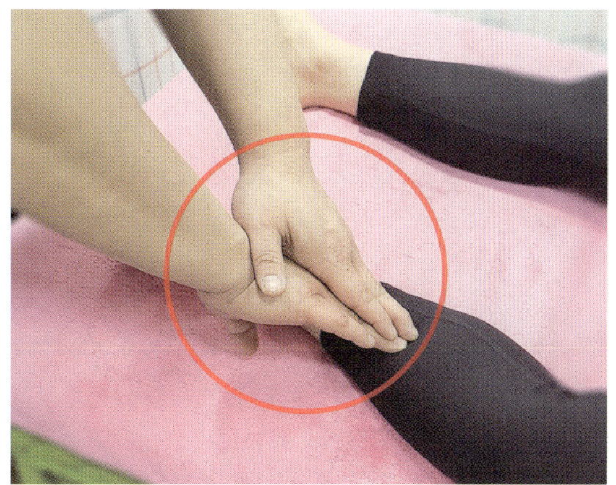

b

a. 엄지를 이용하여 기법을 적용할 때는 항상 반대편 손으로 보조하도록 하고 단독으로
   적용할 때는 가벼운 압박이나 비교적 표층의 압통점(trigger point)을 탐색할 때 이용
   한다.
   *엄지를 제외한 나머지 손가락으로 보조하고 피부와 마찰이 일어나지 않도록 엄지를 단
   단히 밀착시킨다. 주로 수직적인 압박을 가하거나 압통점 주위를 감싸듯이 회전하며 점
   진적으로 압박의 강도를 높여 간다.

b. 네 손가락의 끝을 합쳐 근육의 결이나 근막의 연속성을 따라 압박을 가할 때 주로 사용
   된다. 심부 교차 마사지를 적용하거나 유착된 부분을 해소할 때 유용하다.
   *어깨밑근(Subscapularis), 엉덩허리근(Iliopsoas) 등 주로 심부에 있는 근육들을 자극
   하고 이완시킬 때 사용되는 기법에 적용된다.
   *약한 강도의 압박에서 강한 강도의 압박까지 체중을 이용하여 강도를 조절하며 사용되
   고 압통점에 압박을 유지하거나 근육과 근막의 결을 따라 이동할 수 있다. 사진의 예시
   처럼 근육의 형태가 선명한 하체와 골막에 가까운 부위, 척추세움근에 가장 대표적으로
   사용되는 접촉 형태이다.

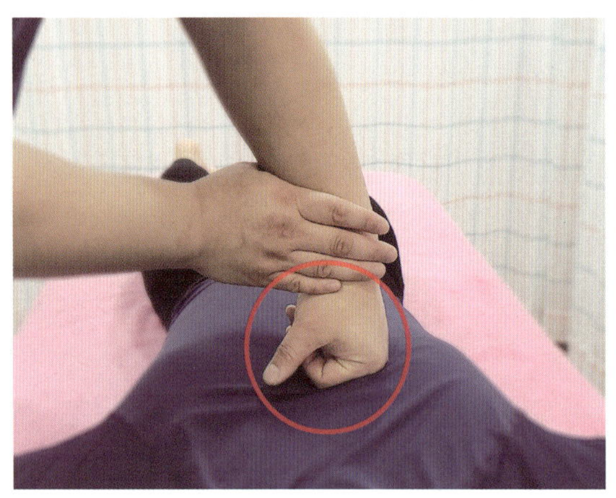

c

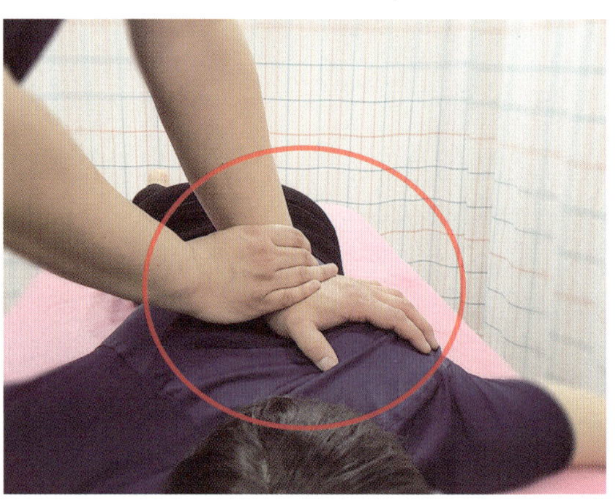

d

c. 가볍게 주먹을 말아쥔 모양은 주로 손허리손가락관절(MP)과 몸쪽손가락뼈사이관절

(PIP) 부위를 이용하여 압박을 가하는 데 이용된다.

*손가락을 이용하기 부담스러운 부위에 비교적 중등도의 압박을 가할 때 적용할 수 있고 보조수로 손목을 지지하며 주먹을 몸 밖으로 밀어내거나 몸쪽으로 당겨 압박 부위를 조절하거나 강도를 변화시킨다.

*주로 척추, 등세모근, 종아리를 비롯한 하체, 가슴, 아래팔 부위에 적용할 때 손 모양을 변형시켜 다양하게 이용된다. 하지만 치료사의 손허리손가락관절 부위에 과사용 증후군을 발생시킬 수 있으므로 주의한다. 손가락 부위보다 감각이 떨어지고 비교적 단단한 부위이므로 치료사의 숙련도가 요구된다.

d. 손바닥과 손목 아래 부위를 이용하여 수직 압박을 사용하거나 비스듬하게 또는 원형을 그리면서 부드러운 압박을 줄 때 사용된다.

*강한 압박을 적용한 후에 근육을 진정시키고 피부를 부드럽게 자극하여 편안한 느낌을 주고자 할 때 이용될 수 있다. 또한 보조되는 손의 부위를 손가락 쪽으로 바꾸어 손목 바닥으로 지지하고 엄지를 제외한 네 손가락으로 압박을 주는 기법으로 변형시킬 수 있다.

*스트레치 기법을 적용할 때 관절이나 피부를 고정하는 데 적용되는 손의 접촉법이지만 치료사의 손목에 과한 신전 압박이 작용하여 부담을 줄 수 있으므로 장시간의 사용은 금지한다. 피부에 손바닥을 밀착시켜 관절 부위에 단단히 접촉한 뒤 짧은 시간에 강한 힘을 내어 스트레치 하는 순간 밀치기(Thrust) 기법의 접촉법으로도 사용한다.

2. 팔꿈치의 적용(Contact elbow)

치료사의 손을 보호하고 체중을 효율적으로 활용할 수 있는 팔꿈치의 적용법을 알아보겠다. 손은 감각이 뛰어나기 때문에 압통점의 탐색을 섬세하게 할 수 있고 미세한 압박부터 강한 압박까지 자유롭게 조절할 수 있는 장점이 있다. 하지만 장시간 사용 시 쉽게 피로해지고 훈련을 통해 강해질 수 있지만 구조상 한계가 분명하다. 이것으로 겪을 수 있는 후유증으로는 손가락 관절낭의 파열로 인한 관절낭종(Synovial cyst) 등이 있을 수 있다.

치료사들은 이를 대체할 수 있도록 팔꿈치의 감각 훈련과 압박의 강도를 조절할 수 있는 기법을 익혀야 한다. 팔꿈치로 압박의 강도를 조절하기 위해서는 손의 엎침(Pronation)과 뒤침(Supination), 팔꿈치의 굽힘(Flexion)과 폄(Extension) 동작의 특성을 잘 이용해야 한다. 그 외에도 어깨를 통해 팔꿈치로 체중이 전달되므로 어깨 관절의 움직임과 다리와 몸통의 이동을 통한 압박의 강도 조절 또한 훈련해야 한다.

숙련된 팔꿈치의 사용은 치료사의 직업 수명을 연장하며 편안하고 안정적인 압박의 강도 조절은 리듬을 형성하여 전문적인 신뢰감 형성에 기본이 된다.

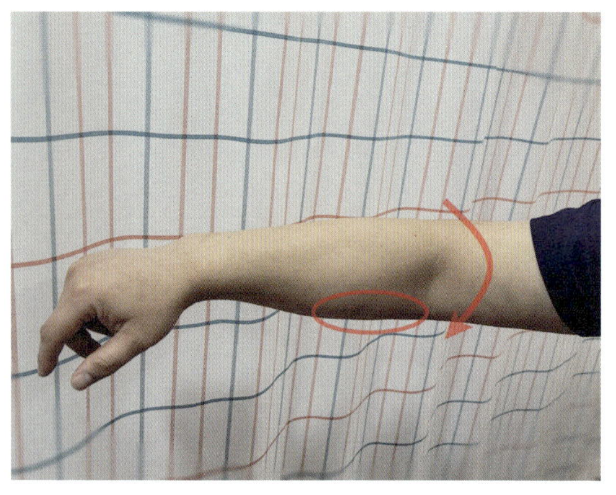
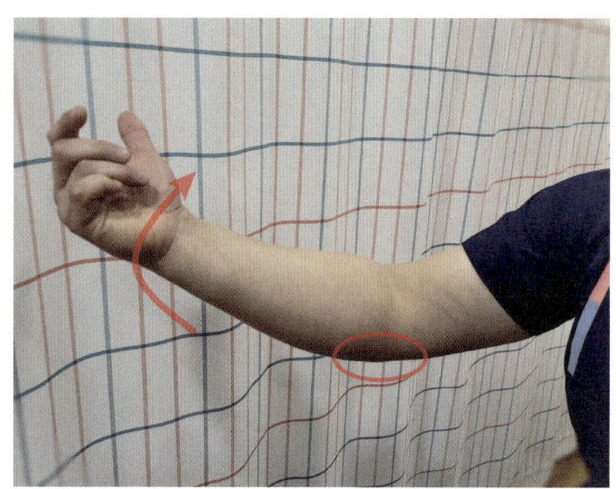

a   b

a. 손의 엎침(pronation) 모습이다.

*손을 엎치게 되면 아래팔 굴곡근들이 긴장하게 되고 부드러운 근육 면으로 신체와 접촉할 수 있게 된다. 손목 쪽에 가까운 면일수록 섬세하고 약한 압박을 줄 수 있고 팔꿈치 머리 쪽에 가까운 면일수록 넓고 강한 압박을 사용할 수 있다.

*압박 적용 시 손목에 힘을 주면 아래팔 근육이 경직되어 의도치 않게 갑자기 강도가 세지거나 접촉면에서 벗어날 수 있으므로 손목에 힘이 들어가지 않도록 주의한다.

b. 손의 뒤침(Supination) 모습이다.

*손바닥이 하늘로 향하게 뒤치게 되면 자뼈(Ulna)가 돌출되게 되고 압박의 강도 또한 높아지게 된다. 등세모근 상부나 엉덩이 부위, 뒤넙다리근 등의 근육이 두꺼운 부위나 어

깨올림근, 엉덩허리근 등의 심부 근육을 자극할 때 이용할 수 있다. 강한 자극을 줄 때 사용되므로 압박의 강도를 서서히 올리도록 하고 뼈나 골막을 자극하지 않도록 주의한다.

*손의 엎침과 뒤침을 자유롭게 사용하게 되면 손가락, 손바닥으로 근육을 쥐고 주무르며 압박하는 효과를 대신할 수 있다. 이 방법의 능숙한 사용은 근육에 편안하고 부드러운 압박을 가하여 압통점을 효과적으로 이완시키는 효과를 낸다.

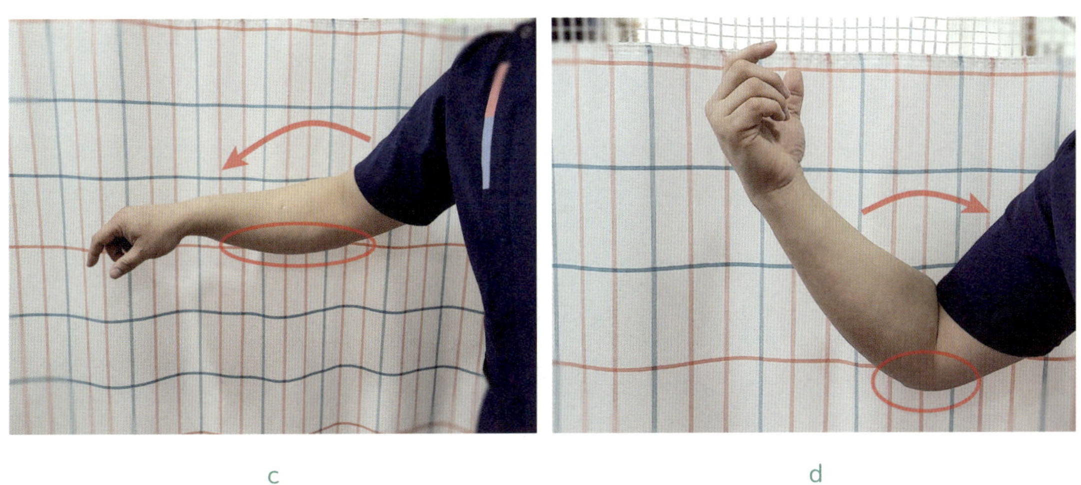

c   d

c. 팔꿈치를 펌(Extension) 시키는 모습이다.

　*팔꿈치를 펌 시키면 체중의 전달력이 약해지면서 압박의 강도도 따라서 약해진다.

　강한 압박을 주기 전후에 주로 이용되며 압박의 강도를 '약-강-약'의 순서로 리듬을 줄 때 이용된다.

　*기법과 기법 사이의 연결을 매끄럽게 하고 적용 시 거친 느낌을 최소화하는 목적으로 주로 접촉면에서 스치듯이 사용할 수 있다. 주로 손의 엎침과 함께 사용된다.

d. 팔꿈치의 굽힘(Flexion) 모습이다.

　*팔꿈치를 구부리게 되면 자뼈의 머리 부분이 노출되게 되어 압박의 강도가 강해지게 된다. 주로 강한 압박이 필요할 때 사용되며 엉덩이 근육 같은 두꺼운 부위의 심부 압박

이나 체중을 실어 스트레치 기법을 적용할 때 이용된다.

*어깨에서 전달되는 체중을 효율적으로 사용할 수 있는 방법으로 부피가 큰 근육에 긴 시간 압박을 적용할 때 치료사의 체력을 아낄 수 있는 기법이다. 주로 손의 뒤침과 함께 사용된다.

위의 설명과 같이 팔꿈치의 활용법에 대해 숙달하게 되면 압박의 강약과 기능적 마사지의 리듬(기법의 속도 변화와 연결성)을 조절할 수 있게 된다.

주로 손의 엎침과 팔꿈치의 폄 동작은 강도를 약하고 부드럽게 변화시키고 손의 뒤침과 팔꿈치의 굽힘 동작은 압박을 강하게 변화시킨다. 손목 부분으로 접촉할수록 약하지만 섬세한 느낌을, 팔꿈치의 머리 쪽으로 접촉할수록 강하고 무겁지만 편안한 느낌을 줄 수 있다. 이러한 강도 조절법은 기법의 효과를 높여 주고 환자의 만족도, 치료사의 직업적 생명 연장을 위해 필수적이다.

기능적 마사지의 목적은 체액의 순환 및 고유수용감각을 통한 생리학적 기전을 바탕으로 근육의 이완과 피로 및 통증 해소, 관절의 가동 범위 증진, 수동적 움직임으로 시작하여 능동적 움직임의 회복을 목적으로 한다. 이런 부분은 기계로는 대체할 수 없는 섬세한 사람의 손이 필요한 도수치료 과정에서 기능적 마사지는 기본 적용법으로서 가치를 가진다. 이 과정에서 팔꿈치와 아래팔을 이용하는 방법의 숙달은 특히 치료사의 보호와 기법의 효율성을 위해 반드시 익혀야 한다.

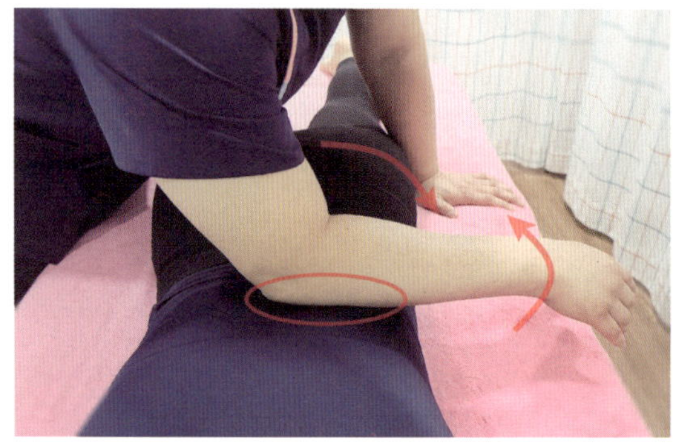

e

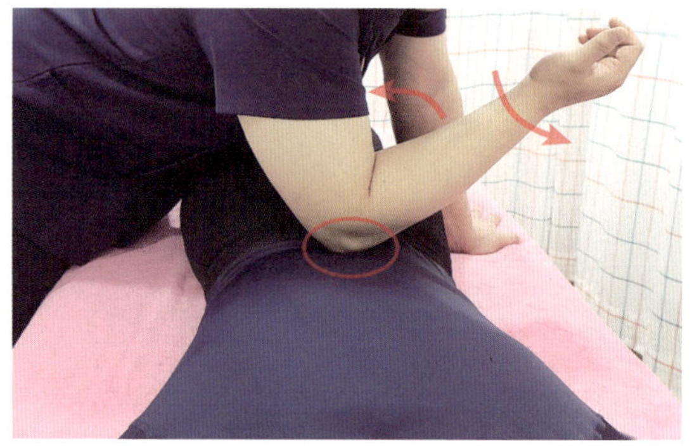

f

e. 허리 부위에 적용되는 팔꿈치의 적용법이다.

*허리뼈의 가시돌기를 피해 손을 엎침과 팔꿈치의 폄 동작을 통해 부드럽고 약한 압박을 사용하는 모습이다. 어깨뼈에서부터 궁둥뼈까지 연결 동작으로 적용될 수 있다.

*11번, 12번의 갈비뼈는 돌출되어 있으므로 특히 주의를 기울이고 뼈의 골막에는 통증 감수기가 많아 통증을 유발할 수 있으므로 뼈와 근육을 구분할 수 있는 감각 훈련이 선행되어야 적용이 가능한 방법이다. 부위의 이동 간에는 부드러운 회전을 넣어 접촉을 이어 가면 리듬감을 형성하고 편안한 느낌을 제공한다.

f. 손의 뒤침과 팔꿈치의 굽힘 동작을 통해 좁은 부위에 강한 압박을 사용하는 모습이다.

*허리뼈의 고리판(Lamina)을 거쳐 가로돌기에 걸쳐 있는 깊은 부위의 근육까지 자극을 적용할 수 있다. 허리 부위의 깊은 자극은 내부장기와 허리엉치신경(Lumbosacral plexus)을 자극할 수 있으므로 주의한다. 하지만 신경의 깊은 부위까지 자극을 주면서 근육 이완을 유도할 수 있고 허리뼈의 감압을 촉진할 수 있는 유용한 기법이다.

*수직 압박이 아니라 사선 방향으로 허리뼈를 견인하듯이 압박을 유지하는 것이 핵심이다. e와 f 기법을 적절히 병행한다. 이때 환자의 호흡과 함께 시행하면 더 효과적이다.

*날숨(Exhalation) 시 머리 쪽을 향해 서서히 압박의 강도를 사선 방향으로 증가시킨다.

*골반과 허리의 낙차를 줄 수 있는 받침대를 적용하면 때에 따라 유용한 자세 처방으로 사용될 수 있다.

3. 체중의 이동(Body weight move)

기능적 마사지 적용 시 체중의 이동은 아주 중요하다. 치료사의 체력 안배와 압박의 강도 조절을 위해서 필수적이기 때문이다. 적절한 체중의 이동을 통한 기법의 적용은 앞으로 소개될 기능적 마사지의 기법(Technique)에 모두 적용되는 기본 사항이다.

체중을 이용하는 방법은 치료 베드의 높이, 치료사와 환자의 체형에 따라 고려해야 할 사항이 많으므로 치료사와 환자 모두가 편안한 느낌을 기준으로 창의적으로 변형해야 한다. 기본적으로 치료 베드와 환자의 중심선에 가까울수록 체중을 싣는 강도가 높아지고 멀수록 약해진다. 또한 치료사의 보조수가 환자의 몸이나 치료 베드를 지지할수록 안정적으로 체중을 이용하기 편하고 효율적이다.

손을 이용한 기법을 적용할 때 팔꿈치를 펴고 팔을 몸 가까이 위치시킬수록 체중을 이용한 압박의 강도가 강해지며 반대의 경우 체중이 아니라 치료사의 손과 팔의 힘으로 압박의 강도를 조절해야 한다. 이 경우 체중을 이용할 수 없지만 압박이 부드러워지고 감각이 섬세해져 압통점을 잘 탐색할 수 있는 장점이 있다.

치료사가 일어선 상태에서는 체중의 이동이 매우 중요하게 되는데 허리를 굽힌 자세를 취하게 되는 경우 치료사가 오히려 요통의 위험에 노출되기 때문이다. 기법 적용 시 허리의 앞굽이(Lordosis) 상태를 유지하더라도 부담은 여전하기에 허리에 가해지는 무게를 분산하거나 자주 체중을 이동시키고 자세를 바꾸면서 치료사의 허리에 가해지는 압박을 최소화해야 한다. 효율적인 기법의 적용을 위해서는 지렛대의 원리를 이용하여 적은 힘으로 큰 힘을 낼 수 있도록 한다.

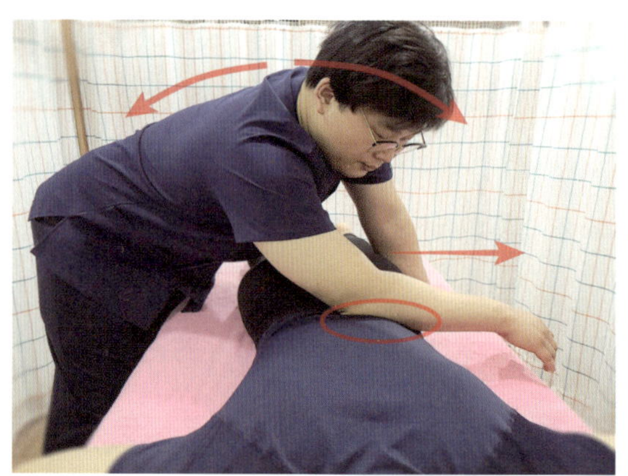
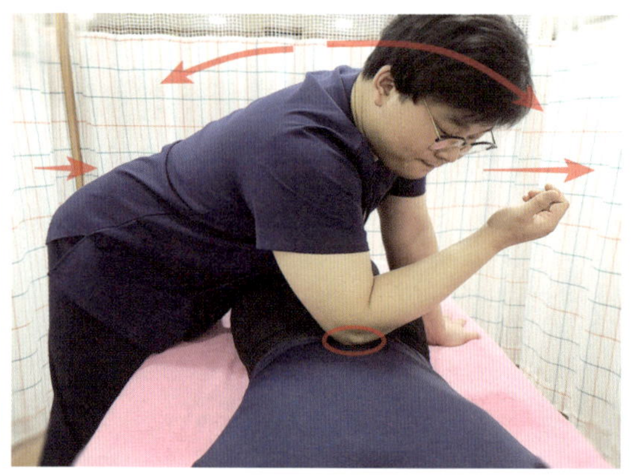

a   b

a. 팔꿈치를 적용 부위에 접촉하고 체중을 앞뒤로 이동시키며 압박의 강도를 조절하고 있다.
 *체중의 이동은 갑작스럽게 이루어지지 않아야 하며 환자가 위화감을 느끼지 않도록 주의한다. 손을 엎치고 팔꿈치를 펴고 있는 모습으로 압박의 강도를 약화하거나 강화하는 초기의 모습이다. 환자의 몸쪽으로 치료사의 몸을 천천히 이동시키고 팔꿈치를 구부리

며 b의 모습으로 이동한다.

b. 치료사의 몸이 치료 베드에 밀착되고 보조수로 환자의 몸을 고정하고 있다.

*손을 뒤치고 팔꿈치를 굽혀 접촉 면적을 좁게 한 모습이다. 그리고 체중을 환자 몸 가까이 이동시켜 압박의 강도를 강화하고 있다.

*뼈를 자극하지 않도록 주의하고 더욱 강한 강도의 압박이 필요하다면 환자의 날숨과 함께 서서히 압박을 높여 나간다. 이 기법은 어깨, 등과 허리, 엉덩이, 하체 등 비교적 근육의 크기가 크고 두꺼운 부위에 적용된다.

*체중을 앞뒤로 이동하고 동시에 손의 엎침과 뒤침, 팔꿈치의 굽힘과 폄 동작을 동시에 활용하여 압박의 강도와 리듬을 조절하는 숙련도에 따라 기법의 효과와 편안함에서 차이가 난다.

4. 자세의 변화와 응용(Posture change)

기능적 마사지의 수동운동 기법 적용 시 상황과 증상에 맞는 환자와 치료사의 자세 변화는 매우 중요하다. 환자가 특정 자세를 불편해할 수 있고 치료사의 몸이 불안정해지는 상황에 놓이게 될 수 있기 때문이다. 모두에게 편한 자세를 찾고 기법을 적용해야 최대의 효과를 낼 수 있기에 상황에 따른 자세의 변화와 수동운동 기법의 응용은 필수적이다.

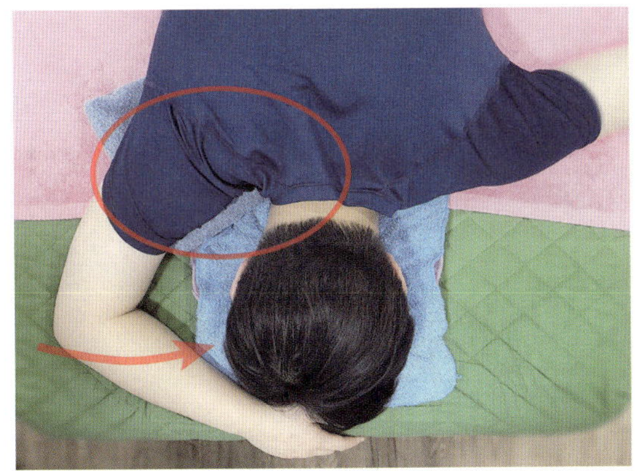

a

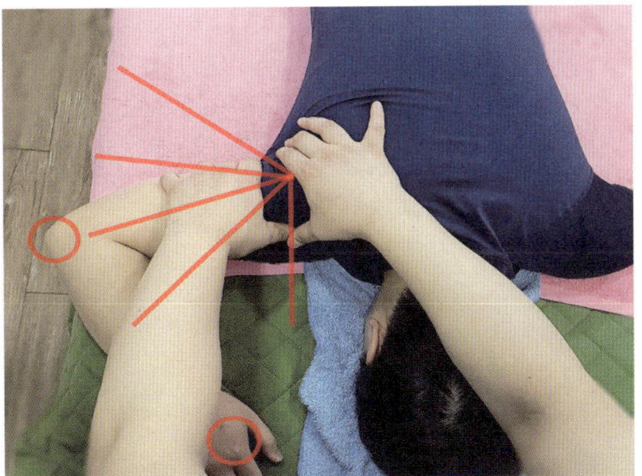

b

a. 간단한 자세 변형의 예시

　*등세모근 상부나 어깨올림근 등의 긴장도가 너무 높다면 팔의 벌림 위치를 머리 가까이 이동시켜 근육의 부착 부위를 좁게 만든 뒤 이완시키는 자세를 만든다.

　*팔의 위치 변화에 따른 연결된 근육과 관절의 긴장도 변화를 고려하여 다양한 자세로 기법을 응용할 수 있다.

b. 어깨의 각도에 따른 어깨세모근과 오목위팔관절의 긴장도 변화

　*이완해야 할 부위를 손으로 접촉한 뒤 어깨의 각도를 변화시켜 가장 관절이 느슨해진 위치에서 기법을 적용한다.

　*팔꿈치와 손의 각도 또한 고려한다. 이는 편안한 관절의 가동 범위 내에서 적용되면 모든 관절에 응용이 가능한 자세 변화 방법이다.

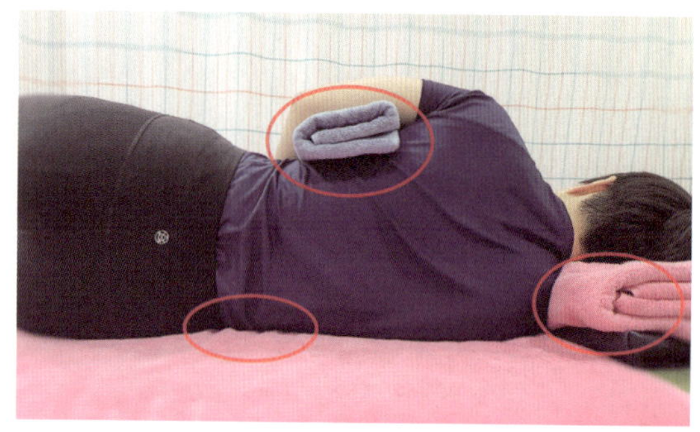

c

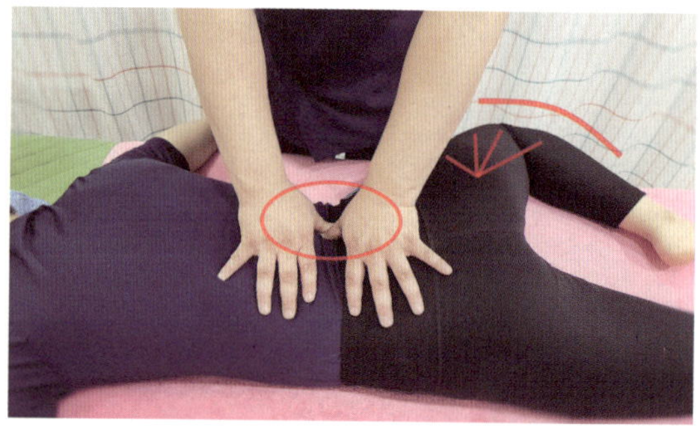

d

c. 옆으로 누운 자세에서 인체의 모든 굴곡이나 공간을 쿠션으로 채워 관절이 꺾이지 않고 편안한 중립 자세를 유지할 수 있도록 한다.

　*옆으로 누운 자세 외에도 모든 자세에서 적극적으로 쿠션을 이용하여 환자의 몸을 지지하면 몸을 이완시키는 역할을 할 수 있다.

d. 엎드린 자세에서 엉덩관절의 각도를 변화시켜 허리 근육의 긴장도를 이완시키는 예시이다.

*엉덩관절의 각도에 따라 허리의 관절과 근육이 가장 이완되는 위치를 찾아 그 위치에서 수동운동 기법을 적용한다. 골반 부위의 적용에도 같은 방법이 이용된다.

*골반과 바닥의 공간으로 인한 긴장은 쿠션으로 이완할 수 있다.

알아 둡시다!

- **접촉 손(Contact hand)**

몸의 굴곡과 적용하려는 기법에 맞게 치료사의 몸을 보호할 수 있도록 손 모양을 변형해야 한다.

- **팔꿈치의 적용(Contact elbow)**

손의 엎침과 뒤침, 굽힘과 폄을 중심으로 압박의 강도를 조절할 수 있다.

- **체중의 이동(Body weight move)**

깊은 심부 압박을 주고 치료사의 몸 보호를 위해 필수적인 요소이다.

- **자세의 변화와 응용(Posture change)**

효율적인 기법의 적용을 위해 환자의 이완되는 자세 변경은 가변적이다.

이상으로 기능적 마사지의 기본이 되는 접촉되는 손의 모양과 팔꿈치의 이용 방법, 이들을 환자의 몸에 적용하는 체중의 이동 방법, 이완되는 자세의 변화에 대해 알아보았다.

전제 조건은 팔꿈치의 감각으로 뼈와 근육을 구별할 수 있어야 불필요한 자극을 예방하고 편안한 기법을 적용할 수 있다는 것이다.

소개된 방법들은 모두 여러 가지 변수에 따라 변형해야 한다. 이러한 변형은 생체역학적 이론에 따라 설명될 수 있어야 하며 일정한 원칙과 원리에 의해서 응용되는 것이 중요하다. 이러한 바탕이 없다면 무질서한 임기응변이 될 뿐이다.

인체의 굴곡에 따라서 손의 모양을 변형시키고 압박의 강도를 변화시켜 통증의 발생을 최소화해야 한다. 이를 통한 기법의 다양한 변경은 리듬을 만들어 내고 순응 현상을 예방한다. 계속된 단조로운 방식의 압박 적용은 기법의 효과를 떨어뜨리고 근육의 불필요한 수축반응을 유발할 수 있다. 이외에도 문제 부위에 직접적인 압박을 가할 수 없는 경우에는 신경계의 반사 작용을 이용한 대항근이나 협력근 부위의 대체 적용, 근육이 아닌 신경에 대한 기법으로의 우회, 인접한 관절을 중재하여 증상의 개선을 유도할 수 있다.

또한 능동 보조운동으로서 기능적 마사지의 기법들을 응용하면 상호억제, 자가 억제, 신장반사 등의 생리학적 기전을 통해 다양한 근육섬유와 감각 수용기, 신경계 등을 자극하고 재교육하는 효과로 통증의 개선만이 아니라 환자의 능동적 재활 운동까지 확대 적용할 수 있다.

앞으로 소개될 자세와 부위별 기능적 마사지의 기법 또한 환자와 치료사의 체형, 중재환경과 목적에 맞추어 생체역학적 근거에 따라 계속 수정되어야 할 것이다.

CHAPTER
3

기능적 마사지의 수동운동 기법

기능적 마사지는 기본적으로 환자의 능동적 움직임이 없는 자세에서 치료사가 일정한 압박과 이완의 기법을 다양하게 적용함으로써 수동적 움직임을 유도하는 재활의 한 방법이다.

수동적 움직임을 통해 압력 차이를 만들어 내면 근육의 이완과 혈액순환을 개선시킬 수 있다. 그리고 생체역학적 움직임 방향에 따라 수동운동과 능동운동을 발생시켜 관절의 고유수용감각을 자극함으로써 여러 가지 반사 반응을 유도하게 된다. 이런 반사 반응들은 근육의 이완이나 수축을 발생시켜 또 다른 움직임을 만들어 낼 수 있다.

기능적 마사지의 기본이 되는 수동운동 기법을 적용하는 가장 중요한 조건은 몸의 이완이다. 환자와 치료사 모두에게 부담스럽거나 불편한 자세는 경직을 유발하고 움직임을 방해한다. 상황에 따라 몸의 이완을 유도할 수 있도록 목적에 맞게 편안한 자세로 조절할 수 있는 생체역학적 지식이 필수적이다. 그리고 편안하게 변형된 자세는 다양한 상황에서나 증상에서 자세 처방으로 유용하게 이용될 수 있다.

기본자세인 엎드린 자세에서 적용될 수 있는 수동운동 기법에 대해서 알아보고 원리에 따라 어떻게 기법들이 다양하게 응용될 수 있는지를 ***Key point**를 통해 아이디어를 얻길 바란다.

기법 적용 시 주의할 점

기능적 마사지를 적용할 때 의복 위에서 건식법으로 신체와 접촉하게 될 때는 피부의 탄성영역 안에서 피부와 근육을 압박해야 한다. 피부의 탄성영역을 벗어나 피부에 불필요한 마찰을 가하게 될 때는 의도치 않은 불편감이나 근육의 경직, 통증을 유발할 수 있기 때문이다. 이때 적용하는 것이 마찰력을 극대화하여 피부와 안정적으로 접촉할 수 있도록 수건을 이용하는 것이다. 한정된 부위만을 적용할 때는 휴지나 스펀지 등을 사용하여 손이 피부에서 미끄러지지 않도록 할 수 있다.

습식법을 사용할 때는 피부를 노출하도록 하고 피부와의 마찰을 줄여 주는 크림이나 오일류를 사용하도록 한다. 지나친 윤활제의 사용은 체중을 이용한 효과적인 압박 전달을 방해하고 손의 피로를 증가시키므로 적당량만 사용한다.

　기능적 마사지의 수동운동 기법은 일차적으로 통증이나 움직임에 관련된 주요 관절들의 기능 개선이 목적이기 때문에 관절이나 신경을 둘러싸고 있는 근육의 경직과 단축을 우선으로 해소해야 한다. 그 후 능동 보조, 능동적 관절의 움직임 개선을 위해 본격적인 기능적 마사지 기법을 변형하여 적용한다.

　이제부터 엎드린 자세에서 기능적 마사지가 적용되는 대표적인 인체의 부위와 생체역학적 이론들을 임상과 연결하고 응용의 기초가 되는 기법들을 소개한다.

엎드린 자세는 기능적 마사지 적용 시 가장 많이 사용되는 자세이다. 목, 어깨, 허리 등 주호소 부위를 가장 쉽게 접촉할 수 있고 치료사에게 유리한 다양한 기법을 적용할 수 있기 때문이다. 엎드린 자세에서 기법을 적용하기 전에 환자의 주호소나 체형의 형태, 근육과 관절의 경직을 비롯한 특이 사항을 손으로 촉진하고 수동적, 능동적 움직임에 대한 정보를 파악하고 있어야 한다.

기능적 마사지 기법은 재활의 최종 목표인 능동적 움직임을 활성화할 수 있도록 수동적 움직임이나 부가적인 움직임(Accessory motion)을 증가시키고 증상을 개선시키는 것이 주목적이다. 이를 위해서는 근육의 이는 점과 닿는 점, 작용 방향과 기능에 대한 지식은 물론 관절의 해부학적인 모양과 임상 운동학(Clinical Kinesiology)적 움직임의 순서와 방향을 잘 파악하고 있는 것이 필수적이다.

이 책에서 소개할 수 있는 기능적 마사지의 기법은 한정적이나 이러한 학문적 지식을 바탕으로 다양한 기법들을 창의적으로 만들어 낼 수 있고 전문적인 도수치료에도 응용할 수 있는 기초가 된다.

1. 뒤통수밑근과 뒷목 근육들

뒤통수뼈는 첫 번째 목뼈와 관절을 이루며 머리의 굽힘과 폄, 회전 동작의 움직임을 만들어 낸다. 뒤통수밑근은 좌우 4쌍 총 8개의 근육으로 이루어지며 1, 2번 목뼈와 뒤통수뼈에 부착되어 머리뼈의 폄과 돌림의 초기 움직임을 만들어 내고 뒤통수밑신경(Suboccipital n.)과 큰뒤통수신경(Greater occipital n.), 척추동맥(Vertebral a.)이 뒤통수밑근 사이로 지나가고 있다.

뒤통수밑근(Suboccipital mm.)을 중심으로 위로는 뒤통수근(Occipital m.)과 머리덮개널

힘줄(Epicranial aponeurosis)에 연결되고 아래로는 목의 척추세움근, 널판근, 등세모근 상부 등과 기능적으로 연결된다.

목뼈는 척추 부위에서 가장 넓은 가동 범위를 가지고 있으며 뒷목 부위의 근육들은 머리와 목을 항상 지지하고 움직임을 조절하는 역할을 하므로 지속적인 스트레스나 충격에 취약하다. 뒤통수밑근과 함께 나열된 근육들 외에도 엎드린 자세에서 기능적 마사지의 기법으로 접근할 수 있는 주요 근육들은 목빗근(Sternocleidomastoid m.), 목갈비근(Scalene mm.), 어깨올림근(Levator scapula m.)이 있다.

등세모근의 상부는 뒷목부터 어깨 부위 대부분의 제일 표층 부위에 있으므로 위에 언급된 근육들 위주로 기법을 적용한다면 자연스럽게 이완될 수 있고, 표층 부위를 목표로 한다 해도 심부에 영향을 미치게 된다. 등세모근의 상부는 뇌신경 11번이 직접 지배하고 심리적인 영향과 스트레스, 놀람반사 등의 여러 가지 신경학적 작용과 자세, 습관 등으로 항상 단축되고 경직되는 경향이 강하므로 수동적 이완보다는 상호억제기전의 적용으로 대항근의 능동적 움직임을 인지시킴으로 이완을 유도하는 것이 중요하다.

여러 가지 원인으로 굽은 등과 둥근 어깨, 거북목의 영향으로 환자가 치료 베드에서 엎드린 자세를 취했을 때 뒷목 근육의 길이, 특히 뒤통수밑근의 단축으로 인해 머리가 뒤로 젖혀져 있는 경우가 많다. 이 자세에서 기능적 마사지 기법을 그대로 적용할 경우는 환자의 기도가 눌리거나 근육이 계속 긴장된 상태를 유지하게 되므로 가슴이나 어깨에 쿠션을 적용하여 적절하게 머리가 굽어지도록 하고 턱을 가볍게 당겨 이마가 바닥 쪽으로 향하도록 지시한다. 이렇게 자세의 적절한 변화를 유도하면 긴장의 완화와 함께 기법을 자유롭게 적용할 뒷목 공간을 확보할 수 있다.

부가적으로 목이나 어깨 부분에서 신경의 압박이 있다면 치료 베드 아래쪽으로 팔을 떨어뜨린 위치에서 저림 증상의 유발되는 경우가 있는데 이때는 팔의 위치를 치료 베드 위로 올려놓도록 하고 저림 증상이 완화된 후에 기법을 적용한다.

이 자세에서 손의 위치를 골반 쪽으로 향하게 하면 등세모근 상부의 긴장이 약간 더해지지만 어깨 관절의 부담을 덜게 되고 손의 위치를 머리 쪽으로 향하게 하면 등세모근 상부의 긴장은 다소 완화되지만 어깨 관절의 부담은 가중될 수 있으므로 기법 적용 시 참고하도록 한다.

뒤통수밑근의 중재가 임상적으로 중요한 이유는 목의 긴장으로 인한 두통과 목 관절의 급성 움직임 제한, 어지러움, 구토, 눈의 피로, 턱관절의 장애와 연관성을 가지기 때문이다. 뒷목의 근육들 또한 여러 종류로 구성되어 있다.

머리널판근(Splenius capitis m.), 머리반가시근(Semispinalis capitis m.) 등은 뒤통수밑근 위에 위치하며 아래쪽의 목널판근(Splenius cervicis m.), 척추세움근과 함께 뒷목 근육군을 형성하기에 이를 명확하게 구분하기는 임상적으로 어렵다. 다만 비슷하게 작용하는 근육의 기능과 통증의 양상을 보고 목뼈의 가시돌기와 가로돌기, 뒤통수뼈의 융기부, 관자뼈의 꼭지돌기(Mastoid process) 등을 기준점으로 기법의 적용 부위를 결정한다.

기능적 마사지를 수동적으로 적용한다면 근육의 압통점과 이완에 초점을 맞추고 근육의 긴장도가 높다면 근육이 최대한 이완되는 적절한 관절 위치로 변경시키는 응용력이 필요하다. 능동 보조운동에 적용한다면 환자에게 자세한 움직임의 방향을 이해시키고 능동적인 움직임을 지시한 뒤 치료사는 근육과 관절에 적절한 압박과 보조를 유지하면서 동작의 끝 범위까지 기능적 마사지를 적용한다.

2. 뒤통수밑근과 뒷목의 기능적 마사지

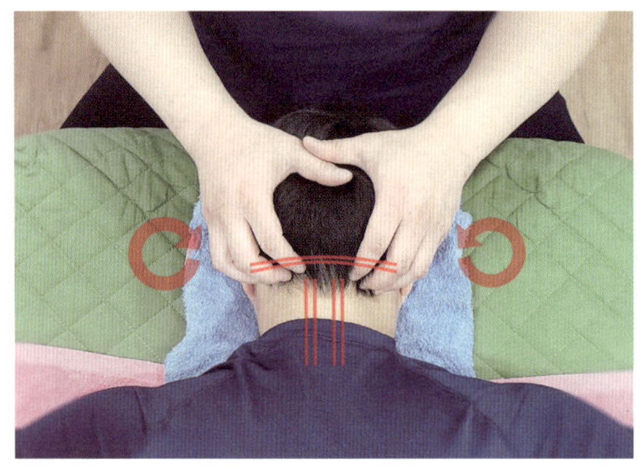

a

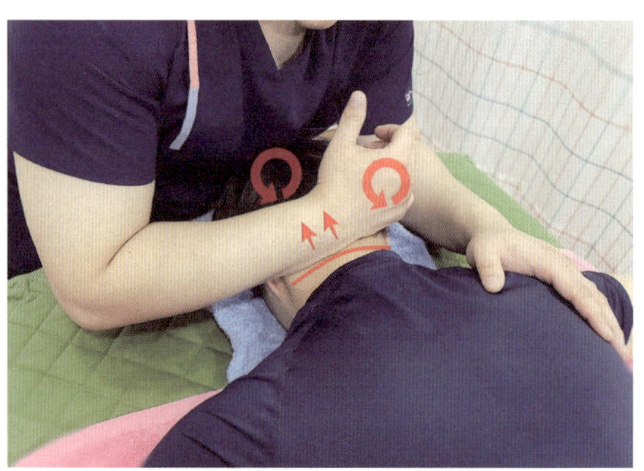

b

a. 환자는 엎드린 자세에서 가볍게 턱을 당긴다.

　*압박할 부위의 공간을 확보하기 위해서이다. 환자의 호흡이 원활한지 확인하고 어깨가 긴장되지 않도록 팔의 위치를 조절한다.

*치료사는 환자의 머리 쪽에 자리한다. 손목의 바닥을 뒷머리에 위치시킨 다음 3~4 손가락을 뒤통수밑근에 고정하고 압박한 뒤 아래에서 위 방향으로 회전시킨다. 움직이는 방향은 예시일 뿐 압통점을 중심으로 여러 가지 방향으로 움직이고 강약을 조절한다.

*손가락을 밀어 줄 때 가볍게 접촉하고 끌어당길 때 집중적인 압박을 가한다. 뒤통수뼈를 견인하여 연부조직들의 공간을 확장하기 위함이다.

*접촉 부위를 2~3부분으로 나누어 섬세하게 압박하고 뒷목 아래까지 확장하여 적용한다. 목뼈의 가시돌기를 기준으로 가로돌기까지 고리판(Lamina) 부분의 연부조직을 중심으로 바깥층부터 깊은 층까지 압박의 강도를 조절하며 압통점 및 근육의 탄성을 평가한다.

손가락이 피부에서 미끄러져 쓸리지 않도록 뒤통수밑근 부위의 피부를 단단히 압박한다. 이 기법은 가볍게 적용하는 연부조직 기법으로서 목 부위의 긴장도나 정렬 상태를 파악하고 비교적 약한 압박을 긴 시간 여러 방향으로 유지하여 목의 이완을 편안히 유도하는 수동운동 기법으로도 사용된다.

근육 이완 후 고리판(Lamina)이나 가로돌기 부위를 접촉하여 관절의 움직임 또한 일정한 리듬으로 유도하여 활액의 분비나 관절 유착 방지를 목적으로 기법을 응용한다.

b. 자뼈(Ulna)의 손목 부분이나 손날 쪽 부분을 뒤통수뼈 밑쪽에 접촉한다.

*보조수로 환자의 어깨를 고정하고 팔꿈치로 체중을 지지한다.

*뒤통수를 끌어당겨 견인시키고 안쪽에서 바깥쪽으로 회전하면서 압박을 천천히 감소시킨다. 이 자세에서는 앞의 기법보다 효율적이고 편안한 상태에서 압박의 강약을 조절할 수 있다.

*목 공간의 크기에 따라 손날부터 팔꿈치까지 사용해 깊은 압박을 부담 없이 사용할 수 있는 장점이 있는 기법이다. 원을 그리면서 압박의 강도를 조절하고 뒤통수뼈에서 관자뼈의 꼭지돌기(Mastoid process)까지 이동하며 압박한다.

뒤통수밑근의 압통점을 잘 탐색하고 환자의 호흡과 함께 뒤통수뼈의 견인을 유지하며 근막의 이완을 유도해 본다. 반대 방향으로 회전하면 압통점을 보다 자세히 느낄 수 있고 압박의 강도를 높여 자극하기에 효과적이다.

목의 위치를 통증 없는 범위 내에서 움직여 약간씩 좌우로 돌림 시킨 자세에서 적용하면 목의 옆면까지도 자극하여 이완시킬 수 있다. 압박의 방향이나 힘을 계속 변화시키며 적용해야 체중을 이용하는 방법과 압통점을 촉진하는 감각을 발달시킬 수 있다. 숙달된다면 a의 기법을 완전히 대체하여 사용할 수 있고 순응을 방지하기 위해 번갈아 사용될 수 있다.

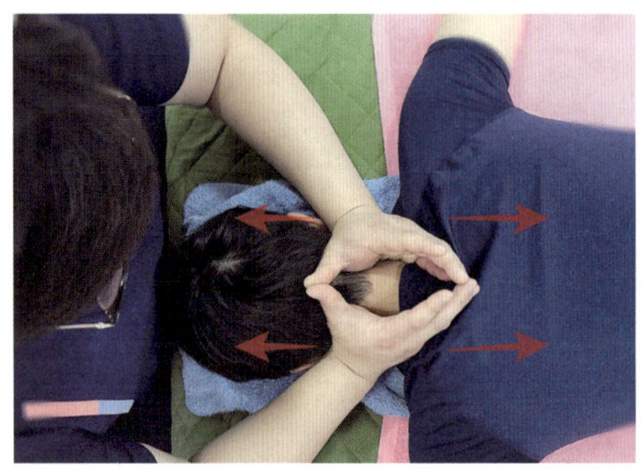

c

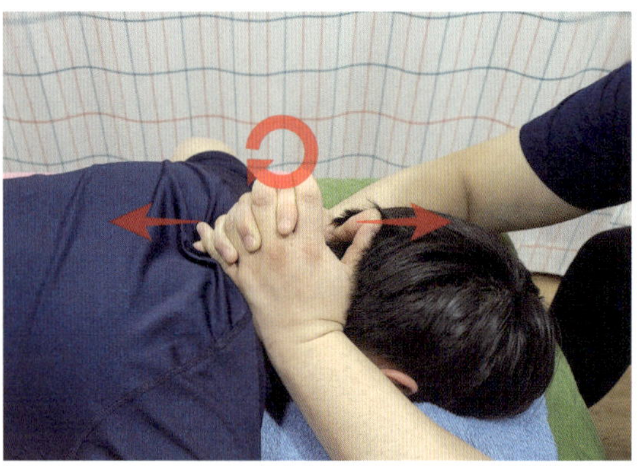

d

c. 뒷목 부분의 수동적 근육, 근막 이완 기법

*엄지 두덩과 새끼두덩 부위를 뒤통수뼈와 하부 목뼈에 가까운 어깨 부위에 각각 접촉한 뒤 손가락과 손바닥을 벌리고 스트레치 하듯 공간을 늘려 목 근육의 이완을 유도한다.

*호흡과 함께 근 긴장을 조절하면서 천천히 압박의 강도를 높이며 치료사의 손이 목 부위에 밀착되도록 한다.

*손바닥이 뒷목 부분에 단단히 고정되고 나면 근육이 이완될 때까지 압박을 유지한다. 이때 근 긴장도가 높아지면 압박의 강도를 낮추고 감소 되면 조금씩 힘을 증가시키는 방식으로 조절한다. 치료사의 손에서 근육의 긴장도 감소와 몸의 이완을 느낄 수 있도록 편안히 접촉을 유지하는 것이 중요하다.

거북목 증상이 심한 환자일수록 뒷목 부분의 가로 주름이 선명하고 턱은 위로 들려 있으며 턱관절은 긴장되어 있다. 또한 어깨 상부 근육의 과긴장으로 인해 목 전체의 길이가 짧아져 있다. 치료사의 손이 접촉되는 부위가 과도하게 짧다면 가슴이나 어깨에 쿠션을 놓고 목의 굽힘을 유도하여 자세의 이완을 시도한다. 이 기법은 부작용 없이 근 긴장도의 변화를 느낄 수 있도록 치료사의 감각을 훈련할 수 있다.

지속적이고 느린 스트레치는 근방추와 자유신경종말의 민감도를 낮추어 근육의 이완을 유도한다.

d. c 기법에 이어 양 손가락을 서로 교차하여 손바닥으로 뒷목 근육을 단단히 고정한다. 어깨 쪽으로 손날을 밀어내면서 아래에서 위 방향으로 회전한 후 엄지 두덩 부위로 뒤통수뼈를 치료사의 가슴 쪽으로 끌어당겨 견인을 적용한다.

*손을 회전시키고 압박을 뒤통수뼈, 목뼈, 어깨에 번갈아 집중시키면서 뒷목 근육 전체를 감싸며 압박과 이완의 움직임을 반복한다.

*수동 움직임을 적용하면서 자연스럽게 목뼈와 어깨의 움직임을 동시에 만들어 내어 혈액순환과 관절 사이의 활액 분비를 촉진 시키는 것이 목적이다.

양손을 피부와 밀착하지 못하면 근육과 관절에 압박이 제대로 전달되지 못한다.

손이 완전히 뒷목에 밀착되었다면 팔꿈치를 지지대로 삼아 위 방향으로 근육을 들어 올려 이완이 감지될 때까지 유지할 수 있다. 이후 어깨와 뒤통수뼈에 압박과 이완을 번갈아 적용하여 기계적인 압력 변화를 통해 활액이 원활히 분비될 수 있도록 관절의 미세한 움직임을 유발하는 목적으로 응용할 수 있는 기법이다.

손바닥으로 목뼈의 가로돌기까지 감싸 쥐고 수동 움직임을 유도할 수 있다.

3. 목뼈의 기능적 마사지

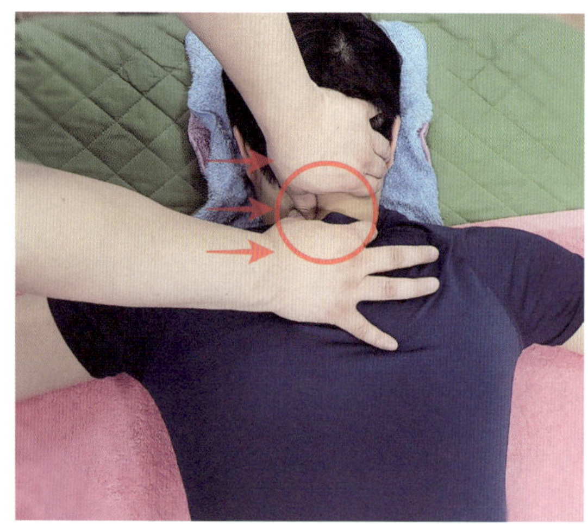

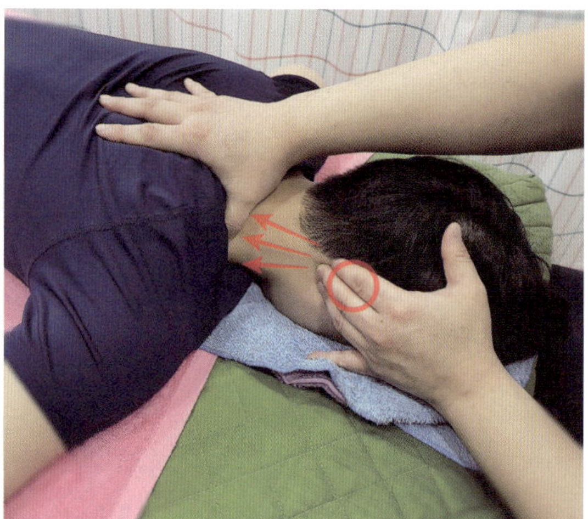

a   b

a. 목뼈의 고리판(Lamina)을 접촉하는 수동운동 기법

*양손의 엄지를 겹치고 목뼈의 고리판 부위에 피부와 근육을 밀착한 뒤 압통점을 찾아 수직 방향으로 압박한다. 압통점 부위는 단단한 돌덩어리의 형태이거나 섬유성 띠를 이루고 있으며 척추뼈의 돌림으로 인해 고리판 부위의 연부조직이 다른 목뼈보다 튀어나온 형상으로 접할 수 있다.

*원을 그리거나 위아래 방향으로 압박의 지점을 변경하고 압통점을 보다 잘 자극할 수 있도록 각도를 변경한다. 압박의 강도를 지나치게 강하게 하여 근육의 방어적 수축이 일어나지 않는 범위 내에서 강도를 조절한다.

*필요에 따라 환자의 머리를 좌측, 우측으로 조금씩 돌림을 더해 자세를 변경시키면 더 다양한 자극이 가능하고 목의 점진적인 돌림 각도의 증가를 유도할 수 있다.

근육의 수축이 지나치게 강하다면 더 큰 힘으로 압박하려 하지 말고 적용 부위의 주변부터 기법을 적용하고 압박과 휴식기를 번갈아 가며 적용하여 인체가 이완할 수 있도록 점진적인 적응기를 만들어 적용한다.

이는 모든 기능적 마사지의 기법에서 적용되는 원리이다. 근육에 수동운동 적용이 되지 않거나 관절 움직임이 발생하지 않는 등, 보호반응이나 심한 구축으로 효과가 없다면 계속 기법을 적용하는 것보다는 휴식과 수동운동을 적절한 간격을 두고 시행하는 것이다.

긴장의 원인이 다른 부위라면 휴식기 동안에 다른 부위에 적용되는 기법으로 인해 간접적으로 이완될 수도 있다.

일곱 번째 목뼈에서 뒤통수뼈까지 여러 개의 가상의 선을 설정한 뒤 섬세하게 압박한다. 고리판에 가해지는 압박과 이완은 목뼈의 수동적 움직임을 발생시킨다. 고리판 부위를 넘어 가로돌기의 부착 근육인 어깨올림근, 목갈비근의 압통점 또한 탐색하고 자극할 수 있다.

b. 목뼈의 가로돌기를 중심으로 한 습식 마찰법(Friction)

*손가락 2~3개를 붙여 소량의 크림이나 오일을 목 부위에 바르고 전, 중, 후 목갈비근 부위를 천천히 미끄러지듯이 압박한다.

이 부위는 팔신경얼기(Brachial plexus)와 혈관, 림프관들이 지나는 곳이므로 임상적으로 중요하고 목의 움직임, 어깨와 팔 부위의 통증에 직접적인 원인을 제공하기도 한다.

*관자뼈의 꼭지돌기에서 빗장뼈까지 가상의 선을 따라 상부의 등세모근과 목빗근을 경계 삼아 주변을 압박하며 손가락을 천천히 이동시킨다.

*손가락뿐만 아니라 가볍게 주먹을 쥐고 PIP 관절 주변부를 이용해 좀 더 안정적이며 강한 압박을 가할 수 있고 양쪽을 동시에 적용하는 것이 가능하다.

가로돌기 주변은 통증에 예민하므로 압박의 강도를 주의해서 조절한다. 근섬유를 더욱 잘 느끼기 위해서 목의 돌림을 조절하고 어깨 앞부분에 쿠션을 적용하면 근 긴장을 해소할 수 있다. 수건을 이용해 피부의 마찰을 최소화하여 건식 기법으로도 전환할 수 있다. 근육의 이완 후 가로돌기를 접촉하여 가벼운 수동 움직임을 유도한다.

손의 접촉 위치를 바꾸어 목과 어깨의 거리를 늘리는 스트레칭 기법으로 변화시킬 수도 있다. 목 앞쪽의 깊은 부위는 기도와 목동맥이 위치하므로 과한 압박은 기침과 어지러움 등을 유발하므로 주의한다.

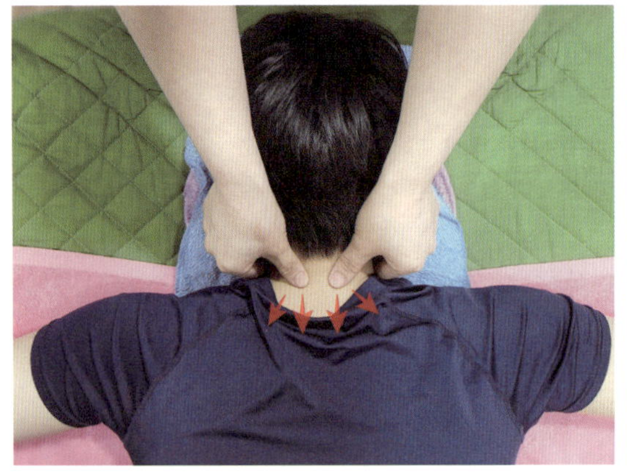
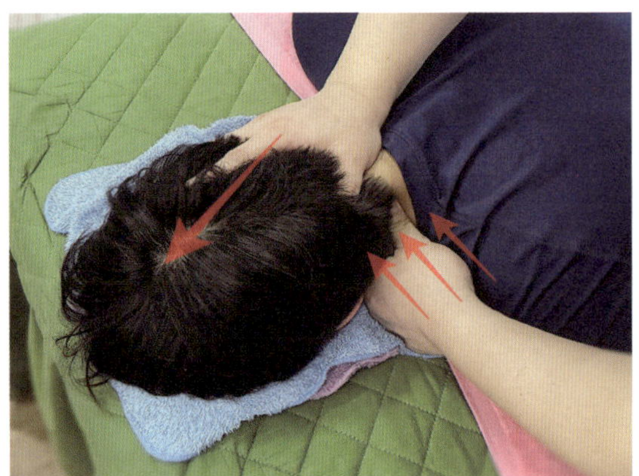

c   d

c. 환자의 머리 위에 서서 양손의 엄지로 목뼈의 가시돌기 양옆을 접촉한다.

  *피부의 탄성 내에서 엄지가 움직일 수 있도록 피부와 밀착하고 안정성을 위해 보조수를 목의 옆면에 위치시킨다.

  *목뼈의 돌기사이관절(Facet joint)을 따라 위에서 아래 방향으로 압박을 가하고 원을 그리면서 이동한다. 다양하게 힘의 방향을 분산시켜 근육과 관절의 움직임을 유발한다.

  *윤활제를 이용한다면 뒤통수뼈에서 어깨 방향으로 한 번에 압박을 이어 나가게 응용할 수 있다. 1~2번 등뼈에서 뒤통수뼈까지 척추의 고리판(Lamina) 부분에 주로 적용한다.

Key point

  목뼈의 앞굽이(Lordosis)를 회복시킬 수 있도록 방향을 고려한다. 과도한 수직 압력은 기도를 압박하여 불편감을 초래할 수 있으므로 주의한다.

  근육 이완의 목적보다 부드럽고 규칙적인 압박을 통해 돌기사이관절의 수동적 움직임을 증가시키는 목적으로 시행할 수도 있다.

  숙달된다면 기법에 리듬을 적용하여 가시돌기를 자극하고 손 모양의 변형을 통해 다양한 방식으로 근육 이완과 관절 움직임을 동시에 유도해 본다.

d. 주동수의 엄지를 목뼈의 고리판에 단단히 접촉한다.

　*보조수로 반대편 관자뼈의 꼭지돌기와 아래턱 부위를 접촉하고 옆과 위 방향으로 압박하면서 머리를 돌림 하고 약간의 견인을 준비한다.

　*목뼈 돌기사이관절의 방향을 따라 관절의 가동 범위가 증가할 수 있도록 보조수로 가볍게 목을 스트레치 하며 주동수의 엄지로 압박한다. C1~T1 부위까지 적용된다.

　*검지의 MP 관절 부위로 접촉부를 바꾸어 좀 더 단단하고 안정적인 압박법으로 변환시킬 수 있다.

　환자의 호흡에 따라 압박의 리듬을 맞추고 관절운동의 끝 범위까지 압박을 계속한다. 들숨에 접촉을 유지하고 날숨에 압박의 강도를 서서히 높여 관절에 견인력을 높여 준다. 주동수와 보조수의 힘은 서로 반대 방향으로 교차되도록 리듬을 설정하는 것이 중요하다. 그리고 관절의 끝 범위에서 가벼운 밀치기(Thrust)의 적용은 관절 가동 범위의 개선에 도움이 된다. 통증이 유발되지 않도록 주의하면서 진행한다.

4. 어깨 주변의 관절과 근육

　어깨뼈(Scapular)는 어깨 움직임의 기초이며 어깨 주변의 통증과 기능장애 개선에 아주 중요한 구조이다. 위각, 가쪽각, 아래각으로 이루어진 세 개의 모서리로 이루어진 삼각형의 모양으로 가쪽으로는 위팔뼈와 관절을 이루고 있고 앞쪽으로는 빗장뼈와 연결되며 전체적으로는 가슴우리의 등 쪽 면과 가성 관절을 형성하고 있다.

　어깨뼈는 위팔뼈 움직임의 기초를 담당하고 수많은 근육의 부착점을 제공하고 있어 자연스러운 움직임을 위해서는 유연성과 근력, 협응력의 발달이 필요한 곳이다. 어깨뼈의 상부는 단축성 수축이 많이 일어나고 하부는 상대적으로 약화 되어 있다. 특히 등세모근의 상부는 넓은 부착 부위와 다양한 활동으로 과부하가 생기기 쉽다.

　또한 목을 과도하게 앞으로 내민 자세, 어깨와 등을 구부리는 생활 습관, 팔을 앞으로 내밀거나 위로 들어 올리는 작업 환경, 스트레스로 인한 만성적인 긴장 상태 등 거의 모든 경우에서 단축성 수축의 원인을 찾아볼 수 있다. 이에 반해 어깨뼈의 하부는 굽은 자세와 생활 습관으로 인한 전체적인 등 근육의 약화, 등세모근 상부의 단축으로 올라간 어깨뼈의 위치로 인해 늘어나고 약해지게 된다. 어깨뼈를 둘러싼 근육의 비대칭은 굽은 어깨를 형성하게 되고 이는 관절의 가동 범위에도 영향을 미치게 된다.

흔히 굽은 어깨, 둥근 어깨(Round Shoulder)라고 불리는 자세의 변화에서 빼놓을 수 없는 것이 호흡이다. 호흡을 깊이 하지 못하거나 가슴우리의 움직임이 줄어들면 복장뼈가 밑으로 쳐지게 되고 연쇄작용으로 척추의 중립 자세가 무너지면서 거북목과 굽은 등, 전방 이동된 골반, 굽은 무릎, 휜 다리 등으로 이어지는 퇴행성 자세로의 보상적 변화를 예측할 단서가 된다. 이러한 인체의 보상 변화는 다양하기에 하나로 단정할 수 없지만 책에서 소개하는 기법 적용 부위를 중심으로 일어날 수 있는 생체역학적 변화는 기능적 마사지의 응용을 위해 필수적으로 알고 환자에게 이를 설명할 수 있어야 한다.

위팔뼈의 완전하고 자연스러운 움직임은 항상 어깨뼈의 움직임과 함께 일어나야 가능하게 되므로 어깨뼈의 수동적 움직임의 향상은 기능적 마사지에서 중요한 부분이 된다. 물론 호흡과 관련된 가슴우리와 빗장뼈의 움직임도 포함된다.

어깨뼈의 기본적인 움직임은 위(Elevation), 아래(Depression), 앞(Protraction), 뒤(Retraction), 위쪽 돌림(Upward rotation), 아래쪽 돌림(Downward rotation)이다.

이런 움직임은 기능적 마사지의 수동운동 기법에 기본 적용 방향이 된다. 그리고 이런 기법의 적용은 능동적인 운동으로는 도달할 수 없는 가동 범위까지 움직임을 확장할 수 있는 극적인 효과를 가진다.

어깨에 대한 기법을 적용할 때 위쪽에서 가장 접근하기 쉬운 등세모근, 어깨올림근, 가시위근, 어깨세모근의 긴장을 우선으로 해소하도록 한다. 어깨뼈의 가쪽에서 접근할 수 있는 근육은 넓은등근, 큰원근, 작은원근, 가시아래근, 어깨밑근, 위팔세갈래근, 어깨세모근의 후면 등이다. 어깨뼈의 척추면에서는 등세모근, 어깨올림근, 척추세움근, 큰마름근, 작은마름근, 앞톱니근 등에 접근하여 기능적 마사지의 기법을 적용할 수 있다.

엎드린 자세에서 어깨 주변의 관절과 근육의 적용 기법은 어깨 관절의 가동 범위가 넓은 만큼 다양하고 복잡할 수 있다. 또한 어깨 관절의 흔한 충돌증후군과 유착으로 인해 사용이 제한되는 기법이 언제든지 생길 수 있으므로 어깨 관절 주변의 해부학적 지식과 임상 운동학의 습득이 필요하다. 하지만 통증이 발생하지 않고 자세가 이완되는 해부, 생리학적 기전을 이용하여 움직임을 변형해 가면 어렵지 않게 기법을 습득하고 응용할 수 있다.

5. 등세모근과 어깨세모근의 기능적 마사지

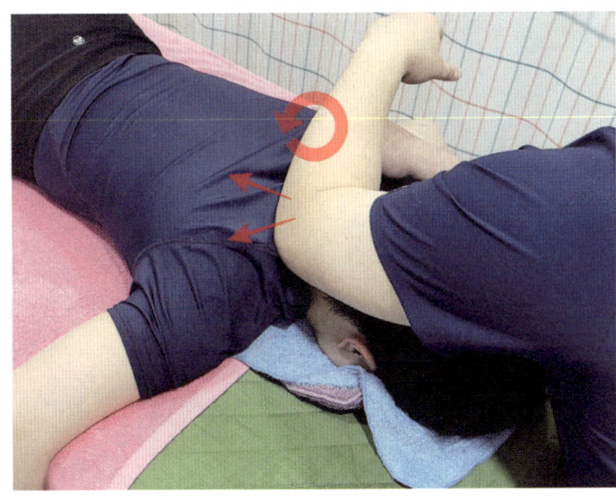

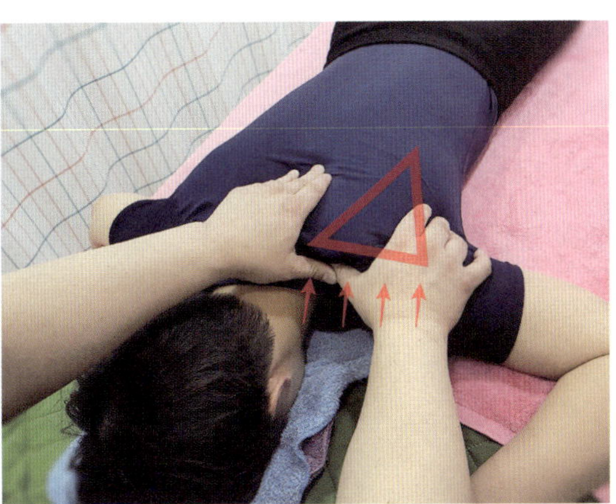

a   b

a. 목과 어깨의 교차점에 주동수의 팔꿈치를 접촉하고 첫 번째 등뼈를 향해 45도 각도를 중심으로 어깨 바깥쪽으로 원을 그리며 압박한다.

*보조수는 흔들림의 방지를 위해 반대편 어깨를 지지하고 고정한다. 서서히 어깨 봉우리를 향해 방향을 전환하고 등세모근의 상부를 바깥으로 밀어내면서 늘려 준다.

*같은 자세에서 긴장된 등세모근 상부의 근섬유, 마름근, 가시위근, 어깨올림근을 주로 자극할 수 있다. 통증을 유발할 수 있으므로 부드럽게 강도를 조절하며 움직임을 이어 나간다.

팔꿈치로 서서히 강도를 높이며 회전시키면 압통점을 쉽게 발견할 수 있다. 압통점을 강하게 자극하면 통증과 함께 날카롭게 퍼져나가는 방사통이 생길 수 있으므로 강도를 섬세하게 조절한다. 근육이 이완될 때까지 팔꿈치로 등세모근을 여러 방향의 바깥쪽으로 밀어내면서 압박을 유지할 수 있다.

기능적 마사지를 적용할 때 유의할 점 중 한 가지는 꼭 근육을 압박하고 움직임을 가해야지만 근육이 이완되는 것이 아니라 움직임 없이 적절한 강도로 압박을 유지하고 있는 것으로도 인체의 움직임을 유도할 수 있다는 이론적인 배경을 참고하여 기법을 상황에 맞게 응용할 수 있도록 한다.

만약 어깨올림근의 압통점을 탐색하고 이완시키려고 하는 상황에서 압박의 움직임에 통증이 발생되는 상황이라면 통증 없이 압통점에 접근할 수 있는 최소한의 거리에서 압박을 유지하며 근육의 이완을 기다린다. 이 방법은 근막이완기법(MFR)에서 일반적으로 활용되며 스트레인-카운터 스트레인(SCS) 기법으로도 응용되어 사용된다.

b. 효율적인 체중의 사용을 위해 치료사의 어깨높이를 환자의 어깨높이와 일치시키고 섬세하고 안정적인 자극을 위해 엄지를 겹쳐 사용한다.

　*엄지의 힘을 과하게 사용하지 않고 어깨를 통해 체중을 전달하여 압박을 전달한다. 등세모근의 상부를 세 부분으로 나누어 목에서 어깨 봉우리까지 수직 압박을 사용한다.

　*압통점을 발견하면 원을 그리듯이 압박 지점이 자연스럽게 연결되도록 하고 손이 피부에서 떨어지지 않도록 한다. 환자의 호흡과 함께 압박의 강도를 조절하면 효과적이다.

Key point

등세모근의 상부 윗부분을 엄지로 깊숙이 압박하면서 근육 전체를 감싸 쥐고 들어 올려 근육이 충분히 이완될 때까지 유지한다. 이 기법으로 근육의 긴장도를 파악할 수 있고 쉽게 이완되지 않는다면 계속 시도하지 않고 다른 부위를 자극하는 동안 휴식기를 가지게 한 다음 다시 적용한다.

등세모근을 넘어서 어깨세모근, 위팔세갈래근까지 이어지는 라인을 부드럽게 이어 가며 압박과 이완을 적용한다. 사진에서는 위팔의 각도 변경으로 근육 긴장도를 조절하고 있다.

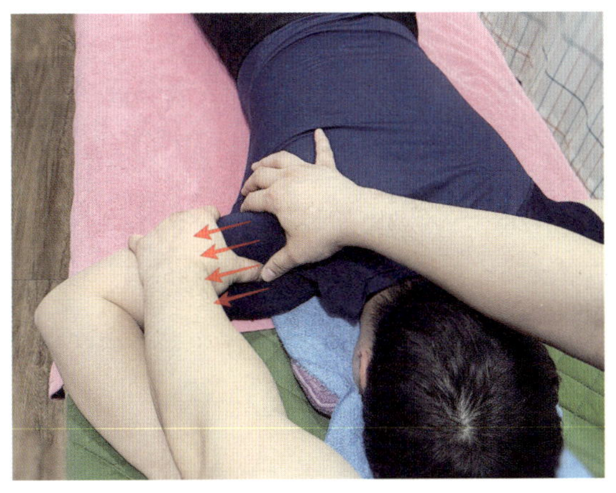
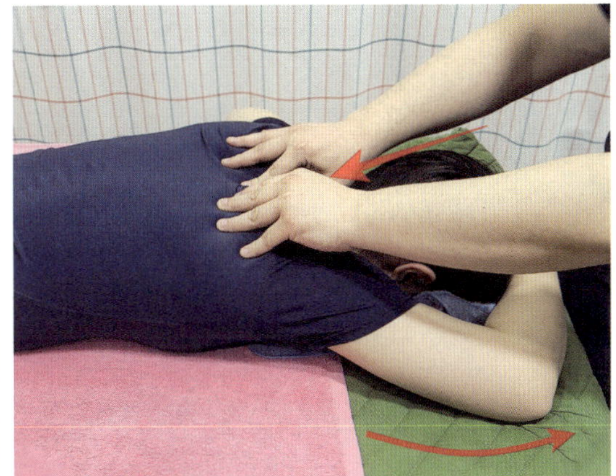

c   d

c. 어깨세모근과 오목위팔관절의 움직임 기법

*위팔뼈를 사진과 같이 90도 벌림 시키고 팔꿈치를 굽혀 자세를 변화시킨다.

*벌림의 각도에 따라 어깨세모근의 이는 곳과 닿는 곳의 거리가 변경되어 근육이 이완되고 어깨 관절 사이의 위 공간이 느슨해지게 된다. 이완된 어깨 관절 사이의 공간을 시작점으로 엄지를 겹쳐 위에서 아래, 안에서 바깥 방향으로 압박을 이어 나간다.

*위팔뼈의 머리 부분을 양손으로 고정하고 관절유동술(Joint Mobilization)을 적용하여 활액의 분비를 유도하는 기법으로 전환할 수도 있다.

Key point

어깨 관절의 유착이 있는 환자는 이 자세가 어깨 앞쪽과 위쪽에 통증을 유발할 수 있다. 이 경우 어깨 앞쪽에 쿠션을 받치면 안정된 자세를 만들어 줄 수 있다. 어깨 봉우리 쪽의 충돌 증후군을 예방하고 관절 공간을 확보하기 위해 위팔뼈의 머리를 아래쪽으로 밀어내며 수동적인 움직임을 만들어 오목위팔관절을 이완하는 데 사용되는 기법이다.

같은 자세에서 양손의 네 손가락을 겹쳐 어깨와 가슴의 여러 근육이 부착되는 어깨뼈 앞쪽 부리돌기(Coracoid process) 부분을 압박하여 이완시키는 방법으로 응용하여 어깨의 이완을 유도할 수도 있다.

d. 사진과 같이 위팔뼈를 귀 방향으로 최대한 벌림 시켜 밀착시킨다.

*등세모근의 상부가 최대로 이완되는 자세가 되어 저항 없이 깊은 심부 압박을 적용할 수 있다. b와 같은 방법으로 접근한다.

*관절의 유착이 있는 경우를 제외하고 목과 어깨 근육의 이완을 유도하여 급성통증이 있는 경우에도 유용하게 활용되는 자세이다. 이 자세에서 어깨뼈의 가쪽모서리가 가장 잘 노출되므로 어깨세모근의 뒷부분을 효과적으로 자극할 수 있다. 어깨뼈의 가쪽모서리는 압박에 예민한 부위이기 때문에 압박의 강도를 약하게 하고 서서히 강도를 올려 접근한다.

*넓은등근, 큰원근, 작은원근, 어깨밑근, 가시아래근을 효과적으로 접촉할 수 있는 자세이기도 하다. 이 근육들은 팔을 위로 들어 올리는 움직임의 대항근으로 작용하기 때문에 어깨와 관련된 증상의 초기에 부드럽게 이완시키면 어깨뼈의 수동적인 움직임을 빠르게 개선시킬 수 있고 통증의 감소와 함께 능동적인 움직임의 향상에도 효과적이다. 상황에 따라 작용근에 대한 직접적인 기법 적용보다는 대항근에 대한 이완 기법이 움직임의 향상에 도움이 될 수 있다.

관절의 유착이 있다면 통증과 함께 어깨 관절의 앞면이 바닥에서 멀어지게 되고 몸통이 회전된다. 이 경우에는 수건이나 베개 등의 쿠션으로 공간을 받쳐 주면서 자세의 이완을 유도한다. 근육의 이는 점과 닿는 점이 가까워지면 근육과 신경, 혈관이 느슨해지고, 깊은 압박을 적용할 수 있는 자세가 된다. 반대로 멀어지게 되면 근육이 선명하게 드러나고 긴장도는 다소 증가하게 된다. 몸에 가해지는 무게를 감소시켜 주거나 안정성을 높여 주게 되면 불필요한 근육의 긴장을 어느 정도 통제할 수 있게 된다. 옆으로 누운 자세에서도 같은 방법으로 활용될 수 있다.

이를 위해서 치료사는 적용하는 부위의 해부학적 구조를 상세히 숙지하고 있어야 통증과 긴장이 이완되는 자세를 예상하고 상황에 따라 변경할 수 있다. 계속 강조되겠지만 해부학적 구조와 생체역학적 움직임의 원리에 따른 압박과 감압이 기능적 마사지의 핵심이다.

어깨뼈의 기능 회복은 어깨 관절 움직임에 있어 중요하다. 어깨뼈 주변의 관절은 오목위팔관절(Glenohumeral joint), 어깨가슴관절(Scapulothoracic joint), 봉우리빗장관절(Acromioclavicular joint), 복장빗장관절(Sternoclavicular joint)로 4개의 관절이 위팔의 완전한 움직임을 만들어 낸다.

이 관절들을 움직이는 다수의 근육이 어깨뼈에 부착되어 척추와 위팔뼈, 갈비뼈로 이어져 있다. 앞에서 언급된 근육 외에도 위팔두갈래근, 위팔세갈래근, 부리위팔근, 작은가슴근 등이 있으며 모두 어깨뼈에 부착된다.

어깨뼈는 가슴우리 뒤에 위치하여 작지만 위, 아래, 안쪽, 바깥쪽을 기준으로 모든 방향으로 움직이며 돌림 운동 또한 가능하다. 어깨뼈는 어깨 관절 운동의 기초가 되는 움직임을 형성하므로 어깨 관절과 관련된 질환에서 우선으로 기능적 마사지를 적용한다.

어깨 주변의 관절과 뼈는 생김새가 복잡하고 돌출된 부위가 많아 기법 적용 시 손 모양이 각 부위를 부드럽게 접촉할 수 있도록 변형시켜야 하고 필요 이상의 힘을 가하지 않도록 한다. 강한 압박을 이용한 방법이 극적인 효과를 일으킨다는 선입견을 버리도록 해야 한다. 얼마든지 부드러운 직접 기법, 때로는 생리학적인 기전을 이용하는 간접 기법 모두를 활용하여 환자가 최대한 편안히 중재받을 수 있도록 배려해야 한다. 항상 환자와 의사소통하면서 불편감이 없는지 확인한다.

알아 둡시다!

팔의 움직임은 관절의 가동 범위가 가장 넓은 만큼 운동성은 좋으나 안정성은 상대적으로 떨어진다. 이를 보상하기 위해 통증이나 기능 이상이 발생하면 인체는 염증 물질을 만들어 내고 움직임을 제한하는 쪽으로 점점 근육의 긴장도를 높여 관절을 구축시킨다.
이를 해결하기 위해 수동운동을 적용하는 기능적 마사지는 통증이 없는 방향으로 움직임을 먼저 개선하여 간접적으로 움직임이 발생할 수 있도록 유도한다.
움직임이 제한된 방향을 억지로 개선시키려고 무리한 압박을 가하는 것은 부작용을 발생시킬 수 있으므로 지양한다.

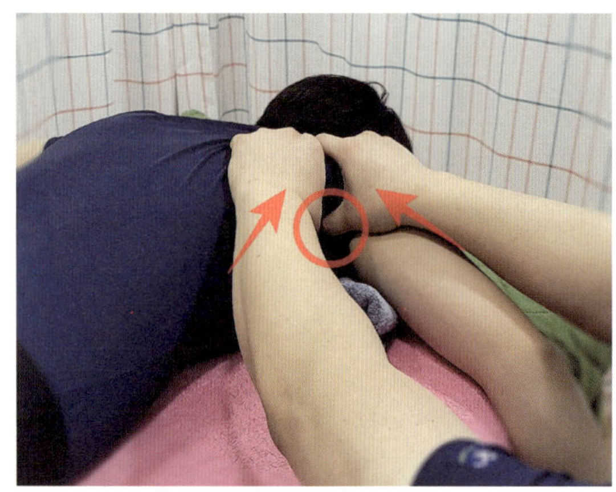
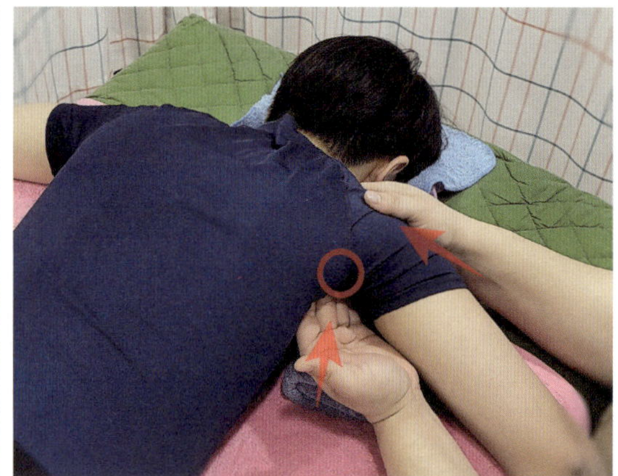

a   b

a. 어깨뼈의 가쪽모서리에 대한 기능적 마사지 1

  *어깨 관절 내 가장 깊이 위치하는 어깨밑근(Subscapularis)의 이완 기법이다. 어깨밑 근으로 접근하기 위해서는 어깨의 이완이 전제되어야 한다.

  *처음 접근 시는 넓은 부위를 부드럽게 감싸 쥐듯이 여러 번에 걸쳐 자극하고 서서히 접 촉 면적을 좁히면서 압박의 강도를 높이고 유지하는 시간을 길게 적용한다. 어깨뼈의 앞 쪽 겨드랑이 공간에 엄지손가락을 겹쳐 천천히 깊이 압박하고 어깨뼈 전체를 감싸 쥔다. 2~3분 이상 이완이 느껴질 때까지 유지한다.

  *부드럽게 어깨뼈를 받쳐 올리듯이 압박하여 관절의 이완을 유도하며, 활액 분비를 촉 진할 수 있도록 수동운동을 추가할 수 있다.

Key point

  어깨 관절 안의 공간으로 깊은 압박을 전달할 수 있는 부위이므로 충분한 시간을 분배하여 기법을 적용한다. 근육이 이완될수록 부드러워지면서 엄지가 점점 깊이 몸쪽으로 접근하는 것을 느낄 수 있다. 위팔뼈의 각도를 변화시켜 가장 이완되는 자세를 찾고 관절 가동 범위를 서서히 증가시키면서 적용하면 더욱 효과적인 기법이다.

  근육이 충분히 이완되면 위팔뼈 머리 부분을 자극하여 관절의 유착 해소에 중점을 두고 움 직임을 적용한다.

b. 어깨뼈의 가쪽모서리에 대한 기능적 마사지 2

   *a 기법에 이어 어깨뼈를 들어 올려 근육과 관절을 이완시키는 기법이다.

   *어깨밑근에 접촉된 손을 네 손가락으로 바꾸고 보조수로 위팔뼈의 머리 앞부분을 받쳐
준다. 보조수의 손바닥 면을 오목하게 만들어 통증 없이 부드럽게 지지한다. 2~3분 정
도 근육이 이완될 때까지 유지하면 어깨뼈가 몸통으로부터 들리는 것을 느낄 수 있다.
가벼운 수동 움직임을 추가하면 더 효과적이다.

   치료사의 힘으로 강제로 어깨뼈를 분리하려 하면 모두에게 부담이 되므로 팔꿈치로 손을
지지하고 가벼운 압박을 유지한다. 통증 없이 서서히 기법을 적용하는 것이 중요하다.

   어깨의 통증이 심하거나 관절의 유착으로 가동 범위의 개선이 필요할 때 우선으로 이 기법
을 적용하면 높은 확률로 점진적인 효과를 볼 수 있다. 오목위팔관절의 윤활주머니를 깊이
자극하여 관절을 이완하는 데 적용하는 기법이며 쿠션 등을 이용하여 여러 가지 자세로 변형
하고 손의 위치를 변화시켜 수동운동을 적극적으로 유도할 수 있다.

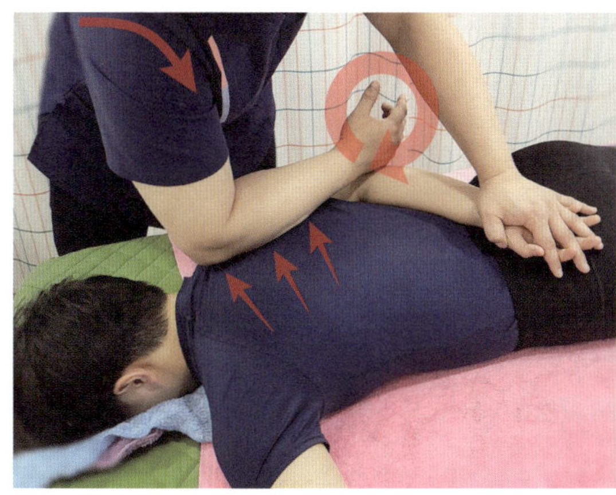

c

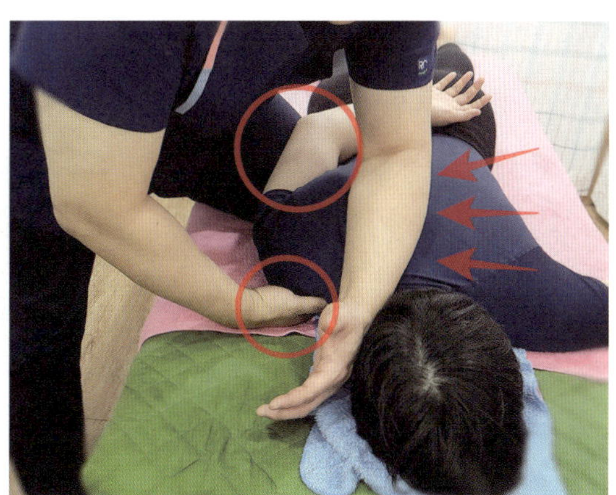

d

c. 어깨뼈 안쪽모서리의 수동 움직임 기법

   *환자의 위팔뼈를 안쪽돌림, 폄 시킨 뒤 팔꿈치를 굽힘 하여 엉치뼈 쪽에 고정한다. 보

조수로 손목을 고정할 때 동맥을 압박하지 않도록 주의한다. 보조수는 너무 강하게 고정하지 않고 어깨뼈가 이완됨에 따라 고정 각도를 변화시켜 준다.

*주동수의 팔꿈치를 굽히고 손을 엎친 상태에서 등뼈의 가시돌기 옆을 접촉한다. 피부와 근육을 서서히 강하게 밀착시키면서 손을 뒤침(Supination) 상태로 만들어 어깨뼈 안쪽으로 치료사의 자뼈를 밀어 넣어 고정한다.

*가슴우리의 굴곡에 맞추어 치료사의 팔 각도를 몸쪽으로 좁히며 체중을 아래팔에 집중시킨다. 치료 베드와 환자의 몸쪽으로 체중을 분산시킬수록 압박의 강도가 강해지며 마름근, 어깨올림근 등의 근육들을 스트레치 하고 어깨뼈의 벌림과 아래쪽 돌림 등의 움직임을 개선시킬 수 있다. 어깨뼈의 위각에서 아래각까지 안쪽모서리를 따라 골고루 자극하고 단축이 심한 곳은 압박을 수 초에서 수 분까지 유지하면서 어깨가슴관절의 이완을 유도한다.

어깨 관절의 유착성 관절낭염(Adhesive capsulitis) 등으로 팔을 엉치뼈에 위치시키지 못할 때는 d의 기법으로 대체하고 환자의 팔꿈치를 펴고 위팔의 돌림을 억제한 뒤 통증이 유발하지 않도록 주의한다. 강한 압박을 가하지 않더라도 어깨 관절의 앞쪽이 좁아져 있다면 그 부위에 통증을 호소할 수 있으므로 쿠션을 어깨 앞면에 받쳐 준다.

치료사의 체중을 이용하여 강도를 자유롭게 조절할 수 있기에 유용한 기법이며 관절 움직임의 끝 범위에서 환자가 호흡을 내쉴 때 가벼운 밀치기(Thrust) 기법을 적용하면 더 효과적이다.

d. c의 기법보다 부드럽고 편안한 느낌을 제공하는 기법이다.

*환자와 가까운 쪽 다리를 치료 베드에 올리고 팔꿈치를 무릎으로 지지한다.

*보조수로 어깨의 앞쪽을 손바닥으로 지지하고 주동수의 자뼈를 어깨뼈의 안쪽으로 밀어 넣는다. c의 기법과는 주동수와 보조수가 반대이다. 체중을 환자의 척추 쪽으로 이동시키며 자뼈를 몸쪽으로 끌어당긴다. c의 기법보다 부드러운 압박을 하여 편안한 느낌을 주고 보조수의 움직임에 맞추어 어깨뼈의 돌림 운동을 추가하면 기법의 리듬에 변화를

주어 순응을 방지할 수 있다.

어깨뼈 위각에서 아래각까지 안쪽모서리 부분을 스트레치 하고 보조수와 함께 몸쪽으로 끌어당기며 이완될 때까지 힘을 유지한다. 위각 부분을 중점적으로 끌어당기면 어깨뼈의 아래쪽 돌림을, 아래각 부분을 끌어당기면 위쪽 돌림을 증가시킬 수 있다.

오목위팔관절의 가동 범위 증가를 위해서는 어깨뼈의 움직임 회복이 우선적이며 필수적이다. 이 기법은 모든 방향으로의 어깨뼈의 수동적 움직임을 유도할 수 있는 효과적인 방법이다. 자연스럽게 기법이 연결될수록 편안한 느낌을 주며 치료사의 숙련도에 대한 신뢰감을 형성할 수 있다.

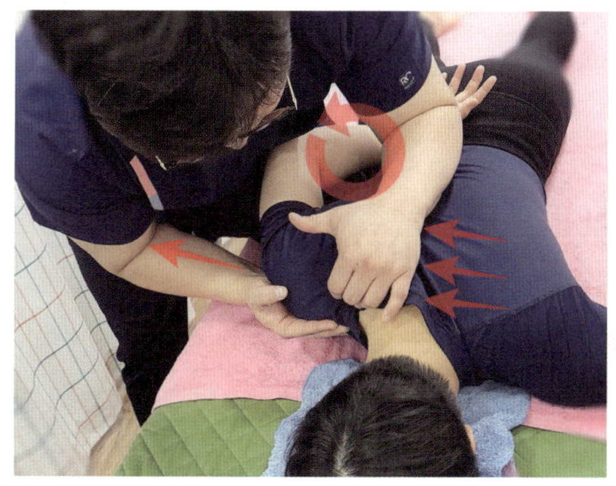
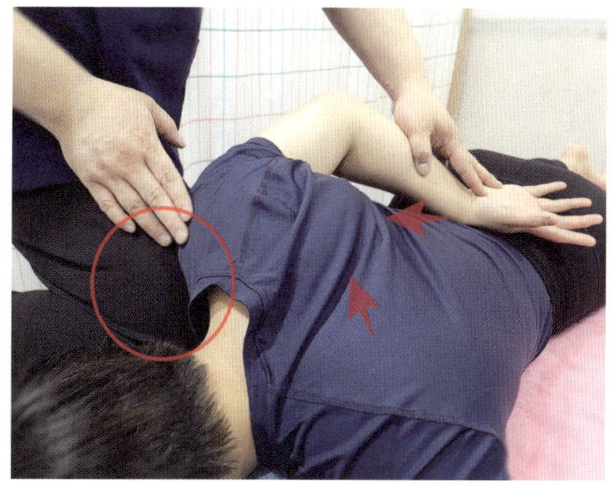

e f

e. 어깨뼈의 부드러운 움직임을 활성화하기 위한 기능적 마사지

　*어깨뼈에 적용되는 기법들 사이에 간헐적으로 적용하여 관절 이완을 유도한다.

　*d의 자세에서 주동수의 네 손가락으로 등세모근 상부를 고정한다. 보조수로 위팔뼈의 앞쪽을 감싸 쥐고 어깨뼈를 바깥쪽으로 가볍게 스트레치 하고 유지한다.

　*주동수와 보조수로 어깨뼈를 고정하고 아래에서 위 방향으로 원을 그리며 회전시킨다. 동시에 주동수의 네 손가락도 같은 방향으로 회전하며 등세모근 상부에 수동운동을 적

용한다. 회전속도나 방향에 변화를 주어 순응을 방지한다.

환자의 어깨가 긴장되지 않도록 주의하면서 가볍게 사용되어야 한다. 강한 압박을 사용하지 않고 주로 보조적인 기법으로서 근육에 휴식기를 줄 때 간헐적으로 기법 중간에 여러 번 사용한다. 모든 방향으로 어깨뼈의 수동적 움직임을 촉진할 수 있는 기법이다.

f. 어깨의 긴장이 어느 정도 해소된 후 적용하는 어깨뼈 스트레치 기법
   *치료사는 환자의 어깨 부분에 자세를 잡고 무릎으로 어깨 전면을 지지한다. 동시에 환자의 어깨뼈를 아래쪽 돌림, 위팔뼈를 폄 시켜, 반대편 골반과 허리 쪽으로 이동시킨다.
   *어깨뼈가 이완되어 있다면 안쪽모서리가 가슴우리에서 분리되어 공간을 형성하게 된다. 자연스럽게 마름근과 앞톱니근, 가슴 전면의 근육들이 가볍게 이완되는 자세를 유도할 수 있다.

어깨뼈의 전면에 통증이 발생하지 않도록 환자의 어깨 상태에 맞추어 무릎의 각도를 변화시키는 것이 중요하다. 이 기법 자체로 어깨 전면을 가볍게 스트레치 하고 안쪽모서리 부분의 근육들을 이완할 수 있으며 서서히 환자의 어깨 각도를 변화시키면서 수동적 움직임의 증가를 유도할 수 있다. 위팔뼈의 안쪽돌림과 모음의 각도를 가감시킴에 따라 스트레치의 강도를 조절한다.

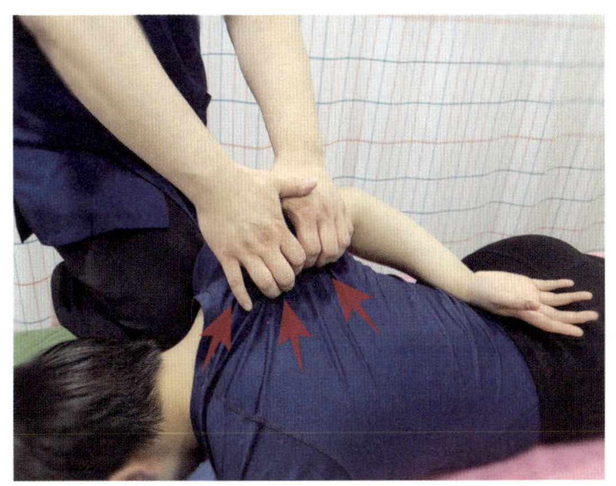

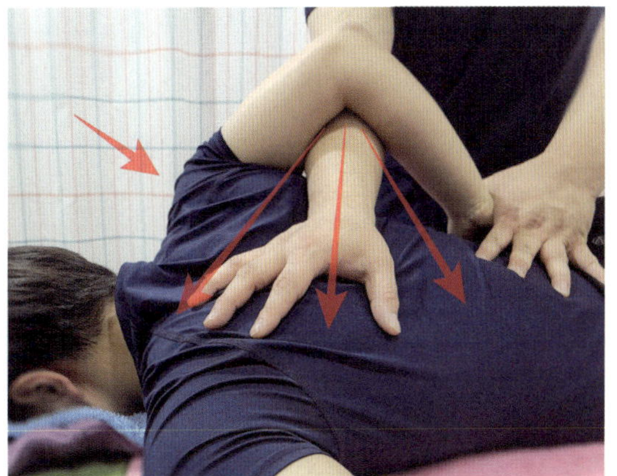

g   h

g. 어깨 안쪽모서리에 적용되는 강한 스트레치 기법

　*f 자세에서 이어지는 동작으로 주동수와 보조수를 함께 사용하여 안쪽모서리를 잡고 치료사의 몸 방향으로 끌어당긴다. 공간이 비교적 넓은 아래각에서 시작하여 위각까지 구역을 나누어 어깨뼈를 스트레치 한다.

　*치료사는 이동시키는 손의 위치에 따라 무릎의 위치와 몸의 위치를 조금씩 바꾸어 체중을 이용하기 편한 자세로 변경시켜 준다.

　스트레치 도중 근육의 수축이나 저항이 느껴진다면 힘을 빼고 다시 가볍게 끌어당기며 이완을 유도한다. 치료사의 무릎으로 인해 어깨 앞쪽에 불편감을 호소한다면 위치를 이동시키고 스트레치를 시도할 때 무릎을 같이 움직이며 어깨를 편안히 감싸도록 한다.

　호흡을 내쉴 때 스트레치 하는 힘을 서서히 증가시키고 들숨과 함께 이완시키는 리듬을 적용한다.

h. 어깨의 앞면에 적용되는 강한 스트레치 기법

　*치료사의 보조수로 환자의 위팔을 폄과 안쪽돌림 시킨 후, 팔꿈치를 굽힘 시킨다. 손을 고정하고 주동수를 환자의 팔꿈치 사이로 집어넣는다.

*주동수의 손바닥을 어깨뼈의 안쪽모서리 옆에 위치시킨다. 이때 치료사의 팔은 지렛대 역할을 하면서 환자의 어깨 앞을 스트레치 시킬 준비를 한다.

*손바닥을 어깨뼈 안쪽모서리의 상, 중, 하, 세 부분으로 나누어 위치시키고 팔꿈치를 뻗어 환자의 팔을 뒤쪽으로 이동시키면 어깨 전면의 근육들을 세밀하면서도 강하게, 그리고 편안하게 스트레치 시킬 수 있다.

어깨 전면의 가슴근육들은 대부분 강하게 단축되어 있으므로 서서히 강도를 높이며 통증을 유발하지 않도록 주의한다. 깊은 근막까지 강한 자극을 전달할 수 있는 기법으로 천천히 충분한 시간을 들여 적용한다면 굽은 어깨의 개선, 목과 팔의 근육 이완, 신경 압박 증상의 완화에 효과적이다. 주동수로 오목위팔관절을 고정하고 손목을 잡은 보조수로 위팔뼈의 위치를 조절하여 관절 가동 기법으로 응용할 수도 있다.

7. 향상된 어깨뼈의 기능적 마사지

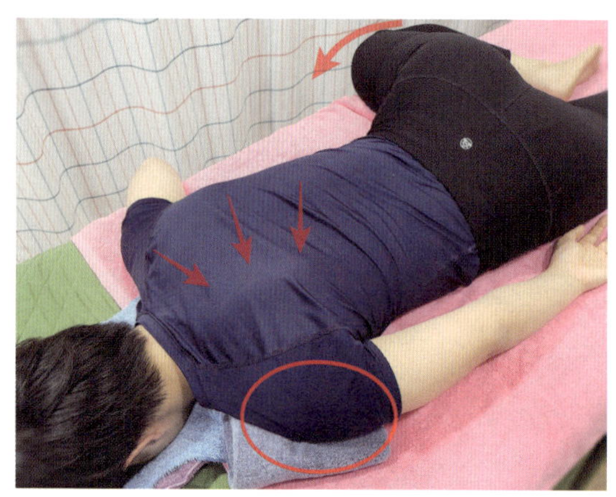
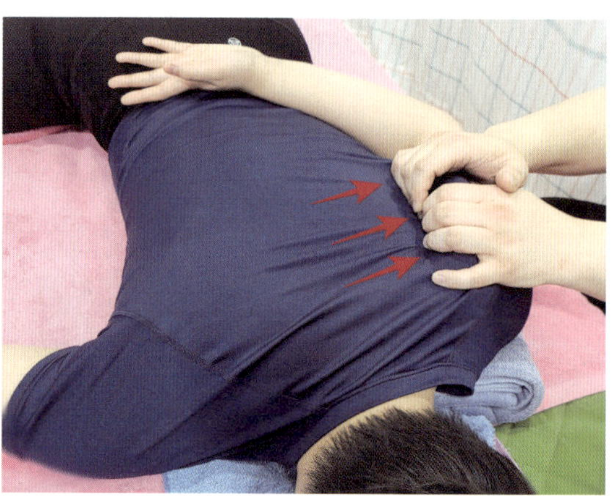

a   b

a. b.

*어깨뼈의 강한 유착으로 앞에 제시된 스트레치 기법들을 적용하기 어려운 경우 환자의

자세를 변형시켜 기능적 마사지의 기법들을 점진적으로 적용하는 응용 기법이다.

*움직임이 완전히 제한된 경우나 통증이 심한 급성기의 상태에서도 고정되고 획일화된 기법이 아닌 생체역학적 근거에 따른 기능적 마사지는 어떠한 상태에서도 자세나 움직임을 변화시켜 수동운동을 개선하는 방법을 개발하고 적용할 수 있는 장점이 있다.

*적용하고자 하는 쪽 어깨의 반대편 엉덩관절을 벌림, 굽힘 시키고 팔을 몸쪽에 붙인 후 어깨 전면에 쿠션을 적용하여 어깨의 위치를 높게 만들어 준다. 쿠션의 높이는 단계별로 가감될 수 있다. 보통의 경우 어깨뼈의 안쪽모서리 부분이 올라오면서 자연스럽게 가슴우리와 어깨뼈 사이에 공간을 형성한다. 자연스럽게 척추의 돌림을 유도하여 어깨뼈 주변부 근육의 이완을 유도할 수 있다.

엉덩관절의 위치 변경이 몸통의 돌림을 만들고 어깨 앞쪽에 있는 쿠션이 치료사의 무릎 역할을 대신하여 치료사의 몸을 자유롭게 만들어 어깨뼈에 다양한 기법의 적용이 가능해지는 자세이다.

이 자세에서도 유착이 심해 어깨뼈 전면의 공간이 만들어지지 않는 경우는 무리하게 스트레치 기법을 적용하지 말고 주변의 근육들을 가볍게 압박하고 휴식기를 준 다음 여러 번에 걸쳐 다시 시도한다. 엉덩관절의 굽힘을 증가시킬수록 어깨 전면의 쿠션을 높일수록 효과는 높아진다. 추가로 환자의 손을 엉치뼈 쪽으로 이동시키면 어깨뼈 안쪽모서리의 밑 공간이 더욱 확장된다. 통증이 심한 급성이 상태에서는 근육과 관절이 이완되는 자세로 유지해 주는 것으로도 통증을 감소시키는 효과를 유도한다.

b의 기법은 어깨뼈의 안쪽 공간이 확보되었을 경우 치료사의 손가락을 걸어 체중을 이용하여 어깨가슴관절을 스트레치 하고 움직임을 유도하는 모습이다. 강도를 섬세하게 조절하고 유지할 수 있는 장점이 있다.

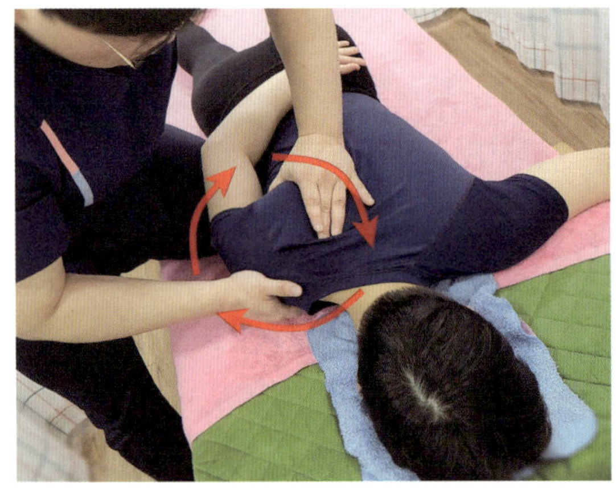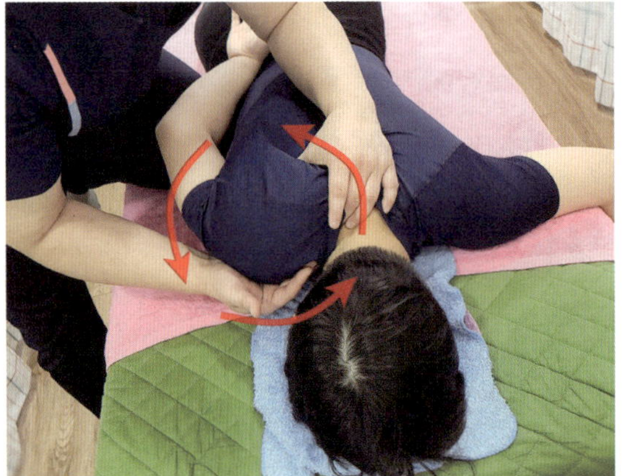

c   d

c. 어깨뼈의 아래쪽 돌림(Downward rotation) 기법

 *환자의 옆에 서서 무릎으로 아래팔 부분을 지지한다. 상태에 따라 팔꿈치의 각도나 무릎의 위치를 변경하여 어깨의 긴장도를 조절할 수 있다. 주동수의 엄지와 중지로 어깨뼈의 아래각 부분을 잡아 올리고 검지 부분으로 감싸며 단단히 접촉한다. 그리고 보조수의 손바닥으로 어깨의 전면을 부드럽게 지지한다.

 *어깨뼈의 아래각을 잡은 주동수는 아래에서 위 방향으로 회전하고 보조수는 반대 방향으로 움직이며 어깨뼈의 아래쪽 돌림 움직임을 수동적으로 만들어 준다. 어깨뼈 주변 근육이 이완되고, 아래쪽 돌림 방향의 움직임이 가벼워질 때까지 반복한다.

 *아래쪽 돌림 끝 범위에서 가벼운 밀치기 기법을 적용하여 관절의 유착을 해소하고 가동 범위가 늘어나도록 유도한다.

 아래쪽 돌림의 각도가 증가함에 따라 환자의 손 위치를 반대편 골반 쪽으로 서서히 이동시키며 무릎으로 고정하면 관절의 끝 범위를 쉽게 느낄 수 있다.

 향상된 어깨뼈의 움직임을 유지하려면 주동수의 팔꿈치로 위각에 압박을 가하고 이완이 느껴질 때까지 유지한다. 과한 압박은 어깨뼈 앞쪽 부분의 통증을 발생시킬 수 있으므로 주의하고 움직임과 휴식을 반복하며 적용한다.

d. 어깨뼈의 위쪽 돌림(Upward rotation) 기법

*c 기법과 같은 자세에서 주동수의 엄지와 검지로 어깨뼈의 위각 부분을 잡아 올리고 검지 부분으로 감싸며 단단히 접촉한다. 그리고 보조수의 손바닥으로 어깨의 전면을 부드럽게 지지한다.

*어깨뼈의 위각을 잡은 주동수는 위에서 아래 방향으로 회전하고 보조수는 반대 방향으로 움직이며 어깨뼈의 위쪽 돌림 움직임을 수동적으로 만들어 준다. 위쪽 돌림 끝 범위에서 가벼운 밀치기 기법을 적용하여 관절의 유착을 해소하고 가동 범위가 늘어나도록 유도한다.

Key point

환자의 날숨과 함께 근육이 이완되는 타이밍에 맞추어 적용하면 효과적이다.

어깨뼈 위쪽 돌림 각도가 증가함에 따라 보조수의 아래팔 부분으로 환자의 위팔 부분을 지지하면서 위쪽 돌림의 끝 범위까지 밀어 올려 준다. 어깨뼈의 위쪽 돌림 증가는 위팔뼈 굽힘과 벌림의 가동 범위 증가를 유도한다.

8. 척추세움근과 등 근육

척추세움근(Elector spinae)은 가시근(Spinalis), 가장긴근(Longisimus), 엉덩갈비근(Iliospinalis)으로 구성되어 골반에서부터 뒷목 부분까지 이어져 있다. 주로 척추의 폄, 돌림, 가쪽 굽힘에 대한 움직임을 담당하는 근육들이다.

가시근보다 심부의 근육은 가로돌기가시근(Transversospinalis m.)들이 있는데 손을 이용한 압박법으로 자극하는 것은 한계가 있어 척추뼈몸통 사이의 관절(Joint of vertebral bodies) 움직임의 끝 범위에서 고속저폭(HVLA)의 밀치기 기법을 이용해 이완시키는 기법을 사용하게 된다.

척추세움근을 제외한 대표적인 등 근육들은 어깨뼈의 기능적 마사지 부분에서 이미 다룬 바 있지만 척추세움근을 자극하는 기법에도 이들 근육은 다시 포함된다. 척추세움근에 기능적 마사지를 적용할 때 가장 고려하고 주의해야 할 점은 척추뼈의 골막을 자극하지 말아야

할 것과 적용 시 힘의 방향이다. 뼈의 골막 부분은 자극에 예민하므로 직접적인 압박은 되도록 피해야 한다. 척추의 가시돌기 부위를 비롯한 두드러진 뼈의 돌출 부위는 부드럽게 자극하거나 뼈와 근육을 분리한다는 느낌으로 접촉을 확실히 하고 뼈에서 멀어지는 방향으로 힘을 가한다.

압박을 가하고 힘을 뺄 때는 척추뼈가 위아래 방향으로 스트레치 되도록 방향을 변화시키며 천천히 압박을 줄여야 한다. 중력의 반대쪽, 척추가 감압 되는 방향으로 수동적 움직임을 유도한다. 부위를 이동할 때는 원을 그리며 피부에서 스치듯이 힘을 느슨하게 하고 새로운 위치를 잡았을 때 다시 피부와 근육을 단단히 압박하면서 기법을 시행하는 것을 반복한다.

척추세움근을 포함한 근육들을 자극할 때 지나친 수직 압박은 환자의 호흡을 방해할 수 있기에 깊은 압박을 가한 직후에는 힘의 방향을 위아래 방향으로 분산하는 것이 필요하다. 특히 척추분리증(Spondylolysis)이나 척추전방전위증(Spondylolisthesis)에는 수직 압박은 금기사항이다.

등 근육들은 머리뼈에서 척추뼈, 어깨뼈, 골반에서 위팔뼈에 걸쳐 부착되어 있으며 다양한 상체의 움직임을 발생시킨다. 그리고 하체와 골반의 움직임을 근막의 연속성을 통해 몸통으로 전달하고 그 힘을 어깨와 팔로 연결하는 중요한 역할을 한다. 이 때문에 척추세움근을 포함한 주변의 등 근육은 역학적인 스트레스에 노출되어 있어 잘 관리되지 않으면 여러 가지 통증과 변형을 유발한다.

전체적인 자세가 굽어지게 되면 척추의 자연스러운 곡선이 C자 형태를 만들게 되고 이를 보상하여 자세를 유지하기 위해 등 근육과 척추세움근에 원심성 구축(Ecentric contraction)이 유발되어 만성적인 피로가 누적된다. 이런 이유로 수동적 기법 적용 후 반드시 호흡을 통한 능동적 움직임을 통해 척추의 중립 자세를 회복 시켜주는 운동처방이 필요하다. 자세 개선과 재활 운동 편에서 다시 언급되겠지만 이를 위해서는 호흡을 중심으로 한 코어 근육과 항중력근의 강화가 중요하다.

이러한 근육의 강화는 능동적 움직임을 통해 고유수용감각이 발달하면서 자연스럽게 이루어진다. 자연스러운 움직임을 통해 인체 스스로 균형을 찾아가는 생리학적 원리이다.

수동 움직임을 통한 기능적 마사지의 적용은 인체가 스스로 움직이지 못하는 부분을 찾아 움직임을 활성화하고 증상을 개선하여, 자연스럽고 효율적으로 움직일 수 있도록 안내하는 역할을 한다.

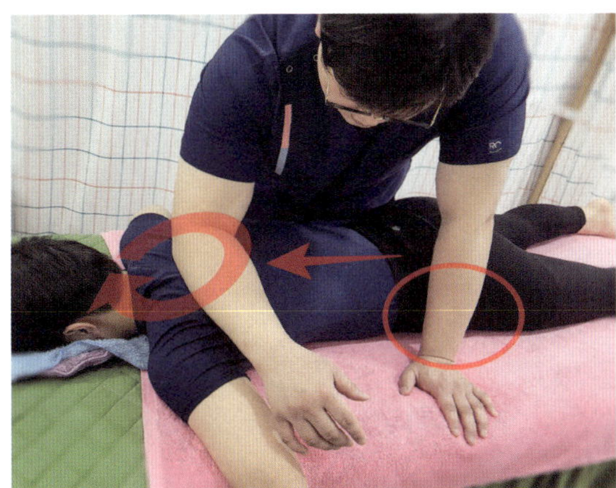
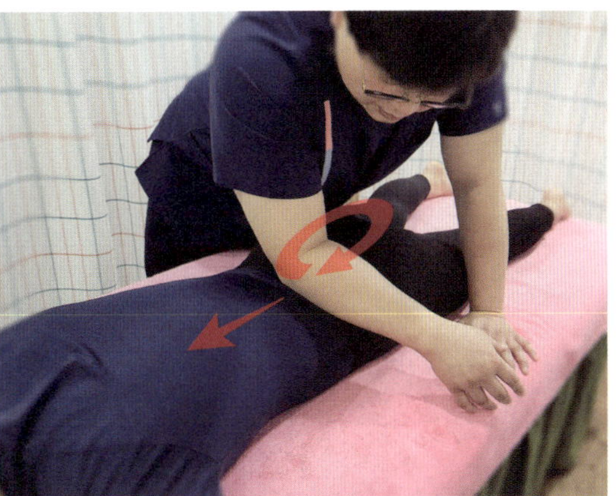

a   b

a. 척추세움근 위에서 아래로의 기능적 마사지

*어깨뼈의 위각 부분에서 시작된다. 치료사의 손을 엎침 상태로 하여 팔꿈치 머리 부분으로 근육을 접촉하고 환자의 머리와 가쪽 방향으로 힘을 집중하여 회전시킨다. 갈비뼈와 척추의 가시돌기, 어깨뼈에 과도한 자극이 가지 않도록 주의한다.

*치료사의 보조수는 환자의 골반을 움직이지 않도록 지지한다. 주동수가 허리 부분에 적용될 때는 보조수를 치료사의 몸쪽으로 가까이 위치시켜, 환자의 골반을 바닥으로부터 떨어뜨리게 되면 허리 부분에 가벼운 움직임을 추가할 수 있다.

Key point

주동수가 회전하면서 척추뼈몸통 사이의 관절(Joint of vertebral bodies)을 스트레치 시킨다는 느낌으로 아래에서 위 방향으로 진행하고 피부에서 팔꿈치가 떨어지지 않도록 주의하면서 서서히 골반 위치까지 이동한다.

허리와 골반 쪽으로 이동할수록 근육이 두꺼워지고 복부 쪽의 내장기에 민감한 자극을 줄 수 있으므로 서서히 부드럽게 강도를 조절하여 압박하는 것이 중요하다. 호흡과 함께 사선으로 압박을 유지하면 허리뼈에서 견인(Distraction)의 효과를 유도할 수 있다.

b. 허리 부분의 기능적 마사지 기법

　*a 기법의 연속으로 허리 부분에서는 척추세움근이 점점 두꺼워지고 갈비뼈가 없는 부위이므로 치료사의 몸을 더욱 앞으로 기울이고 체중을 실어 압박의 강도를 높여야 한다.

　*보조수의 팔꿈치를 굽히거나 환자의 다리 쪽으로 이동시켜 체중을 이용할 수 있는 공간을 만들어 준다.

　팔꿈치에 접촉하는 면적이 좁아지는 부위이므로 미끄러지지 않도록 주의하고 허리뼈를 견인한다는 느낌으로 바닥과 환자의 머리 쪽으로 압박을 천천히 증가시켰다 감소시키도록 한다. 이는 허리뼈의 수동적이고 개별적인 움직임을 유도하며 앞굽이를 개선시킨다.

　아래팔의 엎침과 뒤침, 팔꿈치의 굽힘과 폄, 체중 이동의 변화를 통해 강도를 조절하고 리듬을 만들어 내는 숙달된 기술이 필요하다. 그리고 필요에 따라 골반 앞쪽에 쿠션을 대어 자세의 이완과 낙차를 이용한 치료사의 힘을 증가시키는 응용이 가능하다. 이 기법의 적절한 적용은 허리뼈의 감압을 유도하고 골반 부위까지 압박을 연장하면 볼기근과 궁둥신경까지 자극을 줄 수 있다.

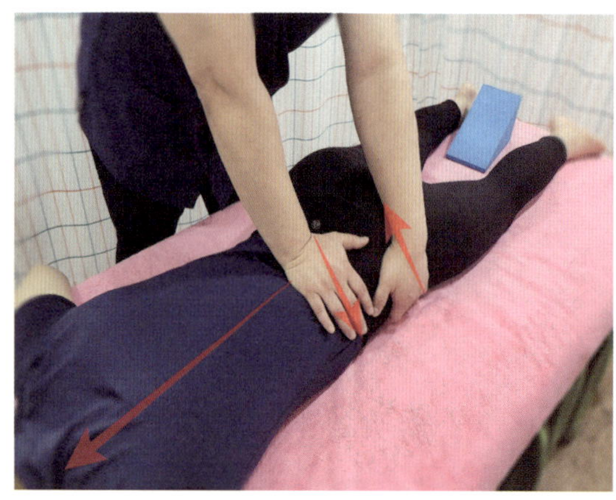

c

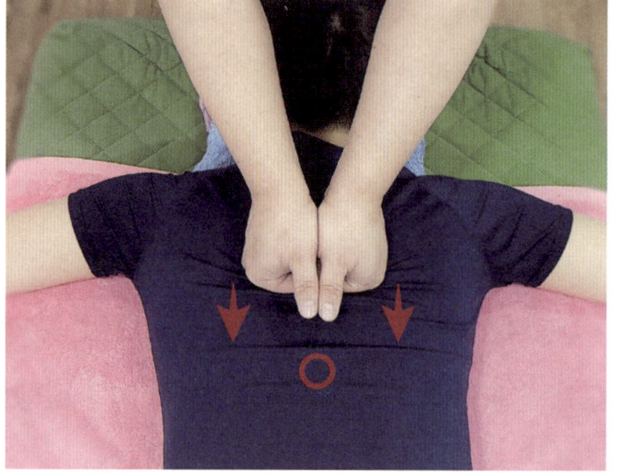

d

c. 척추세움근 아래에서 위로의 기능적 마사지

*b 기법의 적용이 끝난 후 바로 이어질 수 있는 부드러운 수동 움직임이다.

*주동수의 손바닥을 가시돌기 바로 옆에 고정하고 약간 비스듬히 바닥을 향해 압박을 가한다. 보조수는 골반의 위앞엉덩뼈가시(ASIS) 부분을 손가락으로 접촉하고 골반을 치료사 방향으로 당겨 올린다. 이와 동시에 주동수는 반대 방향으로 압박을 가하며 가볍게 스트레치 하는 형태가 된다.

주동수와 보조수를 동시에 교차하며 골반에서 어깨뼈의 위각까지 동작을 이어 간다. 환자의 호흡과 함께 리듬을 형성하면 효과적으로 근육을 이완시키는 움직임을 만들 수 있다. 양손으로 압박하고 원을 그리며 이동하는 기법으로 변경하여 적용할 수 있다. 근육의 이완보다는 척추뼈의 부드러운 움직임에 중점을 둔다.

d. 환자의 머리 쪽에서 서서 등뼈 12번을 기준으로 상부의 척추세움근과 등 근육을 자극하는 기법

*양손을 가볍게 말아 쥐고 손가락의 첫마디뼈의 등쪽 부분을 가시돌기의 양옆에 위치시킨다. 수직 압박으로 시작해서 아래 방향으로 밀어 내리며 손을 회전시킨다.

*등뼈 12번 부분에서 1번까지 순차적으로 동작을 부드럽게 연결한다.

환자의 호흡에 따라 압박을 조절하고 치료사의 체중을 아래-위 방향으로 이동시키며 압박의 강도를 조절한다. 치료사의 손바닥으로 접촉하여 같은 움직임을 적용하면 좀 더 부드러운 느낌을 주면서 기법에 리듬감을 형성할 수 있다.

어깨 쪽에 가까워질수록 근육의 두께가 두꺼워지므로 압박의 강도를 높이고 접촉하는 시간을 더 길게 유지한다. 상부 등세모근은 두꺼운 띠(Taut band)와 단단한 압통점을 가지고 있으므로 팔꿈치로 적용 부위를 바꾸어 더 강한 압박으로 변형할 수 있다.

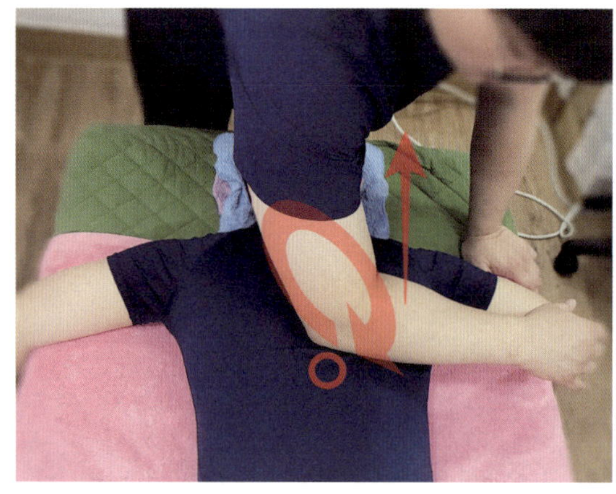
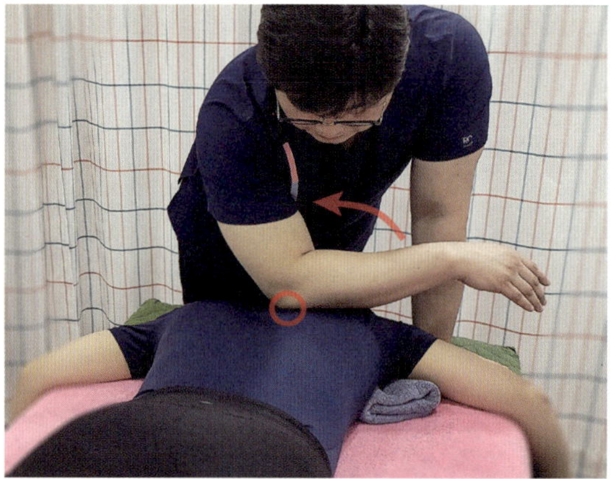

e   f

e. 척추의 상부에 적용되는 기능적 마사지

　*T12를 기준으로 환자의 오른쪽 척추세움근과 등 근육을 함께 자극하는 동작이다. 가시
　돌기의 바로 옆면에 치료사의 오른쪽 팔꿈치를 접촉하고 가시돌기에서 멀어지는 방향으
　로 압박하며 회전한다.

　*등세모근 상부의 T1까지 동작을 부드럽게 연결하고 필요시 압박을 유지하며 이완을 유
　도한다. 보조수는 바닥을 짚어 치료사의 체중을 분산하는 역할을 하고 압박의 강도를 높
　일 때는 약하게 강도를 낮출 때는 강하게 지지한다.

Key point

　가시돌기의 자극을 최대한 피하고 수건을 통해 피부와 마찰력을 극대화하여 근육을 정확
히 팔꿈치로 밀착시키고 자극한다. 해당 부위의 압통점을 탐색하고 압박, 이완하기 유용한
기법이다. 부드러운 자극을 원한다면 손바닥이나 가볍게 쥔 주먹으로 그립을 변경하여 시행
한다.

f. C7, T1 부분의 기능적 마사지

　*등세모근 상부와 어깨올림근의 압통점 부근에 대해 섬세한 자극을 주는 기법이다. 목
　뼈에서 어깨뼈 가쪽으로 근육을 밀어내듯이 압박하고 유지하며 이완을 기다린다.

*압통점을 발견하면 원을 그리며 튕기듯이 자극하고 방사통이 재현된다면 강도를 낮춰 가며 압박과 이완을 반복한다. 팔꿈치를 굽히고 체중을 환자 쪽으로 이동시키면 압박의 강도를 증가시킬 수 있다. 깊은 압박은 빗장뼈와 팔신경얼기를 자극할 수 있고 저림 등의 신경 압박을 일으킬 수 있다.

환자의 호흡과 함께 날숨의 순간에 압박의 강도를 서서히 증가시킨다. 정확한 자극 방향은 환자의 목뼈 후면을 기준으로 가쪽, 위쪽, 앞쪽의 벡터(Vector) 방향이다.

어깨 봉우리 방향으로 조금씩 가쪽으로 이동하면서 상부 등세모근 부위를 골고루 자극한다. 근육이 서서히 이완되고 늘어나는 것을 느끼면서 압박의 강도와 방향을 섬세하게 조절하는 것이 중요하다. 근육이 이완되는 자세로 팔의 위치를 변경하여 압통점을 압박하며 유지하면 스트레인-카운터스트레인 기법으로 적용할 수 있다.

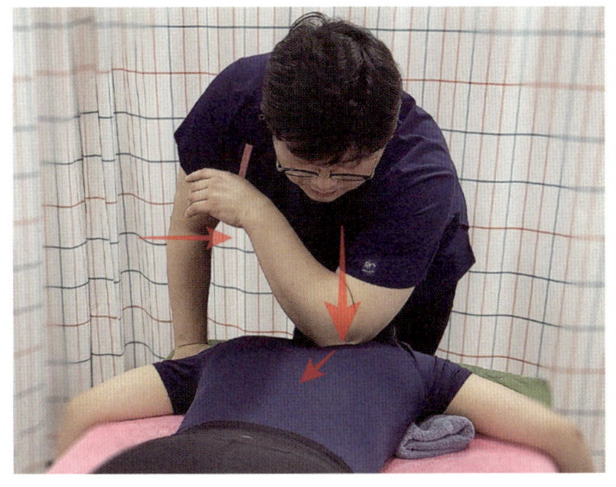

g

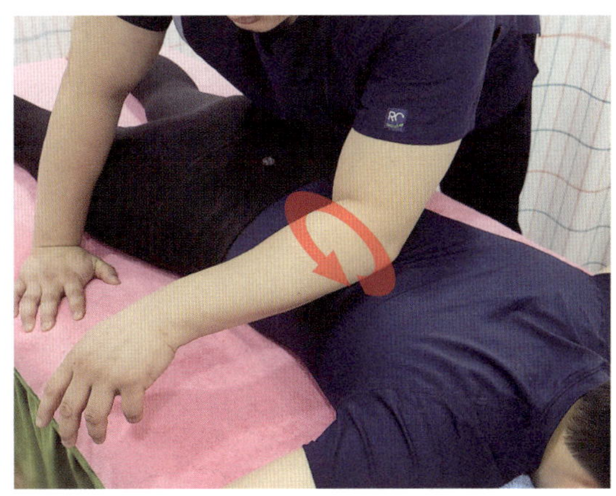

h

g. f 기법과 같은 지점에서 이루어진다. 적용되는 주동수는 반대이다.

*사용되는 팔꿈치를 바꾸어 등세모근 상부를 수직으로 압박하면서 피부의 탄성 끝까지 밀착한다. (Tissue pull)

*수직으로 압박하는 힘을 유지한 채, 압통점을 자극하기 위해 팔꿈치를 굽힘 시키며 환

자의 척추뼈 방향으로 힘을 가한다. 이후 압박의 강도를 증가시켜 근육을 밀어 올리듯이 f 기법의 반대 방향으로 스트레치 하며 이완시킨다.

섬세한 감각과 힘의 조절이 필요한 기법으로 충분한 숙달이 필요하다. 체중을 이용한 충분한 압박으로 압통점을 효율적으로 자극할 수 있다. 치료사의 최종적인 힘의 방향은 아래에서 위 방향이므로 체중을 효과적으로 이용할 수 있어야 한다.

근육을 수직으로 압박해서 압통점을 찾아 들어 올리며 밀어내는 순서를 생각하고 등세모근 상부를 양손 엄지로 자극하는 방법이나 가볍게 말아 쥔 주먹, 손바닥으로 응용해도 같은 효과를 낼 수 있다.

h. T12 부근부터 시작되는 하부 척추의 수동운동 기법

   *등뼈의 하부와 허리뼈, 엉덩뼈를 중심으로 사용된다. 팔꿈치를 약하게 굽히고 손을 엎침 하여 팔꿈치 머리뼈 부분을 T12의 척추세움근 부위에 접촉한다. 접촉한 근육을 아래에서 위 방향으로 회전시키고 척추뼈 바깥, 위쪽으로 압박을 가하며 엉덩뼈 부분으로 움직임을 이어 나간다.

11번, 12번의 갈비뼈는 통증에 민감하므로 주의해서 힘의 방향을 조절해야 한다. 팔의 회전에 따라 몸의 체중을 이동시키는 것이 중요하다. 엉덩뼈 쪽으로 갈수록 근육이 두꺼워지기 때문에 기법의 속도는 줄이고 압박의 강도는 증가시켜야 한다. 최대한 피부와 주동수가 밀착되어야 움직임을 유발할 수 있다. 이 기법은 같은 위치에서 좌우의 부위를 같은 팔로 적용할 수 있고 치료사의 위치를 반대편으로 이동시켜 같은 방식으로 기법을 적용할 수가 있는데 이는 치료사의 양손을 자유롭게 쓸 수 있는 훈련이 된다.

T12 부위는 등뼈와 허리뼈의 교차 지점으로 척추의 만곡이 변화되는 곳이며 등세모근과 넓은등근의 부착 지점이 되므로 역학적인 스트레스가 집중되는 부위이다. 엉덩이를 의자 앞으로 이동시키고 등받이에 기대어 앉는 습관은 등 하부 근육의 비대와 요통을 유발하는 원인이

되기도 하고 굽은 등과 어깨를 만들어 폐활량에도 영향을 미칠 수 있는 좋지 않은 자세이다.

9. 허리와 골반 부위

허리는 5개의 뼈로 구성되어 위로는 등뼈와 연결되고 아래로는 엉치뼈와 연결되어 골반과 관절을 이루는 엉치엉덩관절의 지지를 받고 있다. 허리의 움직임은 골반의 움직임에 직접적으로 영향을 받고 있기에 기능적 마사지 외에도 다양한 도수치료를 허리 부위에 적용할 때 항상 허리와 골반의 해부학적이고 기능적인 연결성에 중점을 두고 중재 계획을 작성해야 한다.

여기서 치료사와 환자가 공유해야 할 핵심적인 사항은 골반이 앞기울임(Anterior tilting) 되면 허리는 앞굽이 곡선을 형성하고, 뒤기울임(Posterior tilting) 되면 허리는 뒤굽이 곡선을 형성하게 되면서 호흡과도 직접적인 연결성을 가진다는 것을 인식해야 한다.

골반의 양쪽 높이가 다르게 되면 척추는 좌우로 휘게 되는 측만(Scoliosis)이라는 보상 작용을 가지게 되고 이는 인체 좌우 불균형의 원인이 될 수 있다는 것 또한 중요하다.

골반뼈는 양쪽의 볼기뼈와 그 사이를 연결하는 엉치뼈와 꼬리뼈로 이루어져 있고 볼기뼈(Hip bone)는 엉덩뼈(Ilium), 궁둥뼈(Ischium), 두덩뼈(Pubis)가 결합되어 있는 구조이다. 골반은 상체와 하체를 연결하는 중요한 부분이며 골반이 허리에 영향을 주는 만큼 골반 또한 하체의 근육과 움직임에 큰 영향을 받고 있다.

특히 골반과 무릎을 연결하는 대표적인 다관절 근육인 뒤넙다리근(Hamstring mm.)과 넙다리곧은근(Rectus femoris m.) 중 뒤넙다리근의 역할과 이에 대한 관리가 기능적 마사지에서 중요하게 다루어진다. 뒤넙다리근은 오랜 좌식 생활로 단축되어 골반을 뒤기울임 되게 하고 무릎을 굽힘 시켜 허리와 무릎의 변형을 동시에 가져온다. 이러한 생체역학적 연결성은 제7장 '기능적 마사지의 자세 개선 중재' 편에서 좀 더 자세히 다루어 볼 예정이다.

허리에 있는 주요 근육은 허리의 척추세움근을 포함하여 허리네모근(Quadratus liumborum)과 엉덩허리근(Iliopsoas)이다. 좌우 한 쌍의 이 근육들은 허리의 옆면과 앞쪽에서 골반과 허리, 갈비뼈, 횡격막의 근막을 연결하는 기둥 역할을 하며 통증과 움직임에 아주 중요하다. 골반 부위에 있는 주요 근육들은 골반과 넓적다리 부위를 연결할 뿐만 아니라 넓은등근을 통해 어깨와 관련되고 복부의 근육들을 통해 가슴우리와 연결되어 우리 몸의 전체적인 기능에 영향을 주게 된다.

따라서 대부분의 도수치료에서 골반을 중요하게 다루고 있다. 기능적 마사지에서도 허리 통증이나 다리의 방사통, 무릎 질환, 어깨의 기능 개선에서 골반 부위를 중재하게 된다.

엎드린 자세의 골반 부위에서 직접적으로 다루게 될 주요 근육들은 큰볼기근(Gluteus max.), 중간볼기근(Gluteus med.), 궁둥구멍근(Piriformis), 위, 아래쌍동이근(Gemellus), 속폐구멍근(Obturator internus), 넙다리네모근(Quadratus femoris) 등의 궁둥신경(Sciatic n.) 주행 경로에 위치 해있는 근육들이며 엎드린 자세의 특성상 엉덩관절 가쪽 돌림의 수동적 움직임을 유도하는 것에 중점을 둔다.

10. 허리뼈의 기능적 마사지

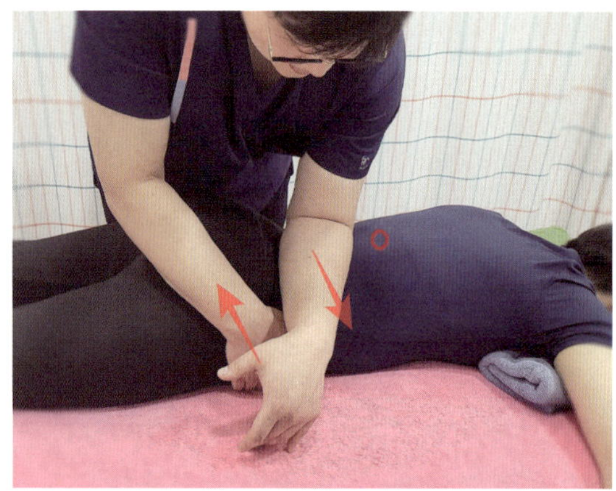

a

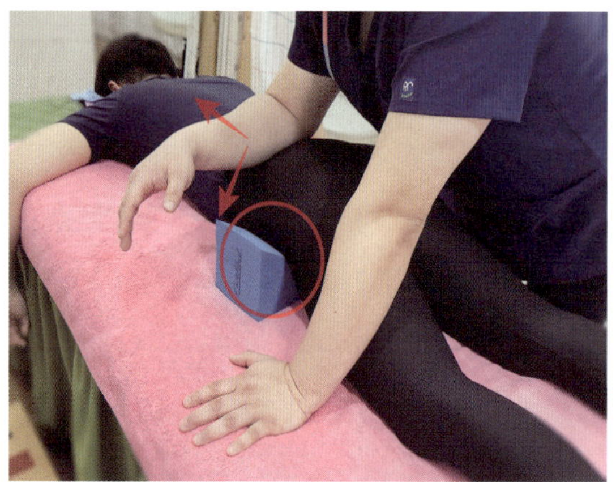

b

a. 허리뼈에 수동 움직임을 적용하는 기능적 마사지

　*주동수는 T12 갈비뼈와의 접촉을 피하며 L1의 고리판 부분에 팔꿈치의 머리 부분을 접촉한다. 부드러운 접촉을 위해 손은 엎침(Pronation) 된다. 팔꿈치를 대신해 손바닥으로 접촉 부위를 바꾸면 더 부드러운 자극으로 변화시킬 수 있다.

　*보조수는 위앞엉덩뼈가시(ASIS) 부분을 손바닥으로 접촉한다. 보조수는 치료사 방향으로 당기는 동시에 주동수는 수직으로 압박을 시작하여 아래, 위, 바깥쪽으로 힘의 방

향을 조절하며 압박과 움직임의 강도를 증가시킨다.

*L5와 엉덩뼈능선의 경계까지 섬세하게 구획을 나누어 자극한다.

근육의 저항이 강하다면 압박의 강도를 약간 줄이고 접촉을 유지한 채 환자의 호흡에 맞추어 근육의 이완을 기다린다. 이런 경우에는 수동 움직임을 적극적으로 유도하지 않고 이완 반응이 일어날 때까지 호흡의 움직임과 맞추어 압박을 유지하는 것에 중점을 둔다.

기능적 마사지의 원칙에 맞게 어느 정도 자극하고 좌우를 번갈아 휴식기를 가지고 2~3회로 나누어서 기법을 적용하는 것이 효율적이다.

b. a의 기법을 응용하여 허리뼈에 스트레치를 추가하는 기능적 마사지

*보조수의 역할을 쿠션으로 대체하여 골반의 위치를 높여 준다. 보조수로 다리를 고정하고 체중을 지지한다. 주동수의 팔꿈치를 위뒤엉덩뼈가시(PSIS)와 L5 사이에 위치시키고 허리의 굴곡에 맞게 접촉한다.

*힘의 방향을 가쪽, 아래 방향으로 가하고 근육을 밀착시킨 뒤 위 방향으로의 힘을 증가시켜 허리뼈에 추가적인 스트레치를 가한다. 약간 위 사선 방향의 압박이 가해진다. 힘의 조절은 치료사의 어깨와 체중의 이동을 통해 이루어지도록 해야 안정적이다.

통증이나 저림 증상을 호소한다면 아래쪽으로 가하는 힘의 방향을 감소시키고 위쪽의 힘을 증가시켜 신경이 압박될 수 있는 위험을 줄여야 한다. 견인(Distraction)의 원리를 적용하여 관절 사이의 공간을 넓혀 주고 근육이 이완되는 이미지를 상상한다. 적극적인 움직임보다는 이완을 기다리며 압박을 유지한다. 골반의 위치를 수동적으로 이동시켜 허리뼈에 좌우 굽힘을 추가하여 기법을 응용할 수 있다.

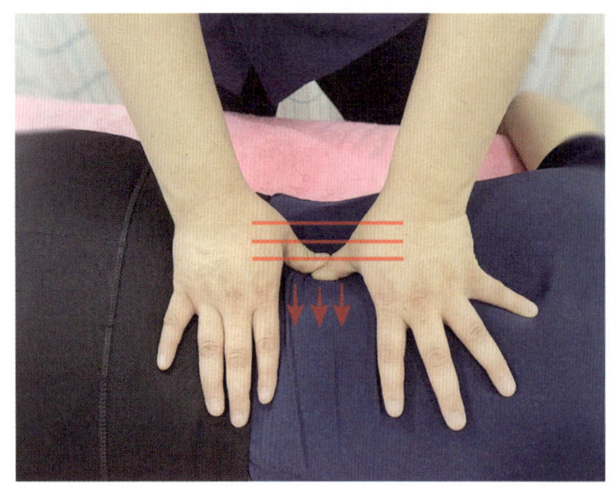 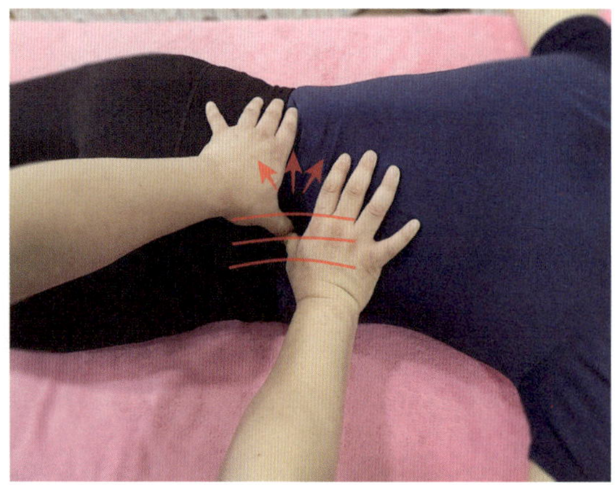

c   d

c. 허리뼈의 후면에 적용되는 기능적 마사지

 *양손의 엄지손가락을 겹쳐 섬세하게 허리뼈 주변의 근육들을 압박하고 미세한 움직임을 발생시켜 척추뼈몸통 사이 관절의 수동적 움직임을 유도하게 된다.

 *엄지 부분을 허리뼈 가시돌기의 옆면에 밀착시킨다. 아래와 앞 방향으로 힘을 가하면서 통증이 발생하지 않도록 가시돌기의 움직임을 만들어 준다. 여기서는 주로 척추세움근을 자극하고 있는데 지나친 수직 압박은 피하고 주로 근섬유 방향의 수직 방향이나 원을 그리면서 근육의 긴장도를 파악한다. L1~L5까지 섬세하게 움직임을 이어 나간다.

Key point

 허리뼈에서 손으로 접근할 수 있는 가장 중요한 근육은 척추세움근과 허리네모근이다.

 척추세움근의 접촉 포인트는 반원 모양의 단면을 고려하여 세 부분 정도로 나누어 자극한다. 무리하게 엄지손가락으로 근육을 압박하면 치료사의 손가락이 손상될 수 있으므로 허리뼈에 수동적인 움직임을 발생시킨다는 느낌으로 기법을 가볍게 적용해야 한다.

 엄지를 손바닥으로 바꾸거나 가볍게 쥔 주먹, 아래팔 부위로도 접촉면을 변경하여 같은 기법이라도 다른 느낌의 리듬을 만들어 낼 수 있다.

d. 허리뼈의 옆면에 적용되는 기능적 마사지

*허리뼈의 가로돌기를 중심으로 부착된 허리네모근의 이완을 목적으로 적용한다. 복부 근육의 옆면과 피하 지방층을 최대한 밀어내고 피부를 밀착시켜야 심부에 있는 허리네모근과 가로돌기에 접촉할 수 있다. 척추세움근의 가쪽 능선 바로 아래, 가로돌기의 끝부분, 가로돌기의 앞부분, 세 부분으로 나누어 접근한다.

*허리네모근은 엉덩뼈 능선에서부터 허리뼈의 가로돌기, T12 갈비뼈까지 연결되어 있으므로 약간의 유선형으로 접근한다. 근육이 두꺼우므로 엄지를 겹치고 나머지 네 손가락으로 안정적으로 지지하며 서서히 압박의 강도를 조절한다.

가로돌기나 갈비뼈의 끝부분은 통증에 민감하므로 압박의 강도를 계속 조절하는 것이 필요하다. 허리네모근을 접촉한 뒤 압박을 유지하고 일정 시간 기다리거나 부드러운 리듬을 주며 허리뼈의 측면에 수동적인 움직임을 만들어 줄 수 있다.

근육의 긴장도가 높다면 골반의 좌우 위치를 이동시키거나 높낮이에 변화를 주어 근육을 이완시키는 자세를 유도한 뒤 기법을 재시도 한다. 단순히 근육을 주무르고 압박하는 것이 아니라 자세의 변화와 피부, 근육, 관절 내부 감각기의 특성을 이용하여 근육과 관절의 이완을 통해 자연스러운 수동 움직임을 유도하는 방법으로 응용해 본다. 호흡의 리듬에 맞추어 부드럽게 접촉을 유지하는 것이 중요하다.

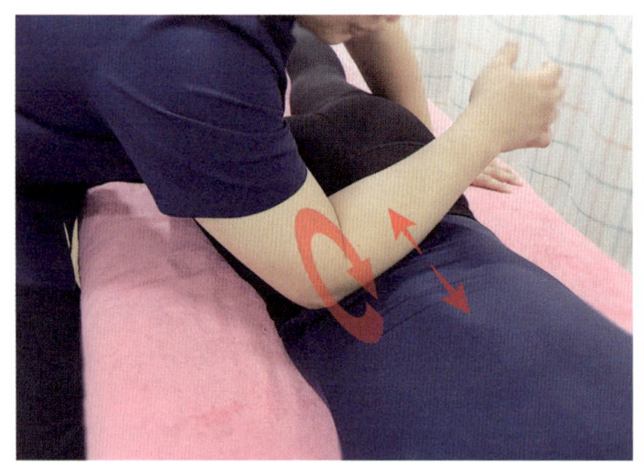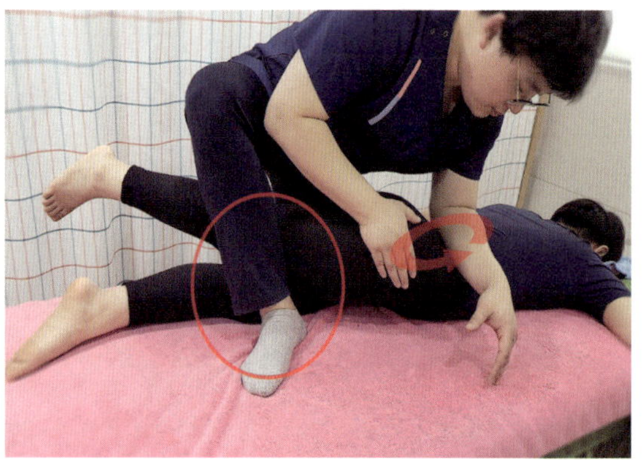

e   f

e. 허리뼈 옆면에 적용되는 스트레치를 추가한 기능적 마사지

*보조수로 체중을 지지하고 주동수의 손을 뒤침(Supination) 하여 피부를 접촉한 후 회전하면서 엎침(Pronation)으로 전환하고 머리 쪽 방향으로 체중을 이동시킨다. 접촉이 견고해지면 서서히 압박의 강도를 증가시켜 허리뼈의 옆면을 스트레치 한다.

*환자의 체형에 따라 아래팔의 위아래 위치를 바꾸어 허리의 곡선에 맞게 밀착하는 것이 편안한 압박의 전제 조건이다. 이 스트레치는 허리뼈의 견인 방법으로 이용되며 수동 움직임을 유도하는 데 적용된다.

환자의 호흡에 맞추어 적용하며 허리 부위에 가하는 스트레치의 방향이 중요하다. 자세를 변형시켜 환자의 다리를 교차시키거나 허리뼈에 좌우 굴곡을 주어 응용할 수 있다.

치료사는 위치를 바꾸지 않고 좌우의 허리네모근을 모두 압박하고 이완시킬 수 있도록 숙련되어야 한다. 엉치뼈와 L1~L5 허리뼈의 가시돌기를 손바닥으로 교차하여 접촉하고 수동 움직임을 유도할 수 있도록 피부를 밀착시켜 위아래로 늘려 줄 수 있다.

f. 허리뼈에 폄과 돌림, 가쪽 굽힘을 주어 스트레치 하는 기능적 마사지

*치료사는 e 기법의 반대편으로 이동한다. 적용하고자 하는 쪽의 다리를 폄, 모음 시키고 한쪽 다리로 환자의 넓적다리 부분을 고정한다. 보조수로 엉덩뼈를 가볍게 고정하고

주동수의 팔꿈치로 허리뼈의 옆면을 압박하고 바깥쪽으로 회전하면서 머리 쪽 방향으로 힘을 가해 스트레치 한다.

*자세가 불편하다면 환자의 뒤에 위치하여 치료사의 다리로 환자의 다리를 지지하는 자세로 응용시키면 더욱 효율적으로 수동 움직임을 유발할 수 있다.

앞서 소개된 기능적 마사지의 기법들을 계속 지렛대의 원리에 맞게 응용시킨 기법이다. 근육을 압박한다는 느낌보다는 허리뼈의 움직임을 유도하는 것에 중점을 두고 시행한다.

치료사의 자세를 변화시켜 주동수로 무릎 위를 잡고 다리를 폄 시키면서 보조수로 골반을 고정하면 허리의 앞굽이 곡선을 증가시키면서 엉덩허리근 등을 스트레치 하는 기법으로 변화된다. 이처럼 인체의 구조와 움직임, 물리적인 원칙, 그리고 상황에 맞게 창의적으로 기법을 변형시켜야 한다. 이 외에도 팔꿈치 대신 손바닥을 접촉하거나 치료사가 치료 베드 위에 올라가는 등의 적극적인 자세 변화를 통해 기법을 다양화하고 창의적으로 만들어 내는 것이 중요하다. 또한 목적으로 하는 효과와 이론 등을 접목해 새로운 도수치료의 기법으로 응용될 수 있도록 해야 한다.

예를 들어 이 기법은 허리 앞굽이를 회복하는 방향의 수동 움직임을 가지므로 척추의 불안정성으로 인한 통증으로 판단될 때 허리의 안정성을 극적으로 회복시키는 데 적용될 수 있다. 강조하고 싶은 것은 이런 증상에 저런 기법이 효과가 있다고 입증된다면 이론은 나중에 추론할 수도 있다. 하지만 이것이 모든 증상에 해당하는 것이 아닐 수 있음을 경계해야 한다.

11. 골반의 기능적 마사지

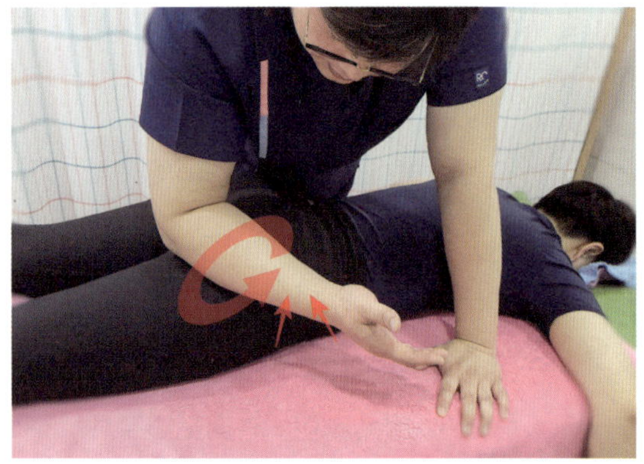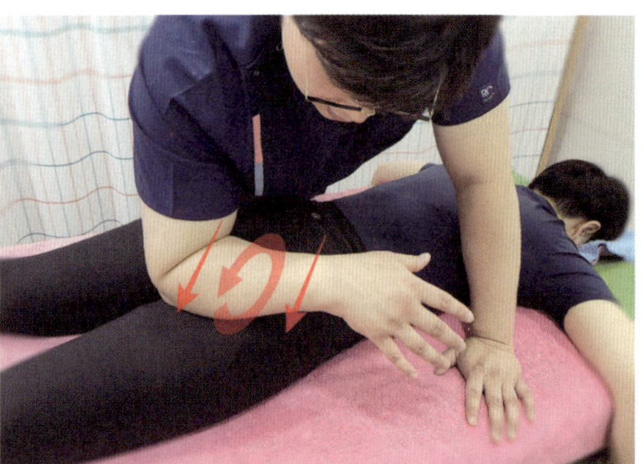

a   b

a. 엉덩관절을 전체적으로 이완시키기 위한 기능적 마사지

　*보조수로 체중을 지지하고 주동수의 손을 뒤침(Supination) 하여 팔꿈치로 엉덩이 주름(Gluteal fold) 부분을 접촉한다. 팔꿈치로 엉덩이 부분 근육을 치료사의 몸쪽으로 끌어 올린다.

　*엉덩관절의 면적이 넓기에 엉치뼈에 가까운 쪽과 넙다리뼈에 가까운 부분으로 나누어 적용한다.

> **Key point**

팔을 끌어당김과 동시에 체중의 사용을 위해 상체를 뒤쪽으로 이동시켜야 한다.

　a와 b의 동작은 연속되는 동작으로 매끄러운 기법 연결을 위해 상체의 위치 이동과 주동수의 미세한 힘의 조절이 중요하다. 여러 종류의 엉덩이 근육을 한 번에 압박하고 이완하기에 가장 효율적인 기법이다.

b. a 기법에서 끌어 올린 엉덩이 근육을 압박한 상태에서 손을 엎침(Pronation) 하면서 아래 방향으로 근육을 밀어 내린다.

　*끌어 올린 근육을 아래로 압박을 가하기 전에 미세하게 주동수의 압박을 줄여 근육이

아래로 떨어지는 타이밍에 아래쪽으로 힘을 가한다.

치료사가 팔꿈치의 감각을 습득하고 체중을 이용하는 방법을 습득할 수 있는 필수적인 기법이다. 어깨의 힘으로만 근육을 압박하지 않고 몸 전체를 이용하는 것이 중요하다.

두꺼운 엉덩이 근육을 아래팔을 회전하면서 끌어 올리고, 내리며 압박하는 기법으로 환자에게 편안한 압박감을 제공한다. 부드러운 압박을 위해 양손의 손바닥으로 기법에 변화를 줄 수 있고, 순응의 방지를 위해 회전의 방향을 반대로 바꾸는 응용도 필요하다.

반대 방향의 회전으로는 엉덩관절에 더 깊은 압박이 가능하다.

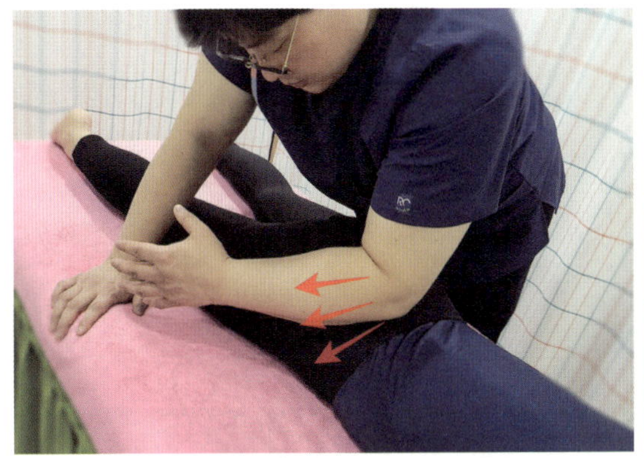

c

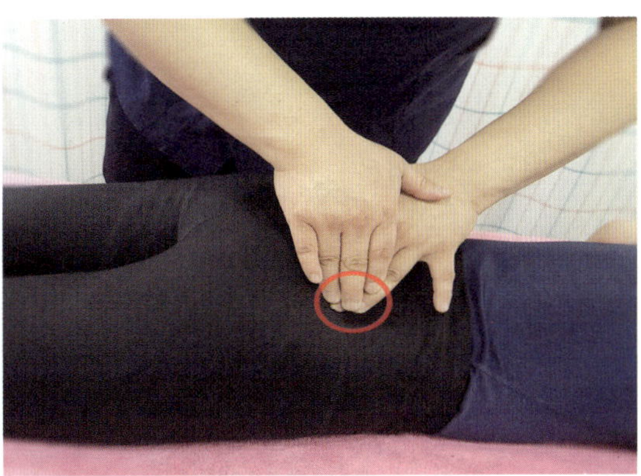

d

c. 엉치엉덩관절의 움직임을 위한 기능적 마사지

　*보조수로 체중을 지지하고 주동수의 팔꿈치 머리 부분으로 엉치엉덩관절에 부착되는 근육들을 기준으로 압박한다. 엉치엉덩관절과 근육을 분리한다는 느낌으로 엉치뼈의 관절면을 자극하지 않고 근육만을 접촉하여 방사선의 형태로 근육을 밀어내며 압박한다.

　*압박과 이완의 과정에서 수동적 움직임을 유도한다.

주동수에 회전을 추가하거나 손의 엎침과 뒤침, 팔꿈치의 굽힘과 폄을 활용하여 리듬을 주고 섬세하게 압박과 이완을 연결하는 것이 중요하다. 꼬리뼈에서부터 엉덩뼈 능선을 따라 이동한다. 근육이 많이 지나는 부위이지만 지나치게 강한 압박을 가하면 궁둥신경이 불필요하게 자극되어 통증을 유발할 수 있다.

강한 압박 후에는 손을 엎침 하여 아래팔 부분으로 회전하여 부드럽게 이완시켜 준다.

d. 엉치엉덩관절 중간 부분과 넙다리뼈 큰 돌기(Greater trochanter) 사이를 촉진하여 궁둥구멍근(Piriformis)을 탐색하는 모습

*궁둥구멍근 아래에는 궁둥신경(Sciatic n.)이 지나가게 되므로 골반에 대한 기능적 마사지는 이 부분을 중심으로 이루어지게 되고 엉덩관절 움직임이 일어나는 곳이므로 임상적으로 아주 중요하다.

큰볼기근보다 깊은 곳에 있으므로 근육을 충분히 이완한 뒤 촉진하는 것이 유리하다.

엉덩관절의 위치 이동에 따라 엉덩이 근육의 긴장도가 변화하므로 상황에 따라 자세를 변경하여 궁둥신경을 이완할 수 있다.

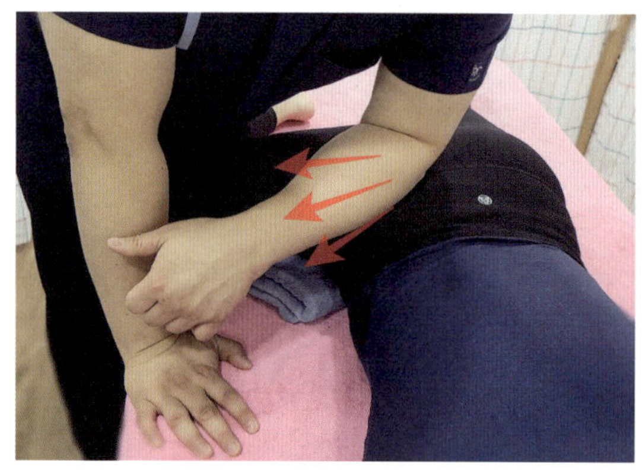

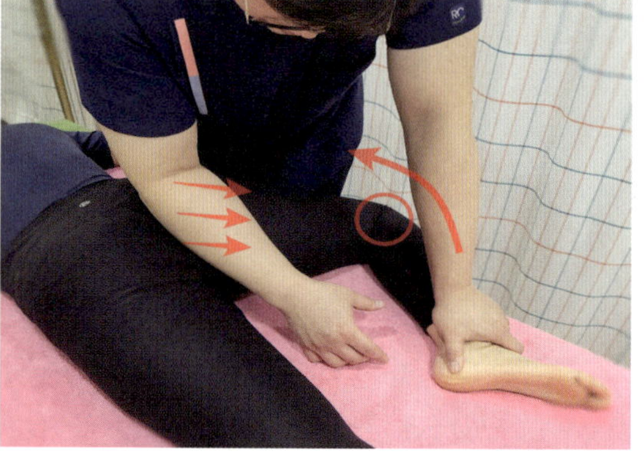

e

f

e. 엉덩관절의 움직임을 위한 기능적 마사지

*환자의 엉덩관절을 굽힘, 벌림, 가쪽 돌림 시킨다. 보조수로 체중을 지지하고 주동수의

팔꿈치로 엉치엉덩관절을 접촉한다.

*넙다리뼈의 머리와 큰 돌기를 향해 압박한다. 하지만 뼈를 직접적으로 자극하지는 않는다. 엉덩뼈능선을 따라 팔을 회전하며 꼬리뼈 부분까지 압박과 이완을 이어 나간다.

*엉치엉덩관절에서 넙다리뼈의 머리까지 2~3부분으로 나누어 섬세하게 자극한다.

환자가 엉덩관절의 가동 범위 제한으로 불편감을 호소한다면 골반 앞부분에 쿠션을 적용한다. 허리의 급성통증이나 다리의 방사통을 호소한다면 엉덩관절을 먼저 이완시켜 통증의 경감을 확인한다.

그 후 다리의 각도를 증상에 맞게 변화시켜 자세를 최대한 편안히 만든 후 압박을 적용한다. 섬세하고 집중적인 압박이 필요하다면 엄지를 겹쳐 적용할 수 있다.

f. e 기법에서 치료사의 위치를 바꾸어 보조수로 환자의 발목을 잡고 주동수의 팔꿈치로 엉치엉덩관절을 접촉한다.

*꼬리뼈와 궁둥뼈결절, 넙다리뼈의 큰 돌기, 넓적다리의 후면까지 광범위하게 접근할 수 있는 자세이다. 엉치엉덩관절에서 멀어지는 방향으로 압박을 가하고 위치를 옮길 때는 회전하며 기법이 부드럽게 이어지도록 이동한다.

환자의 발목을 잡은 보조수로 넙다리뼈와 무릎의 위치를 조절하며 골반의 근육이나 엉덩관절이 가장 이완되는 위치로 조절한다. 엉덩관절의 굽힘 각도가 커질수록 궁둥뼈결절 부위의 근육들을 촉진이 쉽게 만들어 효율적으로 압박할 수 있다.

같은 자세로 넙다리뼈 가쪽의 엉덩정강근막띠(Iliotibial band)와 뒤넙다리근(Hamstring)에도 적용한다. 이 자세에서 섬세하게 접근할 수 있는 근육들은 볼기근들과 위쌍동이근, 궁둥구멍근, 아래쌍동이근, 속폐쇄근, 넙다리네모근, 뒤넙다리근의 일부 등이다. 이 근육들은 엉덩관절의 안정성과 움직임, 통증에 관련된 근육들로 임상적으로 중요한 부위이다.

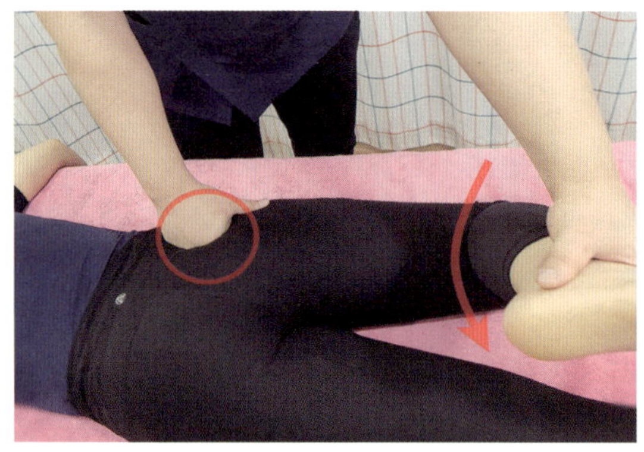
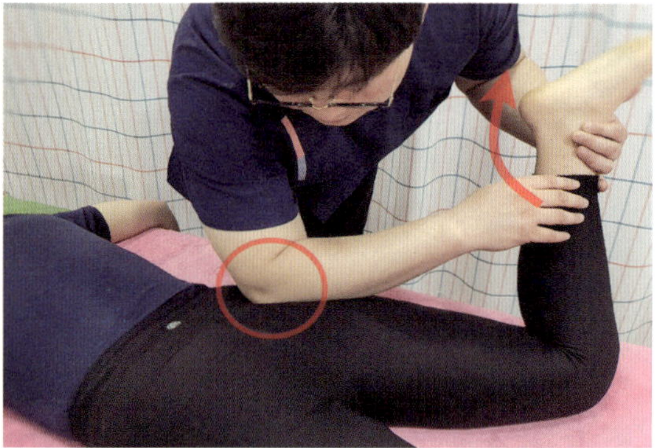

g   h

g. 엉덩관절의 이완과 움직임을 위한 기능적 마사지 1

　*넙다리뼈 큰 돌기의 위쪽, 궁둥구멍근 부위에 주동수를 가볍게 쥔 주먹으로 접촉한다.

　*보조수로 무릎을 굽힘 시키고 발목을 잡는다. 발목을 환자의 안쪽으로 밀어 넙다리뼈
를 가쪽 돌림 시킨다. 주동수로 넙다리뼈의 움직임에 맞추어 골반을 압박한다. 연결되는
동작으로 압박을 유지하며 보조수로 원을 그리듯이 넙다리뼈의 움직임을 만들어 준다.

　엉덩관절에 수동적인 움직임을 만들어 골반 주변의 근육을 이완시키고 관절의 유착을 해
소하는 기법이다. 움직임이 제한된 방향 또는 반대 방향으로 압박을 유지하며 관절의 이완
을 유도할 수 있다. 가벼운 저항운동과 함께 적용하면 효과적인 이완이 가능하다.

h. 엉덩관절의 이완과 움직임을 위한 기능적 마사지 2

　*주동수의 팔꿈치 머리로 궁둥구멍근을 압박하고 보조수로 무릎을 굽힘 시키고 발목을
잡는다.

　*기법을 적용할 때 뼈를 자극하지 않도록 주동수의 힘을 조절하는 것이 중요하다. 보조
수는 주동수와 리듬을 맞추어 치료사의 몸쪽으로 발목을 서서히 당겨 준다. 엉덩관절이
안쪽돌림 되면서 볼기의 근육들이 늘어나고 넙다리뼈 머리는 골반 안쪽으로 밀려들어
가게 된다. 주동수의 위치를 바꾸고 보조수를 통해 엉덩관절 벌림과 돌림의 각도를 조금

씩 변화시켜 다양한 방향으로 관절의 움직임을 유도한다.

발목을 당겨 넙다리뼈의 안쪽돌림을 증가시킬수록 엉덩관절 앞쪽 내부의 저항이 커지게 된다. 관절 끝 느낌을 잘 파악하면서 통증이 발생하지 않도록 압박을 가하는 것이 중요하다. g와 h의 기법은 연속된 동작으로 엉덩관절의 폄, 바깥돌림, 안쪽돌림, 벌림의 수동적인 움직임을 활성화하고 골반 주변의 이완을 유도하는 기본적인 기법이다. 환자의 무릎에 쿠션을 적용하면 엉덩관절의 폄을 더욱 강조할 수 있다.

12. 넓적다리와 종아리 부위

넓적다리(Thigh) 부위는 위로는 볼기뼈와 엉덩관절을 이루고 아래로는 정강뼈와 무릎관절을 형성하고 있다. 넙다리뼈(Femur)는 우리 몸에서 가장 긴뼈로서 많은 근육이 부착되어 있고 강력한 힘과 움직임을 발생시키는 부위이다.

엎드린 자세의 기능적 마사지는 엉덩관절의 폄과 무릎관절의 굽힘을 담당하는 뒤넙다리근육(Hamstring)과 체중의 지지에 중요한 역할을 하는 엉덩정강근막띠(Iliotibial band), 넓적다리 안쪽의 모음근(Adductor)들을 접촉할 수 있다. 특히 뒤넙다리근육과 종아리 근육을 중점적으로 다루게 되는데 무릎의 굽힘과 발목 관절의 움직임을 가장 쉽게 만들어 낼 수 있는 자세이기 때문이다.

다리의 근육들은 부피가 크고 강한 근막에 둘러싸여 있기에 능동 움직임을 이용한 기법들을 사용하는 것이 효율적이다. 기법을 시행하는 과정에서 환자의 능동적이거나 수동적인 움직임을 사용하면 감각기관들을 이용한 근육과 관절의 움직임을 재교육시키는 효과와 함께 다양한 방향의 근육과 근막들을 자극할 수 있는 장점이 있다.

종아리 부위는 정강뼈(Tibia)와 종아리뼈(Fibula)로 이루어져 있는데 정강뼈는 넙다리뼈와 무릎관절을 이루고 아래쪽의 안쪽과 가쪽복사 부분과 목말뼈(Talus)는 발목 관절을 형성하고 있다.

종아리의 주요 근육들은 발목을 발바닥굽힘 시키는 장딴지근(Gastrocnemius), 넙치근

(Soleus), 발등굽힘 시키는 앞정강근(Tibialis anterior), 발바닥굽힘과 가쪽번짐 시키는 긴 종아리근과 짧은종아리근(Peronius longus & brevis) 등이 있다. 발가락을 움직이고 발바닥의 아치(Arch) 형성에 관여하는 외재근(Extrinsic mm.)들은 더 깊은 곳에 있기에 접촉하기 쉽지 않다.

엎드린 자세의 특성상 발목 관절이 과도하게 발바닥굽힘 되는 경향이 있기에 발목의 위치를 약간 높여 주거나 허공에 띄워 근육을 이완시킨 상태에서 효율적으로 기법을 적용할 수 있다. 엎드린 자세 자체가 종아리의 근육이 완전히 이완된 자세가 아니기에 발 쪽의 외재근은 다른 자세에서 접근한다.

하체의 근육들은 체중을 지지하고 이동하는 기능을 수행하고 골반과 허리의 문제들은 다리 쪽으로 증상을 나타내는 경우가 많다. 이런 이유로 피로감과 저림, 근육 떨림, 경직, 이상 감각 등이 자주 생길 수 있고 체액의 순환이 원활하지 않을 수 있다. 기능적 마사지를 다리 부위에 적용할 때는 이런 점을 고려하여 최대한 근육의 이완과 혈액순환을 개선하는 것에 중점을 둔다.

발과 발목 무릎, 엉덩관절, 골반 그리고 척추에 이르는 생체역학적 연결성은 체형 불균형과 직간접적으로 연결되므로 수동적인 움직임을 개선시킨 후에 반드시 능동적인 움직임의 재교육과 함께 재활이 이루어져야 한다.

근막 연결성의 이론으로 인해 종아리 근육을 이완시킴으로써 허리나 목 등의 증상을 개선하는 기법의 효과를 설명하는 것을 볼 수 있다. 증상이 있는 부위에서 멀리 떨어져 있는 부위를 원인 부위라고 지적하면서 한 가지 중재법을 확신하는 모습이다.

이를 경계해야 하는 이유는 다른 이론으로도 이를 설명할 수 있고 종아리가 아니라 팔의 근육을 자극해도 목의 증상을 개선시킬 수 있는 신경 반사에 근거를 둔 이론도 존재하기 때문이다. 같은 증상에 다른 중재법이 모두 효과가 있을 수 있다는 것을 알아야 한다.

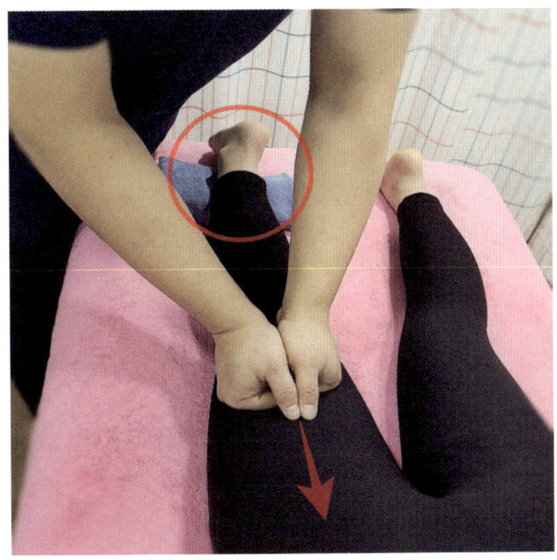

a

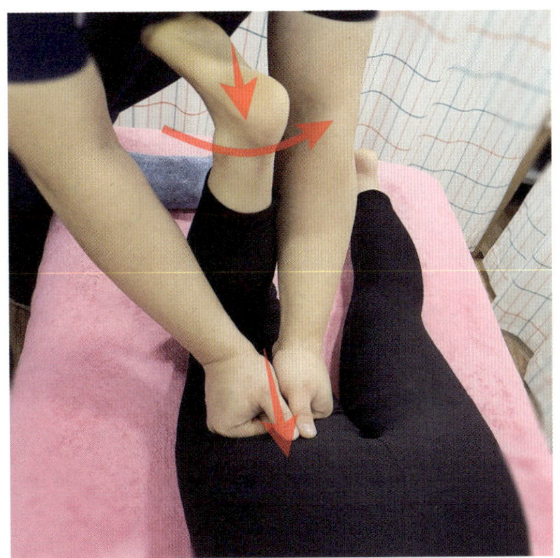

b

a. 뒤넙다리근을 위한 기능적 마사지(습식법)

*뒤넙다리근의 이완을 위해 발목 밑에 쿠션을 적용하거나 치료사의 다리로 종아리는 받쳐 무릎을 살짝 굽힌 자세를 만든다. 주동수인 양손을 가볍게 쥔 주먹으로 만들어 넓적다리 뒤쪽에 붙인다.

*양손에 체중을 실으며 궁둥뼈결절을 향해 느린 속도로 압박하며 이동한다. 아래에서 위, 위에서 아래 방향으로 적용될 수 있다. 속도를 천천히 유지하고 체중을 이용할수록 압박의 강도를 높일 수 있고 긴장이 높은 부위를 만나면 이완될 때까지 기다릴 수 있다.

*넓고 두꺼운 부위이므로 윤활제를 이용하면 피부와의 마찰을 줄이며 체중을 이용할 수 있다.

Key point

뒤넙다리근육은 두껍고 강한 부위로 치료사의 손이나 손목에 부담을 줄 수 있다. 이때 팔꿈치를 이용하여 기법을 변화시킬 수 있다. 직선의 압박과 함께 회전을 추가할 수 있다.

발목 위에 쿠션을 적용하면 환자의 능동적인 참여로 무릎의 폄을 만들어 낼 수 있다.

능동적인 무릎의 폄은 상호억제로 인해 대항근인 뒤넙다리근의 이완을 유도하므로 주동수를 이동하면서 환자에게 무릎의 폄을 지시하면 효과적이다.

b. 무릎의 움직임을 이용한 기능적 마사지

*a 기법과 같은 동작으로 주동수가 궁둥뼈결절을 향해 움직임에 따라 환자에게 천천히 무릎의 굽힘과 폄을 지시한다.

*경직이 느껴진다면 근육에 가하는 압박의 강도를 줄이면서 움직임을 멈추고 이완을 기다린다. 무릎의 움직임에 가벼운 발목의 벌림과 모음 동작을 추가해 넙다리뼈의 돌림을 유발하여 뒤넙다리근의 안쪽과 가쪽 부분의 추가적인 움직임을 유도할 수 있다.

같은 기법에서 능동적인 움직임이 어렵다면 보조수로 환자의 발목을 잡고 수동적으로 움직이면서 시행한다. 목적과 상황에 따라 환자와 치료사의 자세는 언제든지 변경할 수 있다. 이 과정에서 가장 근육이 느슨해지는 위치가 있다면 그 각도에서 무릎의 위치를 유지하고 호흡과 함께 압박을 지속하며 이완을 기다린다.

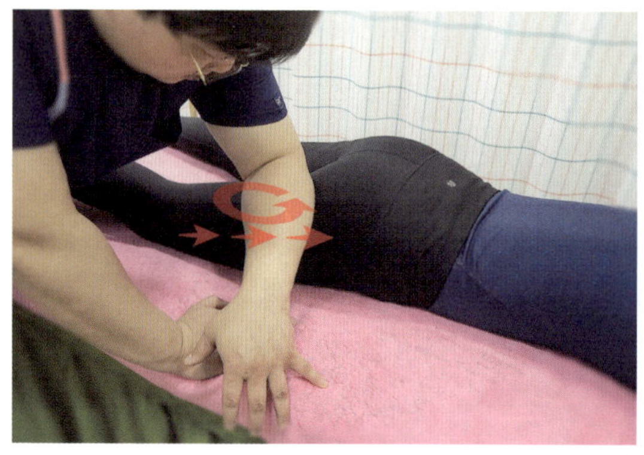

c

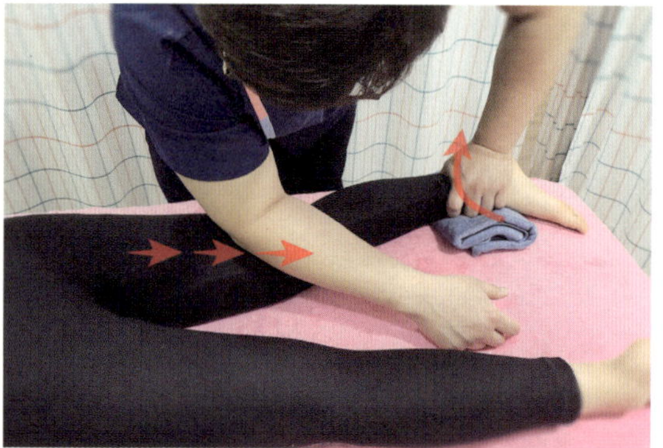

d

c. 팔꿈치를 이용한 뒤넙다리근 가쪽 부위의 기능적 마사지.

  *보조수로 체중을 지지하고 주동수의 손을 엎침 하여 팔꿈치 부위로 바깥에서 안쪽으로 회전하며 근육을 압박한다.

  *넙다리두갈래근 부위를 무릎에서부터 궁둥뼈결절까지 이동하며 압박을 가한다.

넓적다리의 바깥쪽 부위는 뼈가 상대적으로 돌출된 부위이기 때문에 통증을 유발하지 않도록 강도를 조절한다. 넙다리뼈를 가볍게 가쪽 돌림 하면 엉덩정강근막띠의 일부까지 자극할 수 있는 기법이다.

d. 뒤넙다리근의 안쪽 부위의 기능적 마사지

  *보조수로 환자의 발목을 잡고 넙다리뼈를 안쪽돌림 한다. 주동수의 팔꿈치로 반막모양근(Semimembranosus)과 반힘줄모양근(Semitendinosus) 부위를 압박하며 궁둥뼈결절부터 무릎 안쪽 부위까지 이동한다.

  *주동수의 손을 뒤침과 엎침 동작으로 번갈아 가면서 압박을 조절한다.

뒤넙다리 부위의 근육은 부피가 크고 긴장도가 높은 부위이기 때문에 종종 예기치 못한 압박에 수축반응이 나타날 수 있다. 압박의 강도는 환자와 의사소통하면서 조절하도록 하고 지나치게 빠른 속도의 압박은 피하도록 한다. 주동수의 손이 반대편 다리와 부딪히지 않도록 엉덩관절의 벌림을 적절히 조절하거나 치료사의 위치를 변경한다.

손바닥으로 접촉 부위를 변경하면 부드러운 압박으로 변화시킬 수 있다.

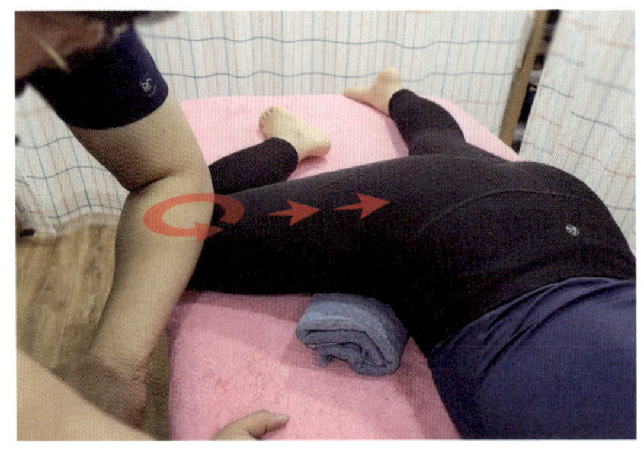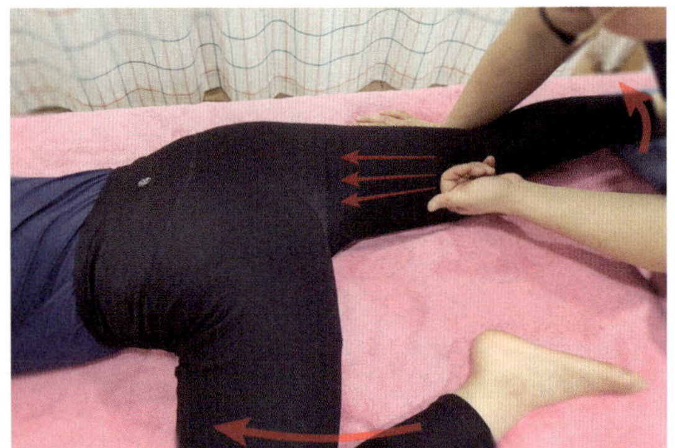

e   f

e. 엉덩정강근막띠에 적용되는 기능적 마사지

*환자의 넓적다리를 굽힘, 벌림, 가쪽 돌림 시키고 필요시 골반 앞쪽에 쿠션을 적용하여 골반과 바닥 사이의 공간을 채워준다.

*보조수로 체중을 지지하고 주동수의 손을 엎침 하여 아래팔의 부드러운 근육 부분으로 접촉한다. 주동수를 안쪽에서 바깥쪽으로 회전하면서 무릎 가쪽에서 넙다리뼈 큰 돌기 쪽으로 이동하며 압박한다.

Key point

엉덩관절의 각도를 조절하여 다양한 방향으로 기법을 적용하는 것이 효율적이다. 습식법을 적용하여 손가락이나 손바닥, 가볍게 쥔 주먹 등으로 접촉 부위를 변화시킬 수 있다.

큰볼기근과 넙다리근막긴장근의 근막이 합쳐져 엉덩정강근막띠를 형성하므로 근육들의 형태를 생각하면서 압박의 방향을 조절한다. 골반의 전면까지 접근한다면 중간볼기근, 작은볼기근, 넙다리근막긴장근까지 자극할 수 있다. 통증에 민감한 부위이므로 수직 압박은 피하고 사선으로 부드럽게 압박을 이어 나간다.

f. 안쪽 넙다리근육에 적용되는 기능적 마사지

*기법을 적용할 반대편 다리를 굽힘, 벌림, 바깥돌림 시키고 적용되는 쪽의 발목에 쿠션을 적용하여 뒤꿈치를 바깥쪽으로 밀어 고정한다. 넙다리뼈가 안쪽돌림 되면 모음근과

주동수의 접촉이 쉬워진다. 주동수를 가볍게 쥔 주먹으로 무릎의 안쪽 면에 접촉한다.
*적당량의 오일을 바르고 궁둥뼈결절과 두덩뼈 방향으로 압박하며 이동한다.

모음근은 예민한 부위이므로 주의한다. 통증과 불쾌감을 유발할 수 있으므로 압박에 적응될 때까지 가볍게 여러 번 기법을 적용한 후 강도를 높여 천천히 압박한다. 모음근의 능동적인 수축과 함께 기법을 적용할 수 있다.

이 부분은 뒤넙다리근과 모음근 등 많은 근육이 부착되며 무릎 통증의 원인이 되는 중요한 부위이다. 치료사의 자세를 바꾸고 주동수를 손바닥이나 팔꿈치로 교대하여 기법을 변형시키는 것이 추천된다. 건식 기법으로 바꾸어 적용하게 될 때는 주로 손바닥을 이용해 부드러운 압박으로 시행한다.

14. 종아리 부위의 기능적 마사지

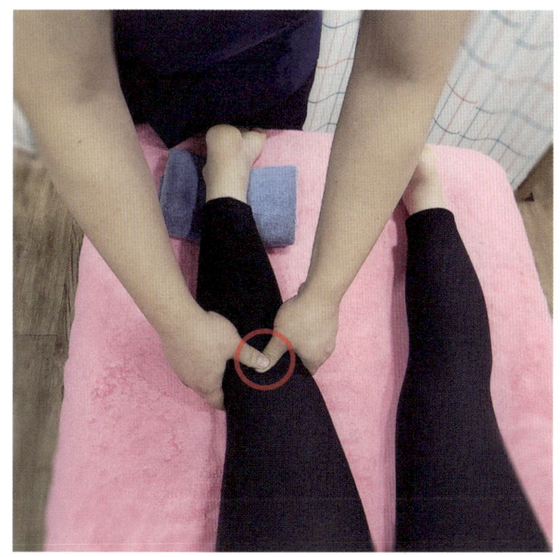

a

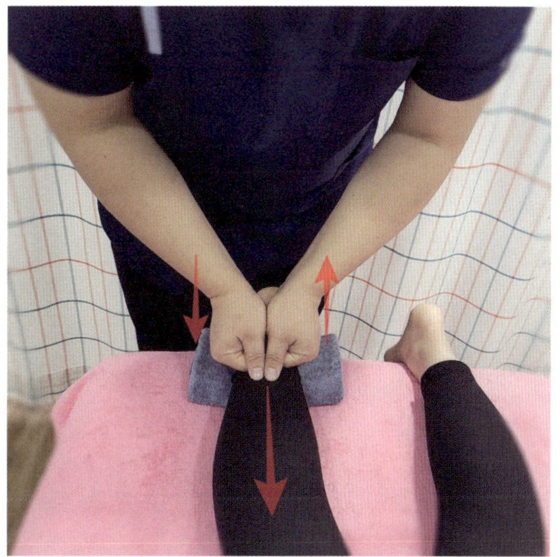

b

a. 무릎 뒤쪽의 오금근에 적용되는 기능적 마사지

*발목에 쿠션을 적용하고 주동수의 양 엄지를 겹쳐 오금근 위에 접촉한다.

*오금근(Popliteus)을 가볍게 압박한 뒤 시계 방향으로 회전하면서 천천히 주변을 탐색한다. 오금근의 긴장도가 높고 통증을 호소한다면 쿠션의 높이를 올려 근육의 이완을 유도할 수 있다.

오금근 밑에는 중요 혈관과 신경이 지나가므로 무리한 압박은 피해야 한다. 능동적으로 무릎을 천천히 굽힘과 폄을 하도록 지시하면 추가적인 근육 이완에 효과적이다. 그대로 종아리 방향으로 진행하거나 접촉 방법을 손바닥이나 팔꿈치로 변화시켜 적용할 수 있다.

b. 종아리 근육에 대한 기능적 마사지(습식법)

*환자의 발목에 쿠션을 적용하고 치료 베드의 끝에 위치시킨다.

*주동수를 가볍게 쥔 주먹으로 만들어 붙이고 발꿈치힘줄(Achilles tendon) 위에 접촉한다. 환자의 발목을 능동적 또는 수동적으로 발바닥쪽굽힘과 발등쪽굽힘을 번갈아 적용하면서 무릎을 향해 압박을 적용한다. 종아리 부위를 세 부분(안, 중간, 가쪽)으로 나누어 섬세하게 접근한다.

종아리 근육은 피로가 많이 누적되는 부위이기 때문에 갑작스러운 압박은 통증을 발생시킬 수 있으므로 한 번에 기법을 적용하기보다는 좌, 우를 번갈아 가며 휴식기를 적용하며 이완시키는 것이 효율적이다. 종아리 부위의 가쪽으로는 종아리근들을, 안쪽으로는 장딴지근을 비롯한 심부의 발가락 굽힘근들과 접촉할 수 있다.

보조수의 아래팔로 환자의 발목을 지지하고 주동수의 팔꿈치로 압박하는 기법으로 전환할 수 있다. 부드러운 압박을 위해서는 손바닥을 사용한다.

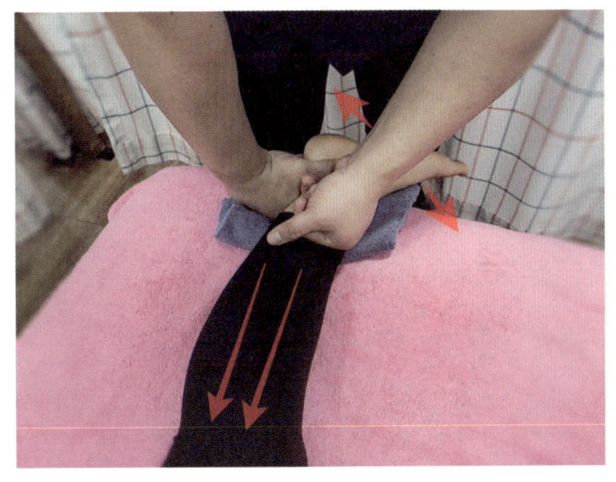

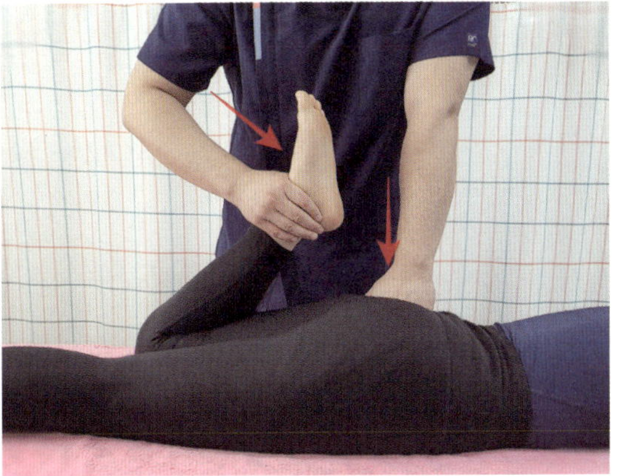

c   d

c. 장딴지근과 넙치근에 대한 기능적인 마사지(습식법)

　*b 기법에 대한 연속으로 보조수로 환자의 뒤꿈치를 가쪽과 바닥 쪽으로 고정하고 아킬레스건의 안쪽 면을 주동수의 가볍게 쥔 주먹으로 접촉한다.

　*환자의 발목을 능동적, 수동적으로 발바닥쪽굽힘과 발등쪽굽힘을 유도하면서 무릎 방향으로 압박하며 천천히 이동한다.

　정강이뼈의 골막을 자극하지 않도록 주의하면서 적용한다. 건식법으로 접근한다면 수건을 활용하여 피부의 쓸림을 최소화하도록 하고 팔꿈치나 손바닥 등으로 근육만을 분리하여 압박하는 방법으로 접촉법을 변화시켜 접근한다.

d. 넙다리곧은근을 비롯한 넙다리네갈래근의 긴장도를 검사하는 모습

　*보조수로 엉덩관절이 앞기울임 되지 않도록 궁둥뼈결절을 고정하고 주동수로 발목을 잡아 무릎을 굽힘 시켜 뒤꿈치를 엉덩관절 가까이 가져간다.

　*허리가 보상 작용으로 과도한 폄이 되지 않도록 주의한다.

　*근육의 긴장도를 확인한다. 긴장도가 낮을수록 엉덩이와 뒤꿈치가 가까워진다.

다리 부위에 기능적 마사지의 적용 전과 후를 항상 확인한다.

원래 이 검사법은 넙다리곧은근(Rectus femoris)의 길이 검사의 한 방법이다. 이 검사로 다리의 긴장도를 간략하게 확인할 수 있는데 다리의 후면 부위와 엉덩관절을 위에서 소개한 기능적 마사지를 적용한 뒤 재검사하면 긴장도가 조금씩 줄어드는 것을 확인할 수 있다. 이 것은 기능적 마사지의 효과를 판별할 수 있는 기준점의 하나가 된다.

근육의 긴장도가 줄어들고 체액의 순환이 촉진되면 수동 움직임의 가동 범위 역시 개선된 다. 다른 관절에도 같은 개념으로 응용하면 효율적인 중재 포인트를 확인할 수 있을 것이다. 중재의 전과 후의 효과를 판별하고 중재 계획의 적절성을 판별할 수 있는 평가 지표를 확립 할 수 있도록 해야 한다. 다른 관점의 도수치료에서 또한 관절의 가동 범위 증가가 대표적인 지표로 활용된다. 이를 활용해 치료사는 환자와 소통하여 중재 계획을 수정하고 개선시킬 수 있는 능력을 개발할 수 있다.

CHAPTER
4

옆으로 누운 자세는 신체의 한 면이 자유로워지기 때문에 엎드린 자세보다 환자의 능동적 움직임을 보조하거나 저항운동 기법을 사용하기 유용한 자세이다.

엎드린 자세가 전체적으로 부드럽게 연결되는 수동운동 기법을 주로 적용할 수 있다면 옆으로 누운 자세는 특정한 통증 부위나 움직임의 개선이 필요한 부분에 집중적인 능동 움직임을 동반한 기법을 사용하기에 적합하다.

옆으로 누운 자세를 적용할 때는 일반적인 원칙이 있다. 인체의 굴곡 면 때문에 목과 허리, 다리 부분에 휘어지는 압박을 받을 수 있기에 환자의 체형에 따라 적절한 자세의 조절과 받침대의 이용이 필요하다. 특히 어깨와 바닥 사이의 높이 차이로 목이 어깨 방향으로 휘어져 신경과 혈관을 압박할 수 있으므로 어깨높이 정도의 베개를 머리에 받쳐 주어 목뼈의 정렬을 바르게 해 주는 것이 필수이다.

옆으로 누운 자세는 허리에 중력의 압박이 가장 덜 한 자세로 알려져 있으나 골반의 곡선으로 인해 허리가 바닥 쪽으로 볼록하게 휘어지게 되므로 증상에 따라 신경의 압박으로 불편함을 호소할 수 있다. 따라서 척추세움근이나 허리네모근, 복부에 기법을 적용할 시에는 허리의 곡면에 받침대를 적용하는 것이 좋다.

엉덩관절의 안쪽이 한쪽 다리의 무게로 인해 통증이 발생한다면 위로 향한 다리를 굽힘이나 폄 시키고 체중을 분산시키는 자세의 변형이 필요하다. 이 자세에서 목과 어깨에 적용되는 기능적 마사지는 목의 측면과 후면이 가장 이완되어 있고, 어깨의 모든 관절면을 손쉽게 접촉할 수 있으므로 부분적인 수동운동 방법으로서도 가장 유용한 자세이다.

몸통과 골반에 관련된 모든 근육을 촉진하며 기법을 적용할 수 있고 가로막(Diaphragm)을 비롯한 호흡 관련된 기능에 대해서도 접근할 수 있다.

허리와 복부 근육의 경계면에서부터 다양하게 압박할 수 있고 내장기에 대한 수동운동 기법도 자세를 바꾸지 않고 그대로 이어 나갈 수 있다. 그리고 골반에 부착된 엉덩이 근육들과 넓적다리의 근육들은 엉덩관절의 굽힘과 폄의 동작을 통해 선택적으로 이완시키고 스트레치 시킬 수 있다.

또한 옆으로 누운 자세는 무릎과 발목의 움직임이 자유롭기에 환자의 능동적인 움직임을 지시하여 기능적 마사지의 기법을 다양하게 적용할 수 있는 장점이 있는 자세이다.

앞에서 언급된 옆으로 누운 자세의 특성과 이점을 이용해 앞으로 소개할 기능적 마사지의 기법들을 익히고 각자의 방식과 이론들로 변형시켜 치료사의 몸을 보호하면서 임상에 적용해 보도록 하자.

1. 목 옆면과 팔신경얼기 부위

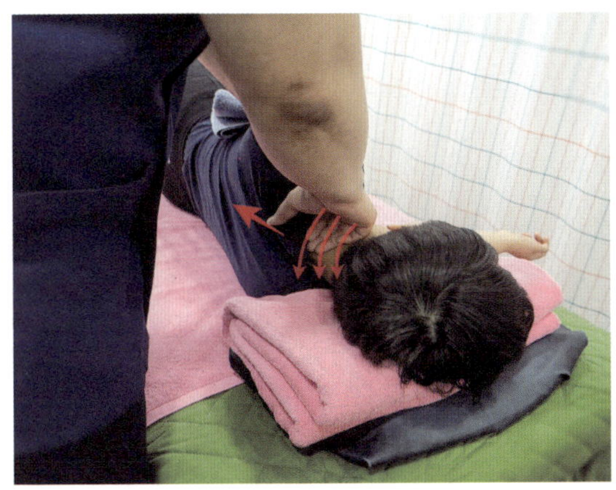

a

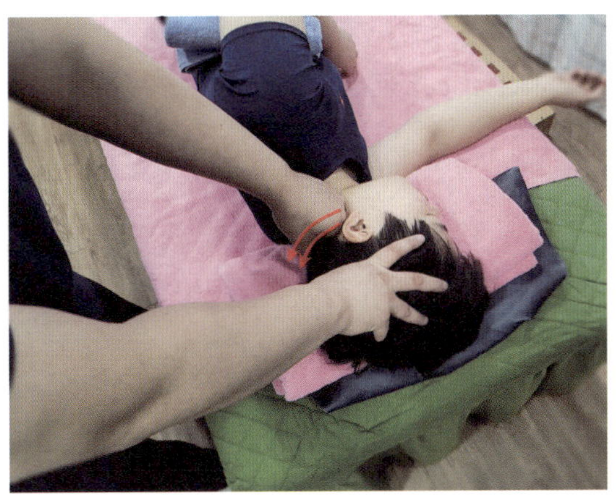

b

a. 목의 옆 부위와 후면부에 대한 기능적 마사지

　*보조수로 어깨가 흔들리지 않도록 고정한다. 주동수는 가볍게 쥔 주먹으로 뒤통수뼈 바로 밑 부위에 접촉한다. 목뼈의 가로돌기 부위는 강하게 자극하지 않도록 주의하고, 근육이 두껍게 형성되는 부위는 점점 강하게 압박의 강도를 조절하면서 위에서 아래로 주동수를 이동시킨다.

　*어깨 부위로 내려갈수록 어깨올림근, 등세모근 상부 등과 합쳐지면서 근육의 두께와 긴장도가 높아지므로 체중을 실어 압박의 강도를 부드럽게 높여 간다.

약간의 윤활제를 이용하면 더욱 부드럽고 효과적인 압박의 강도 조절과 기법의 변화에 유용하다. 피부에 바로 접촉할 때는 불필요한 마찰을 최소화하면서 압박을 유지하는 기법이나 관절의 움직임을 부드럽게 하는 동작을 추가하는 것이 중요하다.

목의 옆면과 앞쪽에는 팔신경얼기와 목동맥, 림프관 등이 위치하므로 부드럽게 자극하고 긴장이 느껴지거나 방사통 등의 통증이 유발될 때는 한 가지 자세에서의 기법을 유지하지 말고 휴식기를 주기 위해 다른 부위의 기법으로 이어 나간다.

b. a 기법에서 주동수와 보조수의 위치를 바꾼다.

*보조수로 환자의 머리를 가볍게 고정하고 주동수의 움직임에 따라 적절한 움직임을 추가할 수 있다. 주동수는 가볍게 쥔 주먹으로 뒤통수밑근을 중심으로 첫 번째 목뼈의 가로돌기와 뒤통수뼈 사이를 가로지르듯이 위에서 아래로 압박을 가한다.

*부드럽고 깊은 압박을 위하여 주동수가 이동할 때 보조수는 목뼈가 폄 되는 방향으로 가볍게 움직임을 만들어 준다.

옆으로 누운 자세에서는 목의 움직임이 비교적 자유로우므로 수동 또는 능동 움직임을 추가하여 효과를 높일 수 있다. 주동수가 목의 곡선을 따라 이동할 때 보조수가 목뼈를 폄 방향으로 이동시키면 더 깊은 자극을 전달하고 관절의 부드러운 움직임을 유도할 수 있다. 이러한 주동수와 보조수의 숙달된 교대 움직임은 리듬을 만들어 내고 환자에게 편안함과 신뢰감을 줄 수 있다.

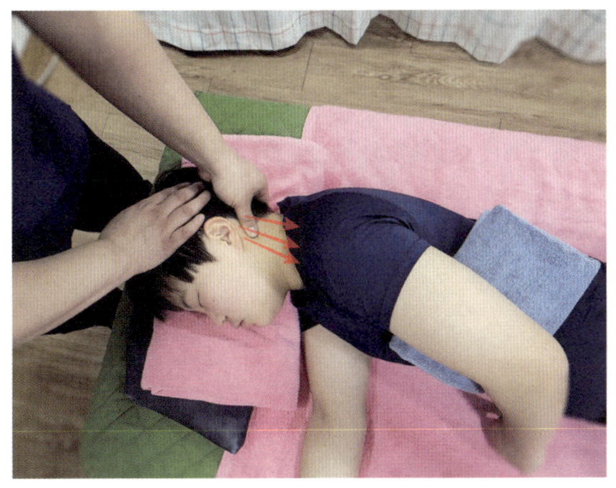
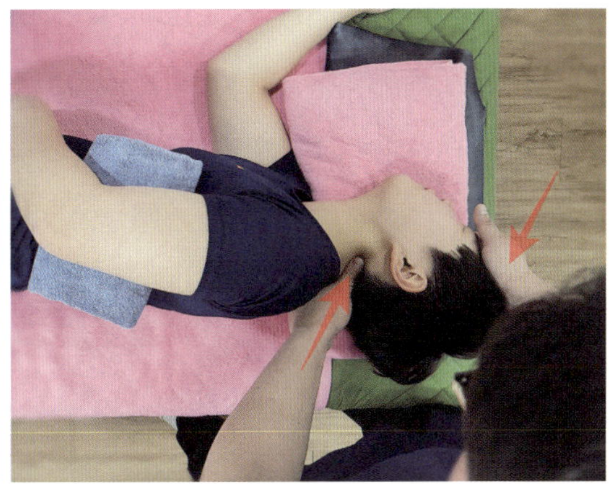

c   d

c. 앞, 중간, 뒤목갈비근에 적용되는 기능적 마사지

*앞과 중간목갈비근 사이는 팔신경얼기가 지나는 중요 부위이다.

*첫 번째 목뼈의 가로돌기를 시작점으로 선정하여 빗장뼈 아래의 1~2번 갈비뼈 부위까지 세 부분으로 나누어 기법을 적용한다.

*보조수로 머리를 가볍게 고정한다. 주동수의 엄지 부분으로 가벼운 압박을 시작하여 강도를 서서히 조절하며 빗장뼈 쪽으로 압박을 이어 나간다. 압통점을 발견하면 가볍게 고정하여 이완될 때까지 압박을 유지하거나 원을 그리며 기법에 변형을 주어 주변의 조직들이 압박에 순응할 수 있도록 유도한다. 주동수의 나머지 네 손가락을 겹쳐 엄지를 대신해 기법을 변화시킬 수 있다.

팔신경얼기가 지나가는 부위이므로 방사통이 발생될 수 있지만 기법을 잘 조절한다면 통증의 감소와 함께 목의 가동 범위를 효과적으로 증가시킬 수 있는 기법이다. 목갈비근들은 2~7번 목뼈의 가로돌기에서 1~2번 갈비뼈 쪽으로 부착되어 있다.

앞목갈비근과 목빗근 사이로 깊이 있게 접근하면 머리긴근(Longus capitis), 목긴근(Longus colli)를 자극할 수 있고 목동맥의 박동을 느낄 수 있다. 아래로는 빗장뼈와 접촉하게 되므로 보조수로 어깨의 위치를 변경하여 위가슴우리문(Thoracic inlet)의 공간을 넓게 만들어 접근해야 한다.

뒤쪽으로는 등세모근 상부와 경계를 이루고 어깨올림근과 접촉할 수 있는데 근육을 선별하여 자극하고 목의 곡선에 따라 압박의 강도를 조절하는 기술이 필요하다. 이 자세에서 어깨올림근을 압박할 때 어깨뼈를 올림 하여 근육을 이완시키는 자세를 만들면 깊은 자극을 줄 수 있다.

  d. 목의 폄 움직임을 유도하는 기능적 마사지
  *b 기법에서 바로 연결될 수 있다. 보조수로 이마를 가볍게 고정하고 주동수의 엄지를 목뼈의 고리판(Lamina) 부위에 고정하고 네 손가락으로 반대편의 목 부위를 부드럽게 지지한다. 엄지 부위로 목뼈 사이의 관절면을 따라 아래에서 위 방향으로 압박을 가한다. 동시에 보조수로 목을 폄 시켜 목의 움직임과 압박의 효율을 증가시킨다.
  *이완되는 목의 방향을 찾아 부드러운 수동 움직임을 만들어 준다.

반드시 환자의 협조를 받아 호흡과 이완을 유지한 상태에서 실시해야 한다. 목 주변의 근육을 이완시키면서 목뼈의 수동적인 움직임을 유도해야 하기 때문이다.

관절의 끝 범위까지 압박을 유지하면서 보조수와 함께 기법을 적용하면 목뼈의 움직임을 느낄 수 있다. 압통점이 느껴진다면 이완이 느껴질 때까지 주동수로 힘의 방향과 강도를 조절하고 목의 각도를 보조수로 변경하면서 압박을 유지해 주는 것이 때로는 움직임을 유도하는 것보다 효과적일 수 있다.

2. 어깨 부위의 기능적 마사지

옆으로 누운 자세에서 어깨 부위는 자유로운 움직임이 가능하므로 다양하게 변화된 기법이 적용될 수 있다.

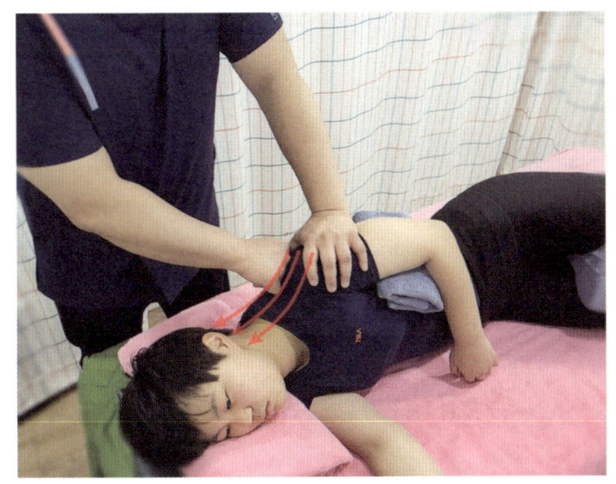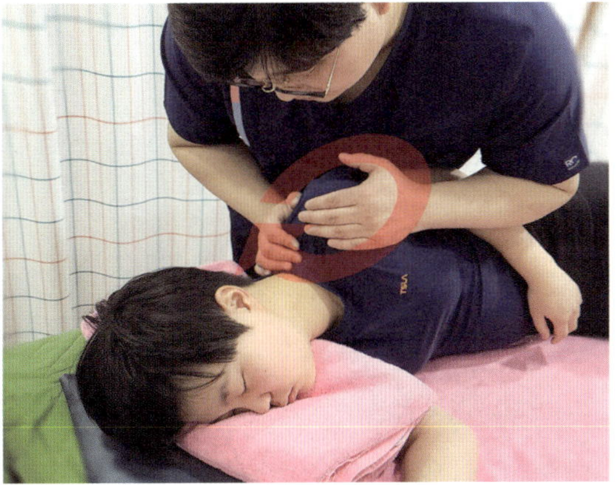

a   b

a. 등세모근 상부의 기능적 마사지

　*몸통과 팔 사이의 공간을 확보시키고 어깨를 이완하기 위해 쿠션을 사진과 같이 사용한다. 보조수로 위팔뼈의 머리 부분을 고정한다.

　*주동수는 가볍게 쥔 주먹으로 어깨 봉우리(Acromion) 부분을 가볍게 접촉한다. 머리 부분을 향해 2~3부분으로 나누어 천천히 압박을 유지하며 이동한다.

Key point

　주동수로 압박의 강약을 조절하고 보조수로 어깨를 앞뒤, 위아래 등으로 움직임을 만들어 주면 근육의 긴장도를 조절할 수 있어서 효과적이다. 어깨의 안정화를 위해 환자의 위팔의 위치를 폄, 안쪽돌림 시켜 뒤로 안착시켜 놓는 자세 변형을 시도해 본다.

　어깨 봉우리에서 시작해 등세모근, 가시위근, 어깨올림근, 어깨뼈 척추면 쪽에 위치하는 마름근과 척추세움근을 지나는 경로로 압박을 이어 나가면 단조로운 자극을 피하고 기법의 리듬을 확보할 수 있다.

b. 어깨의 수동 움직임을 위한 기능적 마사지

　*환자의 어깨 뒤에 서서 양팔로 어깨의 앞쪽과 위쪽을 부드럽지만 견고하게 고정하고 치료사의 가슴이나 복부를 밀착시켜 체중을 이용하기 위한 자세를 준비한다.

*치료사의 체중을 이용하여 환자의 어깨를 시계 방향과 반시계 방향으로 회전되는 움직임을 만든다. 회전 움직임이 잘 유도되지 않는다면 작은 진폭의 위아래 방향의 움직임에서부터 시작해서 서서히 여러 방향으로 움직임의 범위를 넓혀 가며 기법에 적응할 수 있도록 유도한다.

어깨에 움직임을 만들어 줄 때 등세모근 상부에 있는 네 손가락으로 같이 압박하며 회전시켜주면 더욱 다양한 리듬과 자극을 줄 수 있다. 손의 위치를 바꾸어 빗장뼈의 복장빗장관절(Sternoclavicular joint)과 봉우리빗장관절(Acromioclavicular joint)에 접촉하면 어깨의 움직임을 활성화하기 위한 또 다른 기법으로 변형을 줄 수 있다.

이 기법은 어깨뼈의 모든 방향으로 움직임이 가능하며, 치료사의 체중을 이용할 수 있는 장점이 있다.

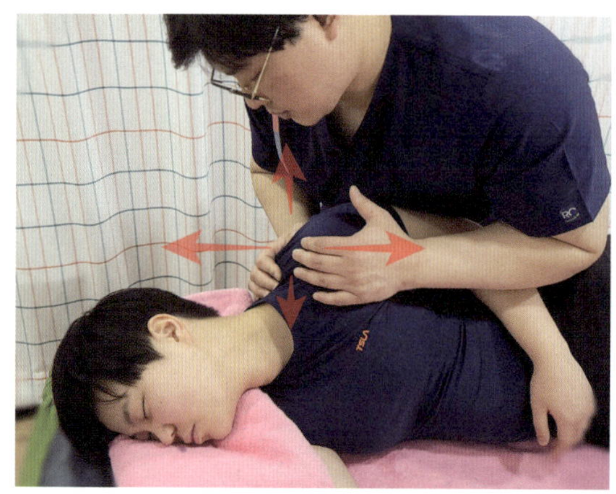

c

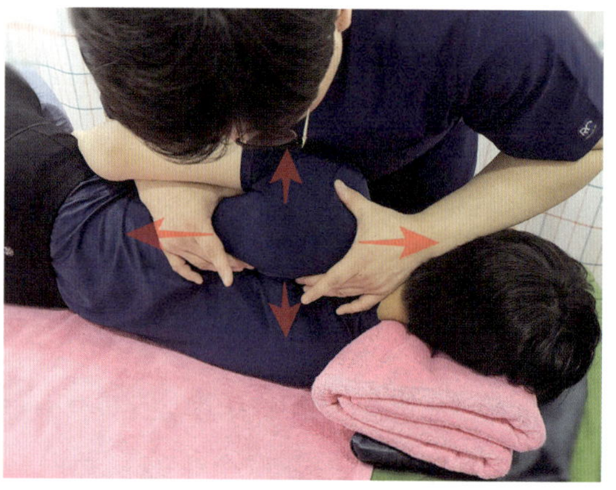

d

c. 유착된 어깨 관절을 위한 기능적 마사지

*양손으로 어깨뼈와 위팔뼈를 고정하고 체중을 이용해 어깨를 위아래, 앞뒤 방향으로 움직여 관절의 끝 범위까지 압박을 유지한다. 어깨 부위 근육의 압박과 이완을 조절하면서 통증 없는 범위 내에서 서서히 움직임을 가동 범위의 끝 방향으로 유도한다.

주동수와 보조수의 위치를 바꾸어 오목위팔관절(Glenohumeral joint)을 감싸고 어깨뼈로부터 위팔뼈를 견인시켜 관절의 유착을 해소할 목적으로 기법을 변형시킬 수 있다.

관절의 움직임이 감소 되어 있다면 소개된 다른 기법들로 근육을 충분히 이완시킨 뒤 간헐적으로 재시도하는 것이 유용하다. 또한 직선의 능동 움직임을 추가하여 관절의 가동 범위를 증가시킬 수도 있다. 능동 보조운동, 저항운동을 적절히 활용하여 움직임을 유도하는 기법으로 다양하게 적용해 본다.

d. 어깨가슴관절(Thoracoscapular joint)의 움직임을 위한 기능적 마사지

　*환자의 앞에 서서 어깨뼈의 아래각과 위각을 양손의 엄지와 네 손가락 부위로 단단히 접촉한다. 서서히 견고하게 압박을 증가시키면서 어깨뼈를 몸통 부위로부터 분리한다.

　*체중을 이용하여 위아래, 양옆 방향으로 짧고 부드러운 진폭으로 움직임을 시작한다. 관절의 이완 상태에 따라 가동 범위를 늘려 가며 끝 범위까지 움직임을 증가시킨다.

다른 기법들과 마찬가지로 움직임이 잘 일어나는 방향을 우선하여 압박을 유지하는 것이 중요하다. 근 긴장도가 높거나 관절의 유착으로 인해 움직임이 감소 된 방향으로 움직이는 직접적인 압박보다는 신경학적 반사를 이용한 간접적 이완 기법이 통증을 최소화하면서 때로는 더 효과적일 수 있다.

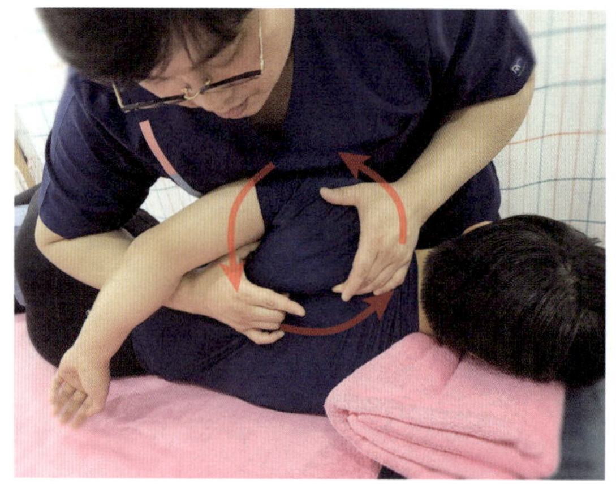
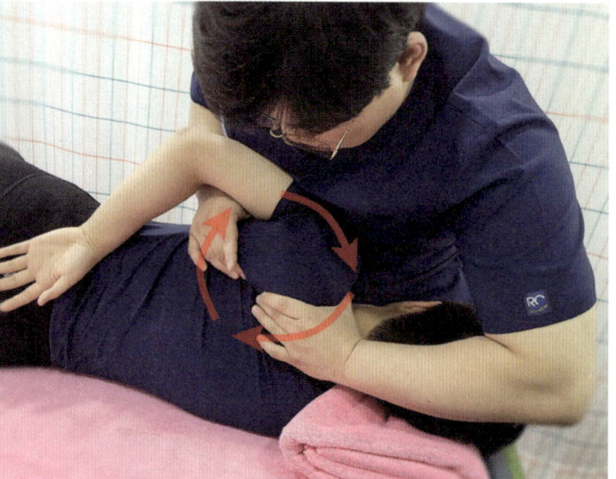

e   f

e. 어깨뼈의 아래쪽 돌림(Downward rotation)을 위한 기능적 마사지

　*환자의 위팔을 폄과 안쪽돌림 시킨 자세를 만들어 준다. 주동수는 어깨뼈의 아래각을 단단히 고정하고 보조수는 위각 쪽에 위치시킨다.

　*기법을 적용하기 전에 어깨뼈를 몸통에서 분리하여 손가락을 어깨가슴관절 사이에 위치시킨다. 주동수는 아래각을 위에서 아래 방향으로 압박을 가하고 보조수는 어깨뼈의 위각을 치료사의 몸쪽으로 끌어당긴다. 어깨뼈는 아래쪽 돌림의 방향으로 회전하게 된다.

　*환자의 호흡과 함께 기법을 적용하며 관절의 끝 범위에서 순간 밀치기 기법을 적용할 수 있다.

Key point

　환자의 어깨에 몸을 최대한 밀착시켜 체중을 이용해야 한다. 앞서 소개된 기법을 적용한 뒤 어느 정도 어깨뼈의 움직임이 향상된 뒤 적용해야 효과를 볼 수 있다. 밀착되는 양손의 힘 방향이 일치하는 것이 중요하며 치료사의 몸 또한 같은 방향으로 동시에 움직이는 리듬이 필요하다.

f. 어깨뼈의 위쪽 돌림(Upward rotation)을 위한 기능적 마사지

　*치료사의 자세는 e의 기법과 같고 힘의 방향은 반대이다.

*어깨뼈의 아래각과 위각을 양손으로 고정하고 아래각은 위로 위각은 아래 방향으로 동시에 압박을 가해 돌림 시킨다.

어깨뼈의 위쪽 돌림 움직임은 팔의 굽힘, 벌림 움직임에 가장 기초가 되는 동작이다.

옆으로 누운 자세에서의 위쪽 돌림 기법은 어깨뼈의 움직임을 개선시킨 뒤 바로 위팔뼈 굽힘 동작의 개선 여부를 바로 확인하면서 기법을 계속 적용할 수 있는 장점이 있다.

어깨뼈의 기능적 마사지 기법에서 위팔뼈에 적용되는 기법으로 바로 부드럽게 연계할 수 있어 어깨의 움직임 개선을 유도하는 여러 가지 방법을 응용해 볼 수 있다.

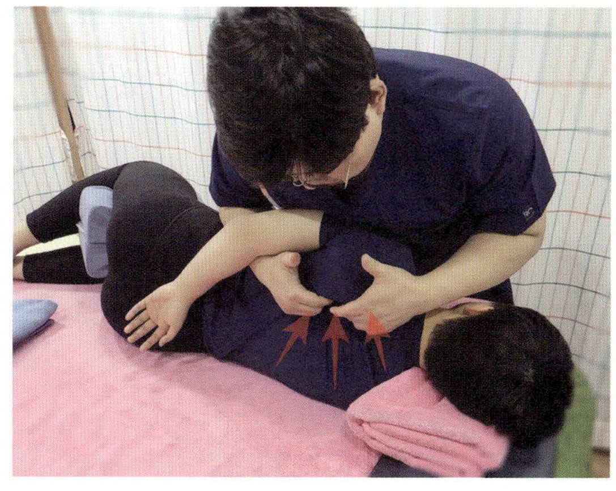

g

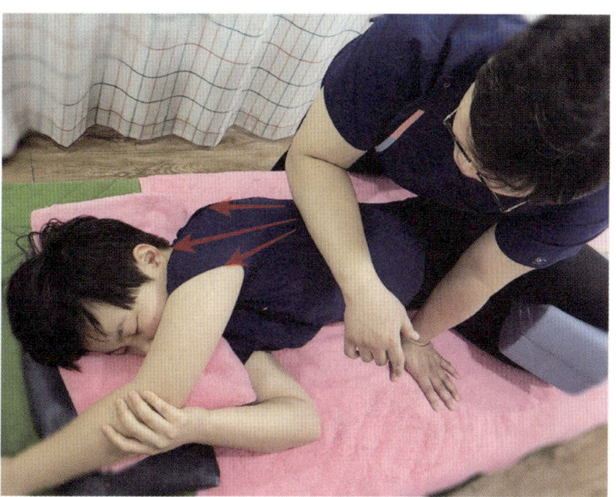

h

g. 어깨가슴관절(Thoracoscapular joint)의 유착을 해소하기 위한 기능적 마사지

　*치료사는 환자의 어깨 앞부분에 가슴을 완전히 밀착시킨다. 부드럽고 강한 밀착을 위해서 가슴 앞에 수건이나 쿠션을 적용하면 효과적이다.

　*양손의 네 손가락으로 어깨뼈의 척추면을 단단히 감싸 쥔다. 환자가 적응하여 이완할 수 있도록 서서히 부드럽게 어깨뼈의 안쪽으로 손가락을 밀착시켜야 한다.

　*치료사의 손과 가슴으로 어깨를 압박하여 고정하고 체중을 이용하여 어깨뼈를 위쪽 방향, 치료사의 몸쪽으로 끌어당긴다. 중력에 대항하는 방향으로 어깨뼈가 당겨지며 견인

력이 적용되고 서서히 어깨가슴관절은 이완된다.

위각에서 아래각까지 이어지는 척추면을 골고루 압박하며 기법을 적용한다. 더 효율적으로 체중과 하체의 힘을 이용하려면 치료사의 자세를 변형시킨다.

환자의 위로 올라가 무릎의 안쪽 면으로 어깨의 앞면을 고정하고 양손의 네 손가락으로 어깨뼈의 척추면을 단단히 밀착시킨다. 그 후 호흡과 함께 다리와 몸통의 힘으로 어깨뼈를 들어 올리는 기법으로 응용시키면 더욱 효율적인 방법이 될 수 있으므로 상황에 따라 다르게 적용한다.

h. 어깨의 전체적인 움직임을 활성화하기 위한 기능적 마사지

*위팔뼈의 가장 기본적인 움직임은 굽힘이다. 이 기법은 굽힘에 대항하는 근육들을 전체적으로 이완시켜 주어 굽힘 움직임을 활성화한다.

*환자의 위팔을 가동 범위 내에서 굽힘 시키고 팔꿈치를 반대편 손으로 지지하게 한다. 치료사는 환자의 뒤에 서서 아래팔을 엎침 시켜 어깨뼈의 아래각에 위치시킨다. 아래팔을 밀착시킨 뒤 아래각에서 어깨뼈의 가쪽모서리를 따라 위팔뼈 방향으로 천천히 압박을 조절하며 이동시킨다.

*가쪽모서리를 기준으로 앞과 뒤 세 부분으로 나누어 섬세히 기법을 적용한다. 직선의 압박과 이완, 회전, 압박유지 기법을 번갈아 가며 순응되지 않도록 리듬을 준다.

어깨의 굽힘과 벌림을 개선시키는 일차적인 방법은 주동근인 위팔두갈래근, 어깨세모근, 큰가슴근, 가시위근, 등세모근 등에 대한 직접적인 자극 방법이 있다. 또한 어깨의 관절에 대한 유착을 해소할 수도 있고, 주변부 근육에 대한 근력 강화의 방법도 있다.

하지만 기능적 마사지에서는 관점을 달리하는 응용 기법과 창의력이 중요하다. 작용근(Agonist)에 대한 기법이 잘 적용되지 않을 때는 반대되는 대항근(Antagonist)을 대상으로 중재한다. 특히 작용근 부위에 통증이 있을 때는 비교적 통증이 없는 대항근부터 이완을 시

도한다면 작용근의 상대적인 근력 향상을 가져온다.

　작용근이 강화되는 방향으로 움직임이 일어나면 대항근은 이완되는 상호억제(Reciprocal inhibition) 기전을 이용할 수도 있다. 이런 기전을 바탕으로 짧은 시간 내에 중재 효과를 내야 하는 상황이라면 이를 응용하여 대항근을 이완시키거나 가벼운 저항운동을 이용한 기법을 적극적으로 적용한다.

　때로는 같은 굽힘 패턴의 기능을 하는 아래팔의 근육을 자극함으로써 어깨의 가동 범위가 개선되는 경우가 있다. 여러 가지 가능성을 염두에 두고 다양한 관점에서 움직임의 개선을 유도한다.

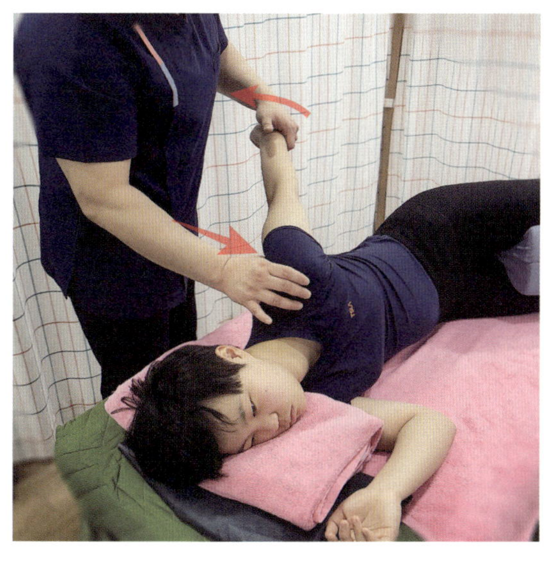

i

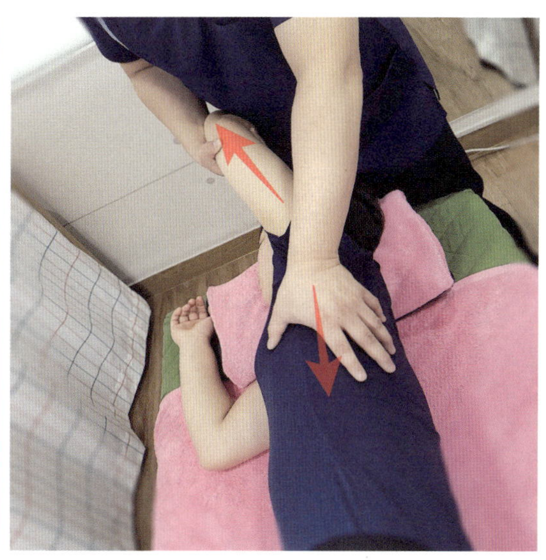

j

i. 위팔뼈의 폄과 돌림 동작 개선을 위한 기능적 마사지

　*주동수의 엄지를 오목위팔관절 사이에 접촉하고 어깨뼈를 고정한다. 보조수는 환자의 손목을 가볍게 잡고 팔뼈의 무게를 보조하며 움직임을 조절할 준비를 한다.

　*주동수의 엄지가 관절 사이를 압박하는 동시에 보조수는 손목을 치료사의 몸쪽으로 당겨 압박의 강도를 조절한다. 압박의 위치와 강도를 변화시켜 치료에 리듬을 준다.

오목위팔관절의 유착을 해소하기 위해 사용되는 기법이다.

단순한 직선의 움직임을 유도하는 것으로 시작하여 사선과 돌림 방향으로 위팔뼈의 움직임을 점진적으로 확대하며 충분한 시간을 들여 기법을 적용한다. 보조수를 이용하여 오목위팔관절에 가볍게 견인을 적용하거나 치료사의 자세를 변경하여 양손으로 위팔뼈의 머리 부분을 고정하고 관절에 직접적으로 강한 견인력을 적용할 수도 있다.

j. 위팔뼈의 굽힘과 벌림 움직임을 위한 기능적 마사지

　*보조수로 어깨뼈의 가쪽모서리를 압박하고 주동수로 팔꿈치를 감싸 쥐고 고정한다. 환자의 어깨 가동 범위 내에서 굽힘과 벌림의 끝 범위를 찾아 주동수를 치료사의 몸쪽으로 당기며 통증이 없는 범위 내에서 서서히 스트레치 시킨다.

　*조금씩 다양한 방향으로 가동 범위를 늘리며 견인력을 높인다.

위팔뼈를 고정하고 스트레치 하여 오목위팔관절을 견인하는 것이 일차적인 목표이다. 무리한 기법의 적용은 어깨의 충돌을 일으켜 통증을 유발할 수 있으므로 주의한다.

이러한 상황에서는 어깨 충돌의 반대 방향으로 압박을 가해 어깨 관절 공간을 넓혀 주고 미세한 관절의 수동 움직임을 반복하여 활액의 분비를 유도하고 주변 근육의 이완을 유도하는 기법의 전환이 필요하다. 더 큰 힘이 적용되어야 한다면 주동수의 위팔과 몸통 사이로 환자의 팔을 고정하고 치료사의 체중을 적극적으로 이용하거나 도수치료용 벨트를 이용하여 견인력을 증가시킬 수 있다.

3. 척추 부위의 기능적 마사지

옆으로 누운 자세에서의 척추 부위는 중력의 영향을 가장 덜 받고 비교적 자유로운 수동 움직임의 유도가 가능한 자세이다. 목뼈 부위의 기법은 앞에서 기술되었고 등뼈 부위는 어깨뼈 부위와 관절을 이루고 있기에 같은 기법을 응용하여 중재될 수 있다.

여기서는 주로 허리 부위에 적용되는 기법이 소개된다. 이 자세에서 적용되는 기능적 마사지는 앞으로는 복부와 연결되고 아래로는 골반을 거쳐 다리로 자연스럽게 이어 나갈 수 있다. 그리고 가슴우리 옆면이 노출되기 때문에 호흡을 이용해 갈비뼈의 능동적인 움직임을 유도할 수 있는 장점이 있다. 골반과 상체의 불안정한 자세로 인해 압박의 적용이 힘들 수 있으므로 환자의 체중을 통제할 수 있도록 치료사는 몸을 밀착시켜 안정적인 자세에서 기법을 적용한다.

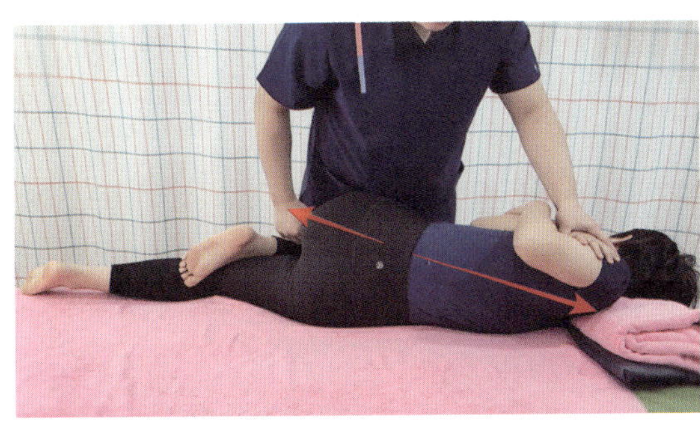

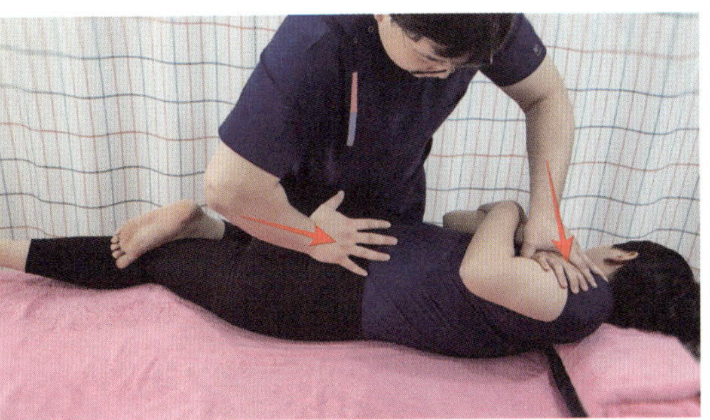

a   b

a. 허리 부위의 수동 움직임을 위한 기능적 마사지

*환자는 옆으로 누운 자세에서 위쪽 다리를 굽힘 하고 발목을 아래쪽 다리의 무릎에 위치 시킨다. 양손은 가슴에서 교차시켜 아래쪽 손을 위쪽 어깨에 고정한 자세를 만들어 준다.

*치료사는 보조수로 환자의 손을 어깨에 밀착시켜 고정한다. 주동수는 환자의 무릎 뒤쪽을 감싸 잡는다. 환자의 어깨와 무릎의 간격을 서서히 대각선 방향으로 늘려 주면서 스트레치의 강도를 조절한다.

환자의 날숨과 함께 스트레치를 적용한다. 통증을 느끼지 않도록 주의하고 서서히 강도를 높여 간다. 가동 범위의 끝에서 자세를 유지하며 이완을 유도한다. 치료사의 체중을 더 효율적으로 이용하려면 보조수의 손을 팔꿈치로 바꾸어 어깨를 고정하고 무릎을 고정한 주동수의 손 대신 무릎으로 변경하여 팔꿈치로 골반을 고정하는 자세로 변형시키는 응용이 필요하다.

  b. 골반, 허리뼈의 관절 움직임을 위한 기능적 마사지

  *a의 자세에서 주동수의 역할을 치료사의 무릎 부위로 대신하고 주동수를 자유롭게 골반과 허리에 접촉할 수 있도록 만든다. 주동수는 치료사가 관절의 움직임을 유도하기 위한 최적의 위치에 피부와 밀착하여 접촉한다. 손의 접촉 위치는 손목의 콩알뼈를 중심으로 한 새끼두덩 부위가 적당하다. 보조수는 어깨의 움직임을 통제할 수 있도록 체중을 실어 잘 고정한다.

  *골반의 가동 범위 증가를 위해서는 위뒤엉덩뼈가시(PSIS), 궁둥뼈결절 부위를 접촉하고, 허리의 움직임을 위해서는 허리뼈의 가시돌기(Spinous process)와 척추뼈 고리판(Lamina)에 피부의 끌어당김(Tissue pull)을 통해 단단히 접촉하고 원하는 방향으로 움직임을 유도한다.

요통이나 허리 움직임이 제한이 있을 때 사용될 수 있는 기법이다.

통증이 없는 방향의 관절 움직임으로 활액의 분비와 관절 유착의 해소를 목적으로 사용한다. 골반과 허리뼈의 움직임에 대한 생체역학적 지식이 필요하다. 서로의 움직임은 연결되어 있기에 통증 개선과 재활의 관점에서도 중요하다.

허리가 굽힘될 때 골반은 뒤로 회전되며 골반이 앞으로 회전되면 허리는 폄 된다. 골반과 어깨가 서로 반대로 돌림 되고 허리가 폄 된 상태에서 허리뼈는 움직임이 줄어들고 안정되는 잠김 위치가 된다. 기능적 마사지가 이 움직임을 근거로 임상에 적용될 때는 통증을 기준으로 중재를 적용하는 힘의 크기와 방향, 리듬을 다양하게 변형되고 응용될 수 있어야 한다.

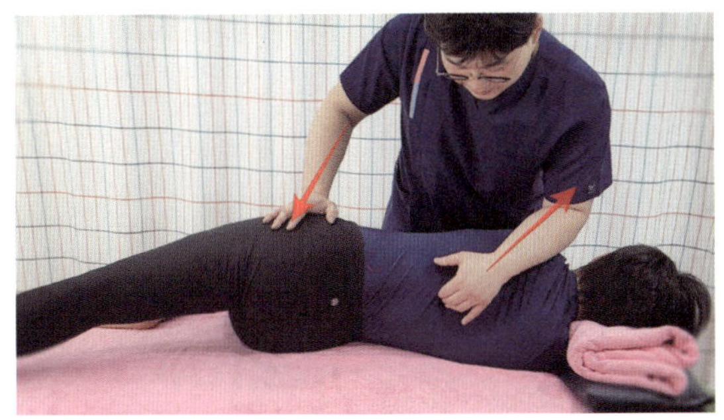
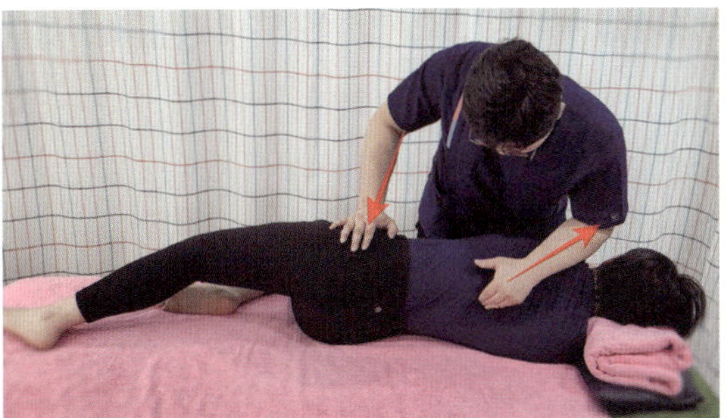

c   d

c. 등뼈와 가슴우리의 움직임을 위한 기능적 마사지

　*a의 자세와 반대 방향으로 다리와 골반, 어깨를 위치시킨다. 위쪽의 다리를 폄 시키고 보조수로 골반의 위앞엉덩뼈가시(ASIS)를 잡아 고정한다.

　*주동수의 아래팔로 어깨뼈를 고정하고 환자의 호흡에 맞추어 치료사의 몸쪽으로 당겨 긴장도를 조절한다. 손가락으로 등뼈의 가시돌기를 접촉하여 움직임을 유도할 수 있다.

d. c의 기법에서 치료사의 체중을 주동수의 어깨와 아래팔에 강하게 적용하여 순간 밀치기 (Thrust)를 사용하는 변형 기법

　*보조수는 골반이 움직이지 않도록 단단히 고정되어야 한다. 환자의 다리는 폄, 골반은 앞기울임 상태, 허리는 폄 상태에서 고정되어 있어야 하고 어깨뼈는 위쪽 돌림, 위팔뼈는 굽힘, 등뼈는 스트레치 된 상태에서 순간 밀치기 기법이 빠르게 시행되어야 한다.

　*갈비뼈의 해부학적 형태와 등뼈의 관절면을 고려하여 움직임의 방향을 결정한다.

몸통 대부분의 돌림 움직임은 등뼈를 포함한 갈비뼈에서 일어난다. 호흡과 함께 일어나는 갈비뼈의 움직임을 활성화하고 유도할 수 있도록 기법을 응용한다.

예를 들어 저항운동과 같이 들숨에 갈비뼈의 움직임을 제한하고 날숨 시의 갈비뼈의 움직임을 촉진하는 방법을 적용하면 가슴우리의 움직임과 호흡량을 증가시킬 수 있다.

이처럼 한 가지의 기법에서 관점을 바꾸면 여러 가지의 목적을 가진 다양한 방법으로 변형

할 수 있는 것이 기능적 마사지의 장점이다.

4. 복부, 골반, 하체의 기능적 마사지

옆으로 누운 자세에서 복부, 골반, 그리고 하체에 적용되는 기능적 마사지의 빈도는 비교적 낮은 편이다. 기법을 오랜 시간 적용한다면 환자의 자세를 안정적으로 유지하는 것이 어렵기 때문이다. 하지만 국소적으로 기법을 적용해야 하거나 짧은 시간에 기법의 리듬에 변화를 주어야 할 때 알아 두면 유용하다.

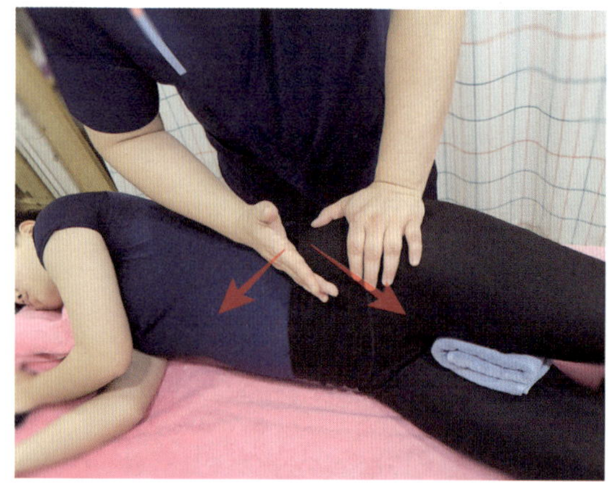

a

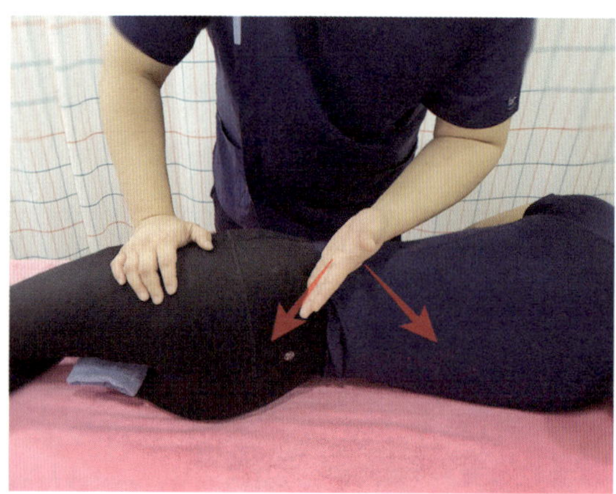

b

a. 복부와 가로막을 위한 기능적 마사지

*보조수는 골반과 어깨뼈를 지지하여 복부가 움직이지 않도록 고정하는 역할을 한다.

*주동수는 아래로는 엉덩뼈 능선을 경계로 하여 내부장기에 여러 종류의 압박을 변경하며 자극하고 위로는 갈비뼈의 형태를 따라 가로막과 위장 등의 장기에 압박을 가한다.

옆으로 누운 자세에서는 복벽의 압력이 감소하므로 부드럽고 약한 압박으로도 효율적인 기법의 적용이 가능하다. 특정한 목적과 이론에 따라 수기법의 종류는 달라질 수 있지만 기본적으로 치료사의 위치에서 위아래, 그리고 방사선의 방향으로 부드럽게 밀고 당기며 가로막과 복부의 근육들과 내부장기의 이완과 운동을 유도하는 것이 기본 움직임이다. 바로 누운 자세에서도 같은 방법으로 적용된다.

b. 척추세움근과 허리네모근의 이완을 위한 기능적 마사지

*골반뼈 능선과 갈비뼈의 형태를 따라 척추세움근과 허리네모근의 부착 부위를 고려하여 기법의 적용 부위를 선정하고 11번과 12번 갈비뼈의 위치를 파악하여 자극하지 않도록 한다.

치료사의 체중을 이용하기 적절하지 못한 자세이므로 오일이나 크림을 이용해 피부에 직접 접촉하여 압박하는 방법으로 전환하는 것이 효율적이다. 이 자세에서 너무 강한 압력은 허리뼈의 가로돌기나 하부의 갈비뼈를 자극할 수 있기에 주의한다.

급성 요통이나 환자의 자세가 불편할 때 이 자세를 조금씩 변화시켜 편안한 위치를 찾아 자세 이완을 유도하면 매우 유용하고 효과적인 기법이다.

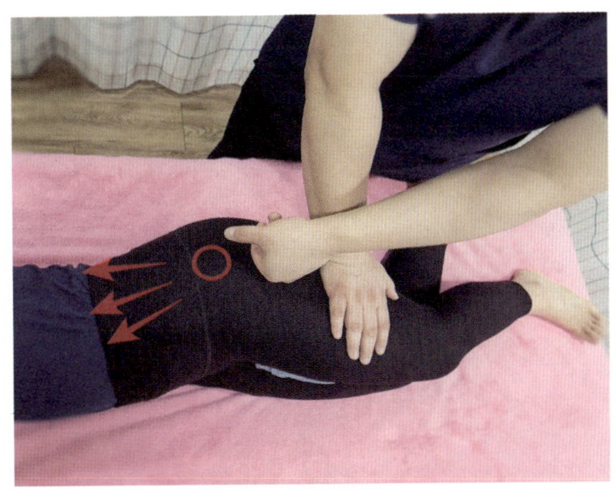

c

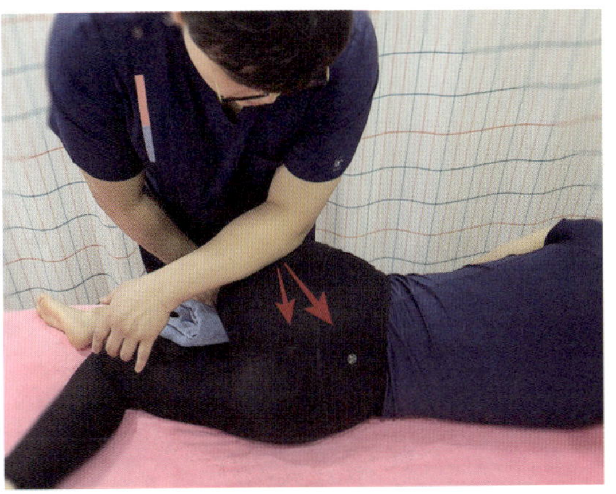

d

c. 큰 돌기를 중심으로 한 볼기근의 기능적 마사지 1

*보조수로 넓적다리의 외측을 눌러 고정한다. 주동수는 가볍게 말아 쥔 주먹으로 머리 방향을 향해 방사선 방향으로 넙다리근막긴장근, 작은볼기근, 중간볼기근을 중심으로 압박하며 근육을 이완시킨다.

엉덩관절의 모음 각도에 따라 근육의 긴장도가 변화하므로 다리 사이의 지지대의 두께를 조절하면서 기법을 시행한다. 모음의 각도가 커질수록 근육의 긴장도는 증가한다. 주동수를 아래팔로 변형시키면 체중을 이용하기 편리해진다.

d. 큰 돌기를 중심으로 한 볼기근의 기능적 마사지 2

*엉덩관절을 굽힘 시키고 보조수로 무릎을 고정한다. 주동수는 아래팔을 굽힘 시켜 큰 돌기를 중심으로 엉치뼈 방향으로 압박을 적용한다.

이 기법에서 접근할 수 있는 주된 근육은 큰볼기근과 궁둥구멍근이다. 궁둥신경에 대한 압박, 이완 기법을 사용할 수 있는 주요한 자세이다. 엉덩관절을 더욱 많이 굽힘 시킬수록 넙다리네모근 등의 심부 근육들을 자극할 수 있다. 근육의 두께가 두껍고 강하므로 아래팔 쪽으로 체중을 실어 압박의 강도를 조절해야 하지만 골막 또한 근처에 위치하여 통증을 발생시킬 수 있으므로 주의한다.

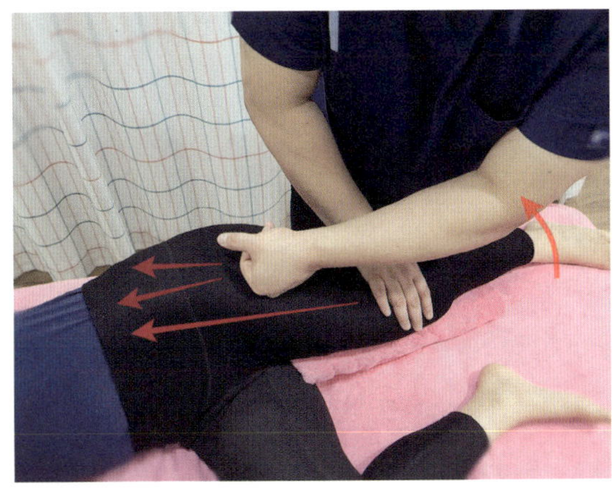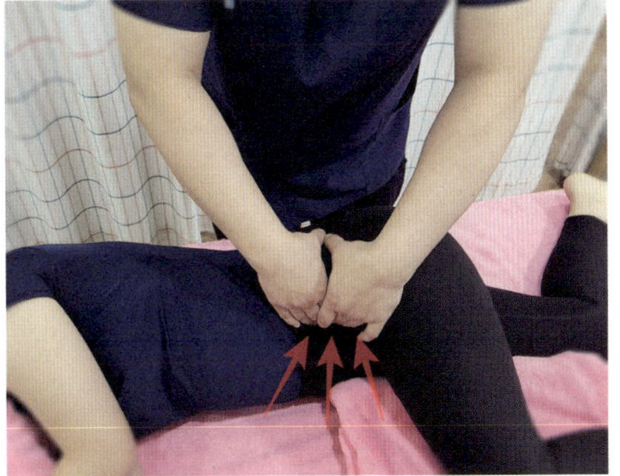

e   f

e. 넙다리근막긴장근, 가쪽넓은근을 위한 기능적 마시지

  *아래쪽 다리를 굽힘, 위쪽 다리를 폄 시키고 아래쪽에 쿠션을 넓게 받힌다.

  *위쪽 다리 전체를 가쪽 돌림 시켜 넓적다리의 가쪽면이 위쪽을 향하게 한다.

  *보조수로 무릎 부위를 고정하고 가볍게 쥔 주먹으로 넓적다리의 옆면을 따라 압박을
  가하며 아래에서 위로 이동시킨다.

  넙다리근막긴장근과 가쪽넓은근의 해부학적 위치에 따라 엉덩관절의 앞쪽에서 무릎까
지 위아래를 번갈아 가며 부드럽게 자극한다. 이 부위는 때로는 엉덩관절의 충돌증후군
(Impingement Syndrome)과 무릎의 통증에 관여되므로 기능적인 연관성을 적용하면 효과
적인 기법이 될 수 있다. 자세를 변경하여 엉덩관절 앞쪽의 스트레치도 고려해 볼 수 있는
자세이다. 엉덩관절과 무릎의 능동적인 움직임을 추가하여 기법과 리듬을 다양하게 변화시
키는 응용이 필요하다.

f. 엉덩허리근을 위한 기능적 마사지

  *e의 기법과 다리의 위치를 반대로 하고 쿠션을 굽힘 된 다리 밑에 둔다.

  *치료사의 몸으로 환자의 몸이 뒤로 움직이지 않도록 지지하고 양 손가락을 모아 엉덩

근이 위치한 위앞엉덩뼈가시(ASIS)의 앞 안쪽, 그리고 허리뼈와 넙다리의 작은돌기 사이에 있는 허리근의 해부학적 부착 부위를 따라 부드럽고 지속적인 압박을 가한다.

복벽이 가장 이완되는 자세로 복부 근육의 저항을 적게 받으며 깊이 위치한 엉덩허리근을 효과적으로 이완시킬 수 있는 기법이다. 압통점을 발견한다면 엉덩관절의 굽힘 각도를 변화시켜 자세의 이완을 유도하고 지속적인 압박을 통해 이완을 유도하거나 리듬 있는 주동수의 움직임을 통에 장기의 이완과 수동운동을 목적으로 응용할 수 있다.

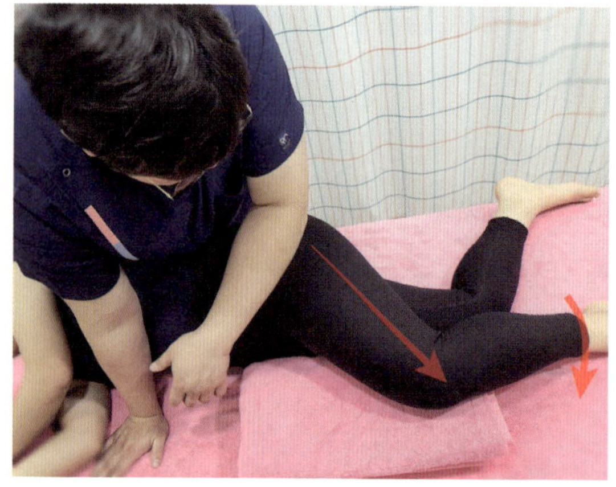

g

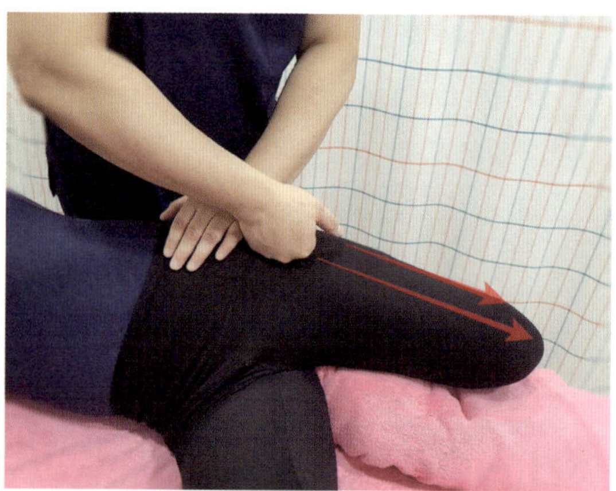

h

g. 엉덩정강근막띠(Iliotibial band)를 위한 기능적 마사지

  *넙다리의 가쪽면이 고정되도록 굽힘 시키고 발목을 바닥에 밀착시킨다.

  *보조수로 환자가 움직이지 않도록 지지하고 주동수의 아래팔로 엉덩정강근막띠의 해부학적 부착 면을 따라 천천히 압박하며 이동한다.

체중을 지지하는 기능을 하는 튼튼한 곳이지만 넓적다리의 골막과 가까운 부분으로 통증에 민감한 부위이기 때문에 섬세한 강도의 조절이 필수적이다.

필요에 따라 치료사의 자세를 변경하여 무릎에서 엉덩관절 쪽으로 이동 방향을 변경하는 것도 가능하다. 앞으로는 가쪽넓은근과 뒤쪽으로는 넙다리두갈래근과 경계를 이루고 있는 부위이므로 무릎과 허리의 방사통과 관련된 증상을 개선하는 데 고려되는 기법이다.

h. 넙다리곧은근(Rectus femoris)을 위한 기능적 마사지

*g의 기법과 반대 방향으로 다리의 자세를 변경시키고 넙다리곧은근이 스트레치 될 수 있도록 무릎을 굽힘 시킨다. 보조수로 골반을 고정하고 주동수를 가볍게 쥔 주먹으로 넙다리곧은근의 해부학적 위치를 따라 압박하며 이동시킨다.

무릎의 움직임 개선을 위해 능동적인 움직임을 추가해 기법을 응용하여 적용할 수 있다. 그리고 무릎뼈의 위쪽 주변에 점액주머니(Suprapatellar bursa)가 위치하므로 관절의 윤활을 유도할 수 있다.

치료사의 자세를 변경하여 엉덩관절과 넙다리의 앞쪽을 강하게 스트레치 하는 기법으로 전환할 수 있다. 아래쪽에 있는 다리에는 모음근의 기법 적용이 가능한 자세이다.

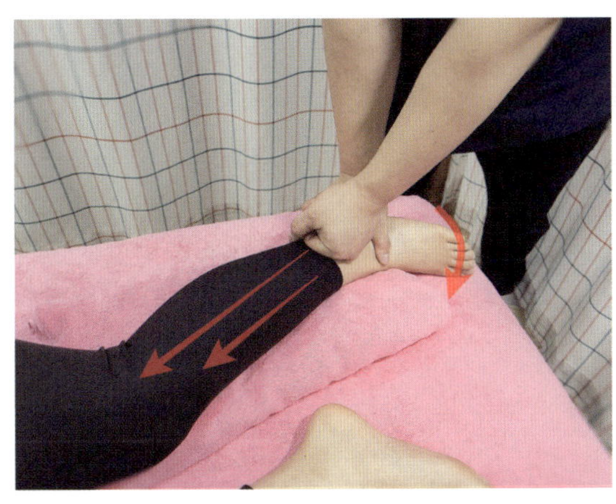

i

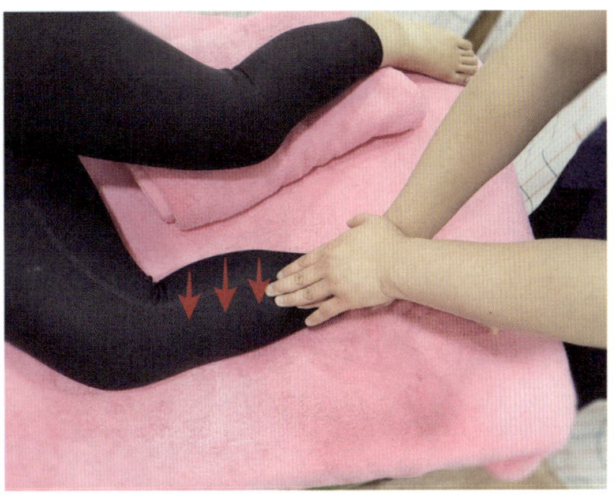

j

i. 종아리근과 앞정강근을 위한 기능적 마사지

*보조수로 발목을 고정하고 주동수를 가볍게 쥔 주먹으로 발목 외측에서 종아리뼈를 따라 압박을 유지하며 무릎 쪽으로 이동시킨다.

*같은 방법으로 앞정강근에도 압박을 적용하고 때로는 발목의 능동적인 움직임을 추가하여 기법을 응용한다.

종아리근과 무릎 뒤쪽을 중심으로 신경이 지나고 있으므로 무릎과 발목의 위치를 적절히 변형시켜 신경과 근육의 긴장도가 변화됨에 따라 다양한 방법으로 응용할 수 있다. 인체의 기능적인 움직임과 해부학적인 위치를 고려하여 상황에 맞게 자세를 변경한다.

j. 종아리의 심부 근육 자극을 위한 기능적 마사지

*i의 기법과 자세가 같다. 정강뼈와 넙치근(Soleus) 사이의 심부 근육들에 접근할 수 있다. 양 손가락을 겹치고 정강이뼈 근처의 골막 옆을 천천히 그리고 깊이 압박을 주며 아래에서 위로 이동시킨다.

엎드린 자세에서는 종아리 근육의 긴장도로 인해 이곳에 있는 심부 근육을 자극하는 데는 제한이 생긴다. 옆으로 누운 자세에서는 무릎과 발목의 각도 조절이 편리하고 쉽게 접근할 수 있다. 심부의 종아리 근육들은 발바닥과 발가락으로 이어져 있으므로 발바닥 근막염(Plantar fascilitis)와 같은 발과 관련된 질환과 연관 지어 사용될 수 있는 기법으로 활용해 본다. 발목과 발가락의 능동적인 움직임을 추가한 기법으로 응용할 수 있다.

CHAPTER
5

바로 누운 자세는 기능적 마사지를 적용할 때 치료사가 수동 움직임을 유도할 수 있는 범위가 넓고 환자의 자세를 변형시킬 수 있는 여지가 많아 활용도가 높은 자세이다. 그리고 각종 도수치료의 기법을 적용할 때 중력의 영향을 덜 받는 자세로서 통증의 제어가 수월하다. 치료사의 손으로 통증이 있거나 움직임이 제한된 부위를 지지하거나 압박하고 고정하며, 수동 움직임을 반복하는 방법으로 주로 기법이 적용된다. 때에 따라 능동 움직임이 요구될 수도 있다.

기능적 마사지에서 기법 적용의 원칙은

(1) 환자의 반응에 따라 압박의 방향과 강도를 변화시킨다.

(2) 가벼운 강도의 압박과 움직임으로 문제 부위를 확인하고 서서히 강도를 높여 조직의 심부에까지 영향을 줄 수 있도록 치료사의 체중을 안정적으로 이용한다.

(3) 해부학과 생체역학적 원리를 근거로 환자를 이해시켜 신뢰를 형성하고 상황에 따라 수동운동에서 능동운동으로 기법을 변화시킨다.

위의 원칙은 본서에서 소개되는 기능적 마사지의 기법들을 다양하게 확장 시킬 수 있는 핵심이다. 환자와 치료사 모두 신뢰가 형성되어야 기능적 마사지의 효율이 증대될 수 있고 능동적 자세 개선과 재활 운동 과정에도 자연스럽게 연계될 수 있다.

1. 목의 기능적 마사지

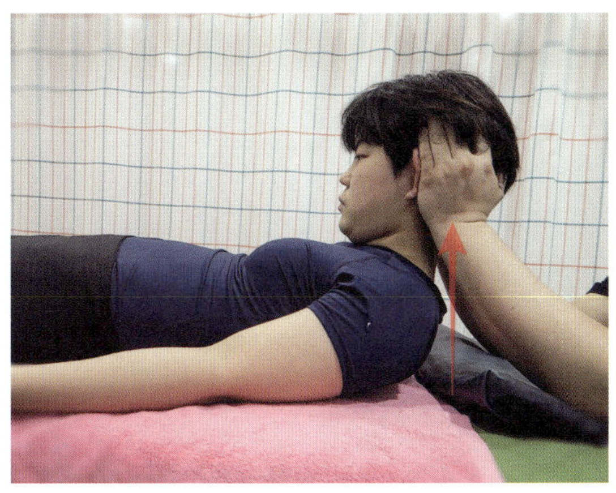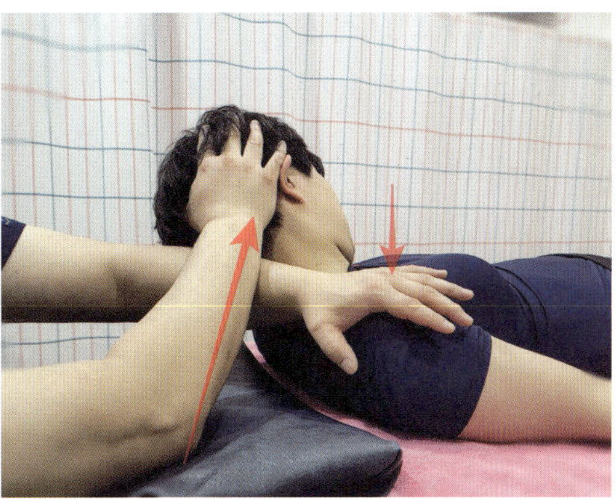

a b

a. 뒤통수뼈를 받침점으로 한 기능적 마사지 1

*양 손바닥의 콩알뼈를 중심으로 한 새끼두덩 부위를 환자의 뒤통수뼈 양옆에 밀착하고 목의 후면부가 스트레치 될 수 있도록 치료사의 아래팔 부위로 높이를 조절하며 지지해 준다. 환자에게 깊은 호흡을 하며 이완하도록 지시하고 목과 어깨의 긴장도에 맞게 아래 팔 부위의 폭과 높이를 조절하며 스트레치의 강도를 서서히 높여 나간다.

Key point

뒤통수밑근(Suboccipital mm.)들과 목의 후면부 근육들, 그리고 등세모근의 상부가 집중적으로 스트레치 되는 기법이다. 충분한 시간을 들여 기법을 유지하고 머리의 위치를 돌림 시켜 자극되는 부위를 일정한 리듬으로 변화를 주면 또 다른 목적의 기법으로 응용될 수 있다. 앞으로 소개될 수동운동 기법들이 어떻게 능동운동으로 대체될 수 있는지 연구해 본다. 이론적인 근거와 목적이 있다면 책으로는 다 담을 수 없는 여러 가지 버전의 노하우(Knowhow)로 발전할 수 있다.

b. 뒤통수뼈를 받침점으로 한 기능적 마사지 2

*a의 기법을 변형한 기능적 마사지의 예시이다. 양팔을 교차하여 한 손을 반대편의 어깨 앞쪽을 잡고 고정한다.

*어깨가 고정되면 뒤통수뼈를 접촉하고 있는 주동수로 머리의 방향을 자유롭게 조절하고 스트레치의 강도를 높일 수 있다.

어깨를 가쪽, 뒤쪽, 아래 방향으로 섬세하게 압박하여 고정하고 머리의 위치를 변화시키는 것에 따라 중점적으로 스트레치 시킬 수 있는 근육의 종류가 달라진다. 치료사는 이 부위의 근육, 신경, 혈관 등의 해부학적 구조물을 숙지하고 그 방향에 따라 각도에 변화를 줄 수 있어야 한다.

주동수와 보조수의 위치를 바꾸어 중재 기법의 변화를 준다면 어떤 방법으로 전환될 수 있을 것인가에 대한 창의적인 고민을 한다면 목뼈의 움직임을 더욱 활성화할 수 있다.

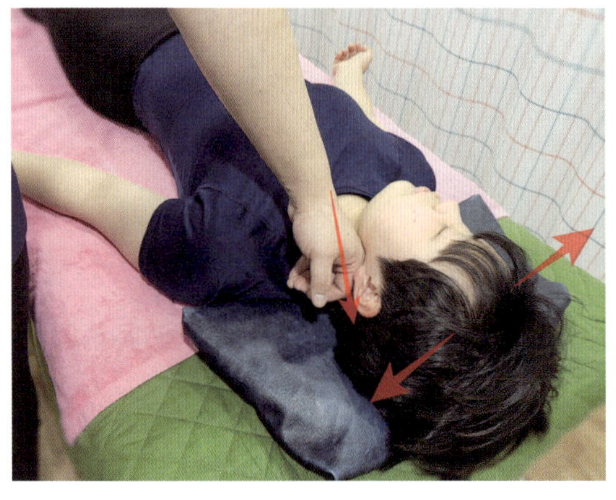
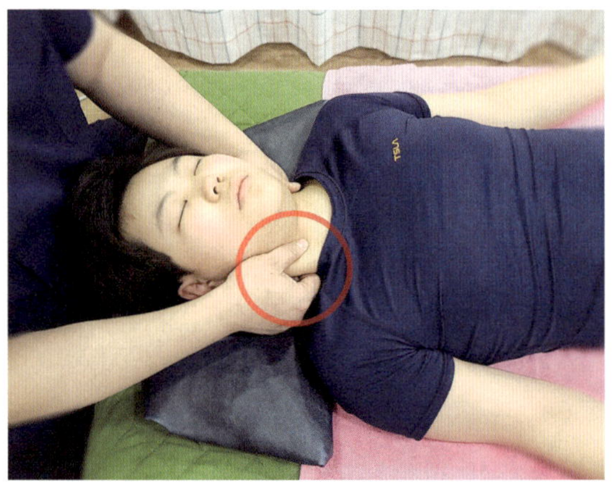

c   d

c. 목빗근(SCM)의 기능적 마사지 1

*가볍게 쥔 주먹으로 목빗근(Sternocleidomastoid m.)의 빗장뼈 부착 부위부터 꼭지돌기(Mastoid process)까지 가벼운 압박을 이어 나간다. 좌우로 능동적인 목의 움직임을

추가하면 더욱 넓은 범위의 근육을 안정적으로 자극할 수 있다.

기도와 목동맥의 압박을 주의한다. 자세가 불안정하다면 보조수로 환자의 머리를 지지하고 목의 움직임을 보조하면 안정적인 기법의 응용이 가능하다.

비슷한 자세로 주동수를 네 손가락으로 바꾸어 목빗근의 안쪽을 깊이 자극하면 긴목근(Longus colli m.)에 대한 기법으로 변경된다.

d. 목빗근(SCM)의 기능적 마사지 2

*보조수로 목의 뒷면을 고정하고 주동수의 엄지와 검지를 사용하여 목빗근을 가볍게 잡아 압박한다. 보조수로 목의 위치를 변화시키면 근육의 긴장도와 길이가 달라지므로 다양한 각도에서 기법을 적용한다.

목빗근은 기본적으로 머리의 굽힘과 돌림에 기능한다. 하지만 머리가 과도하게 폄 된 상태에서 과긴장은 머리의 폄 근으로서 작용하여 목의 뒤쪽 부분을 더욱 짧아지게 하고 거북목의 변형을 고착시키는 역할을 하기도 한다.

이는 턱관절의 공간을 좁게 만들어 씹기 근육의 긴장도를 높이는 연쇄 반응을 일으키기도 한다. 이처럼 근육은 역학적인 상황이나 자세에 따라 기능이 바뀌게 되고 움직이는 방향에 따라 노출면적이 변하게 되므로 이를 여러 가지 관점에서 분석하여 자세를 변화시킨다. 또한 선택된 부위는 접촉검사를 통한 움직임과 통증 반응을 통해 유효성을 확인할 수 있다.

같은 자세에서 보조수와 주동수의 역할을 바꾸어 다른 기법으로 변형된다. 고정한 보조수의 네 손가락으로 목의 가시돌기 옆면을 따라 자극하고 주동수는 머리의 방향을 조절하는 보조수의 역할을 하는 기법으로 응용시킬 수 있다.

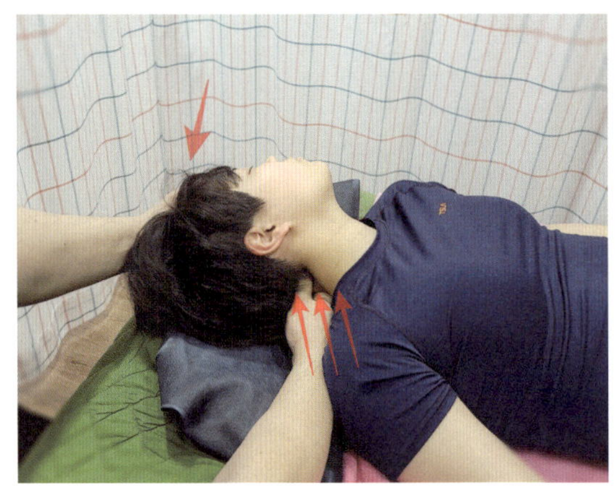
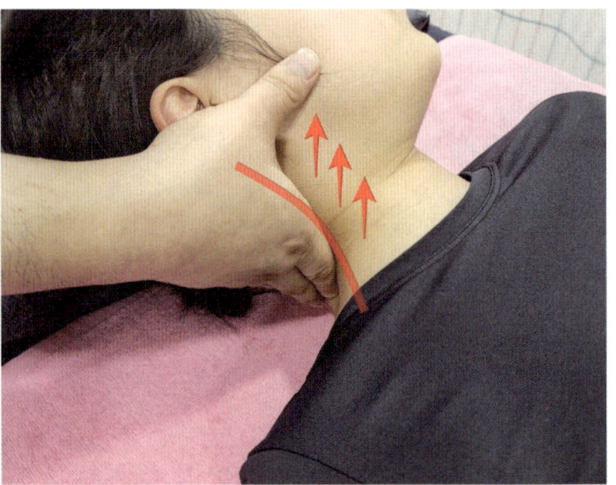

e   f

e. 목뼈의 이완과 움직임을 위한 기능적 마사지 1

　*보조수는 이마를 고정하고 주동수의 엄지로 목뼈의 가시돌기 옆을 단단히 접촉하며 관절면의 방향을 고려하여 지속적인 움직임을 가한다.

　*주동수와 보조수의 힘 방향은 서로 교차하며 동시에 움직인다. 1~7번 목뼈의 해부학적 특성과 관절 움직임 방향을 고려하여 기법을 적용한다.

　호흡과 함께 리듬을 형성하여 환자의 이완을 유도하는 것이 중요하다. 목뼈의 돌림과 폄, 굽힘 모든 방향으로 수동적 움직임의 통제가 가능하므로 어떤 상황에서도 편안한 각도로 방향을 잡아 통증을 제어할 수 있어 필수적인 기법이다.

　주동수의 엄지의 섬세한 감각으로 근육의 이완을 위한 압통점의 탐색과 수동 움직임의 방향을 조절하기에도 효과적이다. 다른 도수치료 기법에서 적용되는 이론에 따라 손의 위치와 모양은 달라질 수 있지만 숙달된 치료사는 빠르게 습득할 수 있을 것이다.

f. 목뼈의 이완과 움직임을 위한 기능적 마사지 2

　*e의 기법에서 응용될 수 있는 관절의 움직임에 초점을 둔 기법이다.

　*주동수 검지의 손허리손가락관절(MP) 부위로 목뼈의 고리판(Lamina)을 단단히 접촉

한다. 보조수는 머리가 움직이지 않도록 옆머리뼈 부위를 고정하거나 아래팔과 가슴부위로 단단히 고정해 주는 것이 중요하다.

*보조수로 목의 곡선과 움직임의 방향을 안내하고 주동수로 관절면의 방향을 고려하며 치료사의 체중을 이용하여 압박과 이완에 리듬을 주면서 목뼈의 수동 움직임을 유도한다.

e의 기법보다는 섬세함이 부족한 대신 크고 안정적인 압박을 지속하고 목 부위에 대한 견인을 추가할 수 있는 장점을 가지고 있다. 관절의 끝 범위에서 관절면의 방향에 따른 순간 밀치기(Thrust) 기법으로 변환도 가능하다. 체중을 이용한 압박이 가능한 장점이 있지만 척추동맥(Vertebral a.) 부위에는 너무 강하고 지속적인 힘이 가해지지 않도록 주의한다.

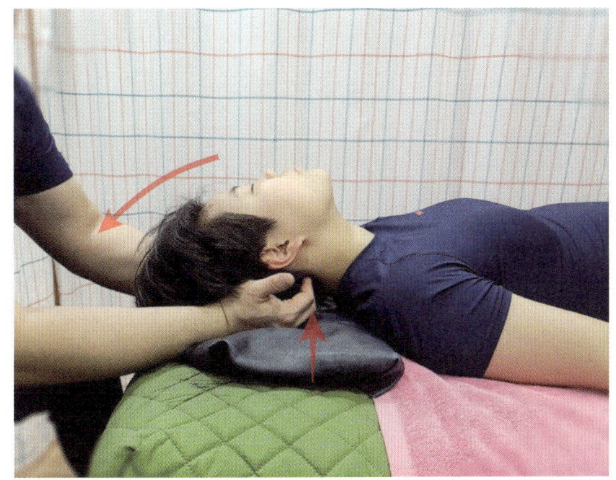

g

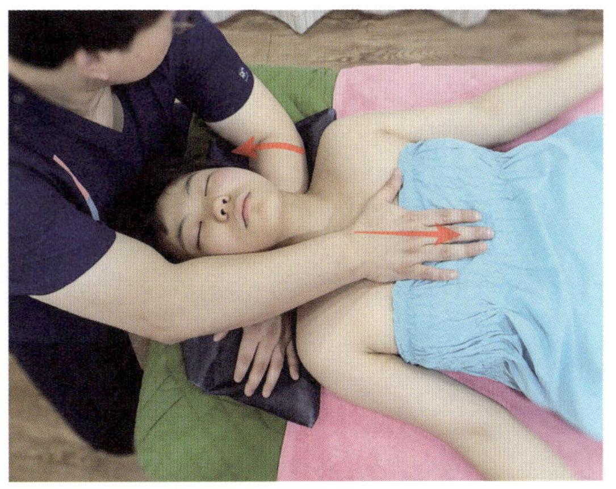

h

g. 뒤통수밑근을 위한 기능적 마사지

*양손의 네 손가락을 나란히 세우고 뒤통수뼈의 뒤통수밑근 부착 부위에 접촉한다. 근육이 이완되는 느낌에 따라 서서히 압박하는 강도를 높이고 환자의 머리는 이완되어 폄 되는 방향으로 움직이고 어깨가 긴장되지는 않았는지 계속 확인하면서 기법을 지속한다.

목과 어깨뿐만 아니라 척추신경 전체의 이완을 위해서 가장 널리 사용되는 기법이다. 더 자세한 이론적인 배경은 두개천골치료법(CST)이나 근막이완기법(MFR) 등에서 다루고 있으나 기법의 적용 방법은 크게 다르지 않다.

기능적 마사지에서는 뒤통수밑근의 이완과 뒤통수뼈와 첫 번째 목뼈의 원활한 움직임을 활성화하기 위한 목적으로 사용된다. 치료사의 손끝에서 느껴지는 감각에 따라 주관적이고 미세한 움직임의 조절이 중요한 기법이다.

h. 목의 가벼운 견인과 가슴우리의 이완을 위한 기능적 마사지

　*보조수의 아래팔로 뒤통수뼈를 접촉하고 목의 곡선을 유지하며 치료사의 몸쪽으로 끌어당겨 가볍게 밀착시킨다. 주동수의 손바닥으로 복장뼈의 윗부분을 단단히 고정하고 아래 방향으로 서서히 밀어낸다.

주동수와 보조수의 힘은 서로 반대 방향이며 가볍고 지속적인 압박을 가하며 유지하는 것이 중요하다. 날숨과 함께 복장뼈를 서서히 압박하여 유지하여 가슴우리의 움직임을 제한한다. 이러한 움직임의 제한은 역설적으로 가슴우리의 움직임을 더욱 활성화하는 방향으로 작용한다. 이런 원리를 이용한 방법들은 카이로프랙틱(Chiropractic), 정골요법(Osteopathy)의 일부로 활발히 활용되고 있다.

비슷해 보이는 기법의 적용이라도 사용되는 목적이나 이론에 따라 다른 기법이라고 명명되기도 하지만 상황과 자신의 목적에 따라 응용하면 될 것이다.

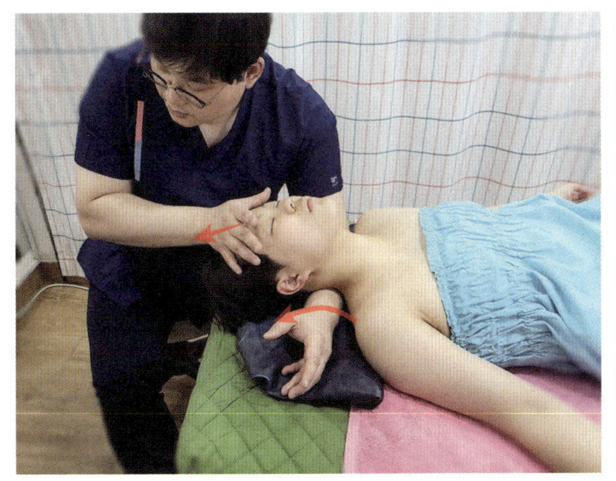
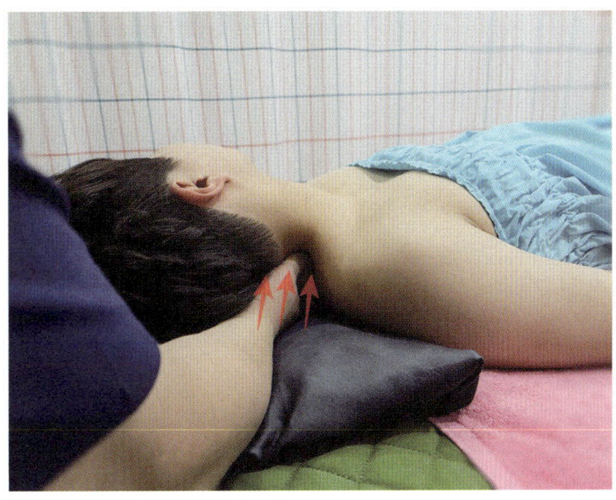

i   j

i. 목의 이완과 견인을 위한 기능적 마사지

*보조수의 노뼈로 뒤통수뼈 아래 부위를 고정하고 주동수로 환자의 이마를 부드럽게 압박하여 고정한다. 보조수는 아래팔을 엎침(Pronation) 시키며 머리 쪽 방향으로 끌어당긴다. 주동수는 머리를 폄 시키면서 보조수 위에 뒤통수뼈를 단단히 밀착시켜 준다.

*주동수와 보조수는 리듬을 가지고 동시에 움직인다.

안정적이고 지속적인 견인을 유지할 수 있는 효율적인 기법이다. 아래팔의 위치에 따라 목의 앞굽이 각도를 조절할 수 있고 보조수와 주동수가 동시에 움직여 안정성과 견인력을 제공할 수 있다. 이마를 고정한 주동수가 목의 돌림 각도를 조절함으로써 섬세하게 좌우에 가해지는 견인력을 변화할 수 있는 응용도 가능하다.

주동수를 아래팔이 아니라 엄지와 검지로 변화시켜 목뼈의 가시돌기를 지지하게 되면 1~7번의 목뼈의 섬세한 움직임을 조절할 수 있는 새로운 기법으로 적용된다.

j. 목 부위의 섬세한 압박을 위한 기능적 마사지

*보조수는 옆머리뼈를 지지하여 머리의 움직임을 조절한다. 주동수의 엄지는 목뼈의 척추뼈고리판(Lamina) 부위를 단단히 접촉하고 관절 깊은 곳까지 압박하며 회전한다.

*목의 곡선을 따라 압통점을 탐색하며 섬세하고 강한 압박을 부드럽게 이어 나간다.

　숙달된다면 목 부위에 적용되는 기능적 마사지 기법 중에서 가장 효과적이고 다양한 상황에서 사용될 수 있는 다목적 기법이다. 보조수와 주동수의 힘의 방향을 서로 교차하여 적용함으로써 머리의 무게를 이용하여 압박의 강도를 증가시킬 수 있다.

　압박의 범위를 가로돌기와 어깨뼈 부위까지 확장하게 되면 목갈비근(Scalane)과 어깨올림근(Levator scapular)에 적용되는 기법으로 응용된다. 목뼈 사이의 관절 움직임과 근육의 이완을 동시에 가져오는 방법으로 목의 움직임이 제한되는 상황에서 효율적이고 극적인 효과를 가진다. 능동적인 움직임을 요구하는 방법도 상황에 따라 추가하거나 근 에너지 기법으로 응용도 가능하다.

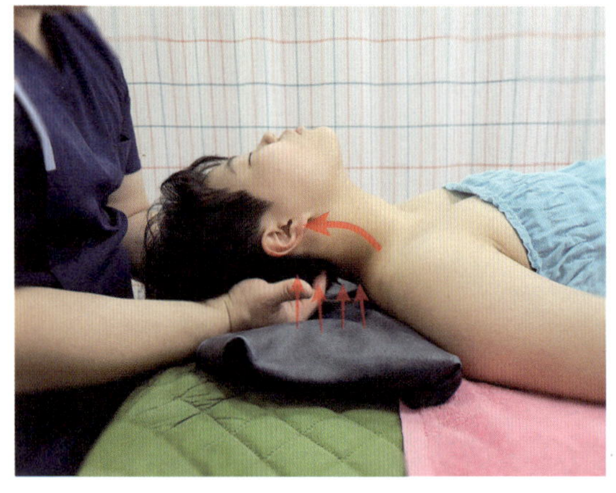

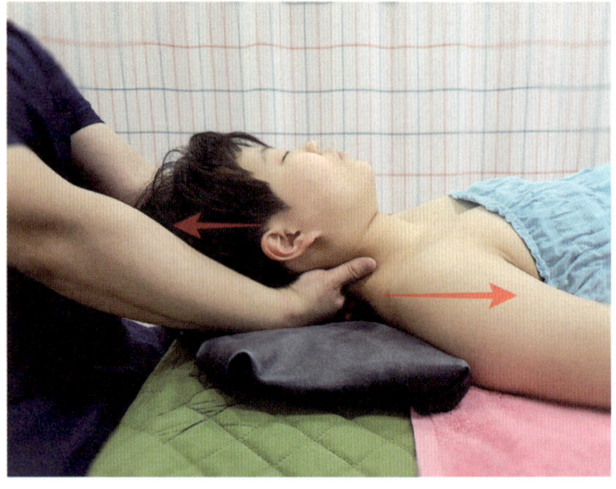

k　　　　　　　　　　　　　　　　　　　l

k. 목의 자유로운 움직임을 위한 기능적 마사지

　*양 손가락을 세워 목뼈의 고리판(Lamina) 부위에 단단히 고정한다.

　*목뼈의 굽힘과 폄, 좌우 돌림, 옆 굽힘의 수동적이고 섬세한 움직임을 손가락의 힘을 조절해 유도한다. 1~7번 목뼈까지 모두 적용될 수 있다.

수동 움직임 유발을 통해 압통점의 탐색과 관절의 유착을 검사할 수 있다.

일부 도수치료 기법은 이 방법을 통해 척추뼈의 위치를 분석해 도수교정(Manipulation) 또는 고속저폭기법(HVLA) 에 이용한다. 움직임이 줄어들거나 통증이 발생 되는 부분을 발견한다면 압박과 이완을 지속하여 움직임과 통증이 개선될 때까지 반복적으로 기법을 적용한다. 아래팔로 머리의 무게를 분산시키면 치료사의 부담을 덜어 줄 수 있다.

1. 목 전체의 근막 이완을 위한 기능적 마사지

   *양 손바닥을 겹치고 뒤통수뼈를 단단히 고정한다.

   *환자의 어깨가 긴장되지 않도록 어깨를 이완시키고 아래쪽으로 내리도록 지시하거나 주동수의 한 손을 등뼈 부위로 이동시켜 목의 근막이 부드럽게 스트레치 되도록 피부를 늘린다.

가벼운 견인력을 기반으로 시행되는 기법으로 호흡 안정을 유도하고 비교적 지속적이고 긴 시간 유지하도록 한다. 치료사의 손에서 느껴지는 이완 정도에 따라 근막이 느슨해지지 않도록 머리뼈를 당기는 힘의 긴장도를 조절하는 것이 중요하다. 연부조직의 감각 훈련에 도움이 되는 기초적 기법으로 활용된다.

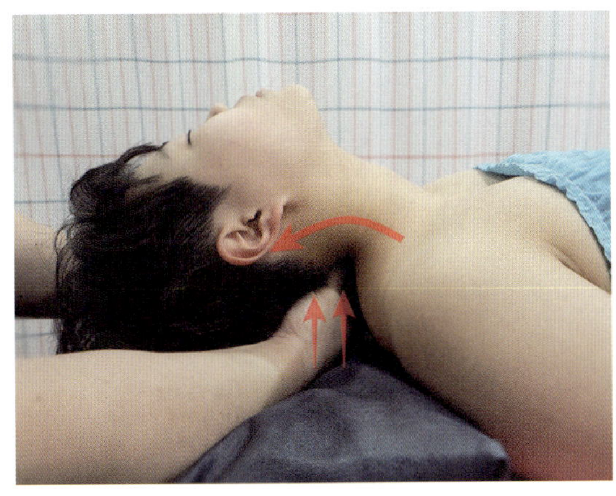

m

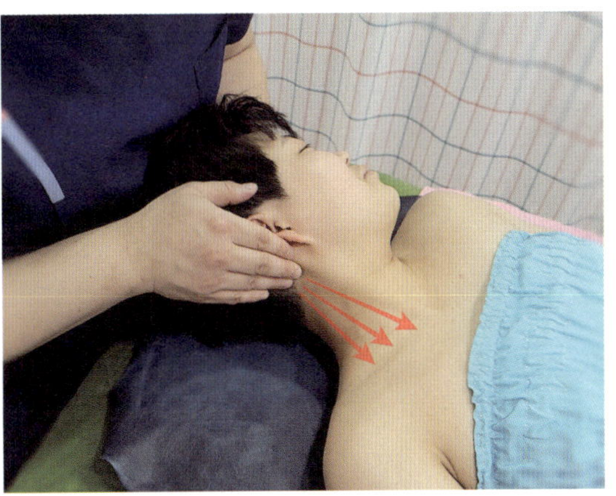

n

m. 목의 곡선 회복을 위한 기능적 마사지

　*시작은 k의 기법과 주동수의 사용 방법이 같다. 양 손가락으로 목뼈의 고리판 부위를
　접촉하고 원을 그리면서 치료사의 몸쪽으로 목을 끌어당긴다. 목이 폄 되는 쪽으로 움직
　이면서 목의 곡선이 증가하는 방향으로 어깨에서 머리 쪽으로 이동하면서 적용한다.

목뼈의 관절 사이에 적용할 수도 있고 접촉되는 손가락의 면적을 넓혀서 어깨에서 뒤통수
뼈까지 한 번에 끌어당기며 견인력을 작용시켜 목의 곡선을 형성해 주는 기법으로 응용될 수
있다. 숙달된다면 양손을 번갈아 교차하거나 양손을 동시에 움직이는 방법으로 리듬을 형성
하여 기법에 변화를 주면 순응을 방지하고 더욱 편안한 느낌을 줄 수 있다.

n. 목갈비근(Scalane)을 위한 기능적 마사지

　*목을 한 방향으로 돌리고 보조수로 머리를 지지해 준다. 주동수의 2~3개 정도의 손가
　락 끝을 이용해 꼭지돌기(Mastoid process)를 시작점으로 빗장뼈를 향해 세 갈래의 목
　갈비근 주행 경로를 따라 천천히 압박을 유지하며 이동한다.

피부와의 직접적인 마찰을 줄이기 위해 적당량의 크림이나 오일(Oil)을 사용한다.

이 자세에서 목빗근, 빗장뼈, 등세모근의 상부는 삼각형을 형성하며 이 안에 목갈비근 외에
도 신경과 혈관 등의 중요 구조물이 지나고 있으므로 목적에 따라 자세와 손의 적용법을 적절
히 변형한다. 긴장성 두통, 턱관절 장애, 목과 어깨의 질환에 필수적인 기법으로 활용된다.

2. 어깨의 기능적 마사지

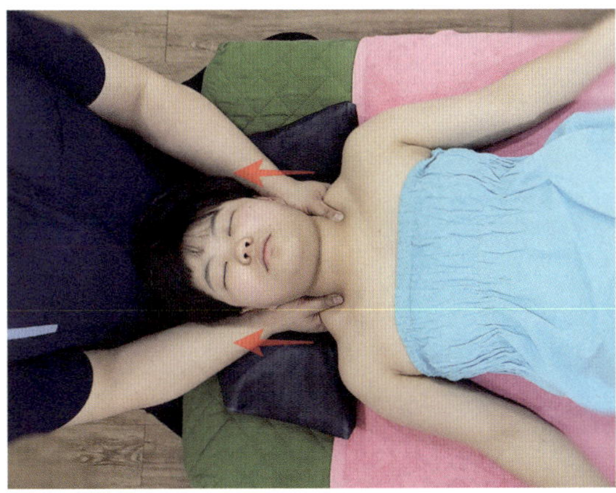

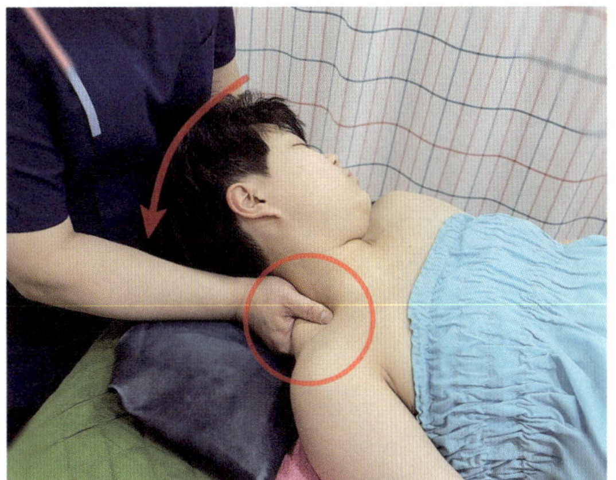

a   b

a. 등세모근 상부를 위한 기능적 마사지 1

*돌출된 등세모근의 상부를 양손으로 쥐고 서서히 압박하며 치료사의 몸쪽으로 끌어당
긴다. 목에서 어깨 바깥쪽을 향해 부위를 나누어 등세모근 상부 전체를 이완시켜 준다.

근육의 부피가 크고 예민한 압통점이 많이 존재하는 부위이므로 환자의 반응에 따라 강도
를 조절하고 이완이 느껴질 때까지 압박을 유지한다. 근육에 가벼운 수동 움직임을 가하는
것도 좋은 방법이다. 엄지로 연부조직을 깊이 압박하면 어깨올림근의 이완 또한 가능하다.
거북목과 굽은 어깨의 체형일수록 근육의 긴장도가 강한 경향이 있다.

양 손바닥을 환자의 등 쪽에서부터 접촉하여 등세모근의 하부 근막을 서서히 끌어당겨 순
차적으로 등세모근 전체를 이완시키는 기법으로 변화시킬 수 있다.

굽은 어깨가 원인이 되어 등세모근 상부가 긴장된 경우가 많으므로 가슴과 팔의 근육을 이완
시키고 어깨 관절의 움직임을 회복한 뒤 검사하면 자연스럽게 이완되는 것을 확인할 수 있다.

b. 등세모근 상부를 위한 기능적 마사지 2

*a의 기법을 좌우 한 쪽씩 적용하여 등세모근의 뒤통수뼈와 목의 부착 부위까지 적용하는 기법이다. 보조수로 머리를 지지하고 좌우의 돌림을 조절한다. 주동수로 등세모근 상부의 섬유를 쥐고 압박과 움직임을 지속한다.

*보조수로 머리의 돌림을 조절하는 움직임을 가하면서 동시에 주동수로 뒤통수 부위에서 어깨 쪽으로 이동하면서 기법을 이어 나간다.

등세모근 상부의 길이를 자유롭게 조절할 수 있어 목의 긴장도를 변화시키고 목과 어깨의 움직임을 조절할 수 있다. 주동수의 적용 방법만 바꾸어 여러 가지 기법으로 변화된다.

머리의 위치를 어깨와 멀어지게 조절하면 스트레치 기법으로 가깝게 조절하면 깊은 압박과 수동 움직임을 적용할 수 있는 기법이 된다.

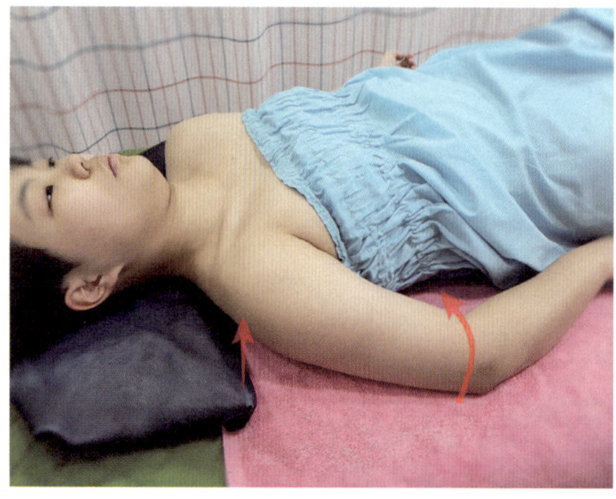

c

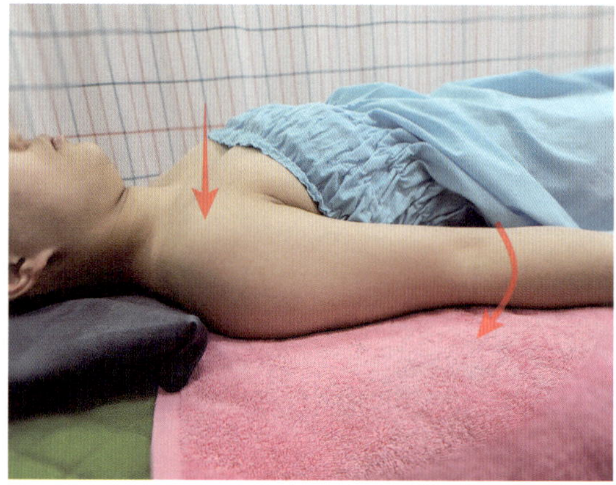

d

c. 기능적 마사지에서 어깨 중재의 적용 원리 1

*오목위팔관절의 안쪽돌림(Internal rotation)과 손의 엎침(Pronation) 동작은 굽은 어깨와 거북목을 만드는 주요한 원인이다. 이 동작은 누운 자세에서 위팔뼈 머리를 돌출시켜 바닥으로부터 멀어지게 만든다.

＊이러한 원리를 환자에게 설명하여 굽은 어깨를 인식하게 만들고 d의 자세로 자가 교정
을 유도한다.

목 근육보다 어깨 근육의 전체적인 근력이 더 강하므로 어깨 위치가 목의 위치를 결정하게
된다. 단축되어 바닥에서 멀어진 전면의 어깨와 가슴근육들은 목을 앞쪽으로 끌어당기게 되
어 거북목을 심화시킨다. 이 결과로 목 앞의 근육은 약해지고 턱이 들리게 되어 입이 벌어진
자세를 유발한다.

d. 기능적 마사지에서 어깨 중재의 적용 원리 2

＊오목위팔관절의 가쪽 돌림(External rotation)과 손의 뒤침(Supination) 동작은 굽은
자세와 호흡 패턴의 재교육에 있어 기본이 된다. 이 동작은 어깨를 바닥 쪽으로 이동시
켜 바르게 펴지도록 만든다.

＊어깨에 대한 기능적 마사지 적용 시 이 자세를 기본으로 하되 통증의 변화에 따라 이
자세는 무시될 수 있다.

이 원리는 어깨와 목의 자세 개선만이 아니라 척추와 골반의 전반적인 자세에도 간접적인
영향을 주게 된다. 어깨와 골반을 연결하는 근육과 관절에 대한 환자 교육은 통증과 자세의
중재에 가장 중요한 역할을 한다. 좌식 생활과 더불어 고정된 어깨와 손의 움직임이 많은 현
대인의 특성상 핵심적인 사항이므로 자세 개선과 재활 운동의 중재 편에서 더욱 상세히 다루
게 될 것이다.

굽은 어깨의 앞쪽 관절면은 좁아지게 되고 움직임에 따라 많은 마찰이 생기게 될 것이다.
이는 근육과 연골의 손상으로 이어져 각종 어깨 관련 질환을 유발하게 되므로 어깨에 대한
기능적 마사지의 접근은 위팔뼈의 돌림 움직임을 조절하여 관절면을 넓혀 주는 것에서부터
시작된다.

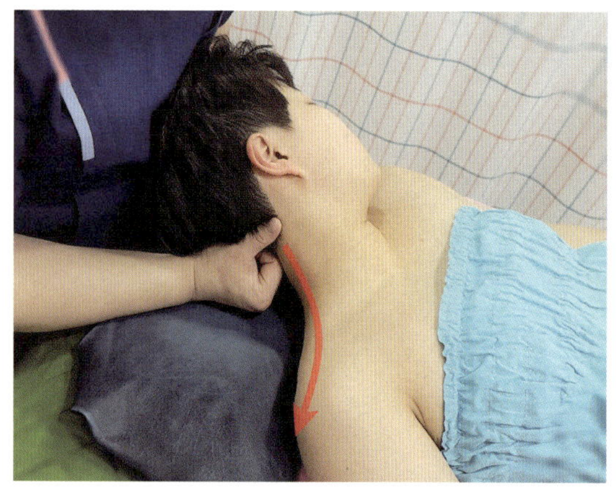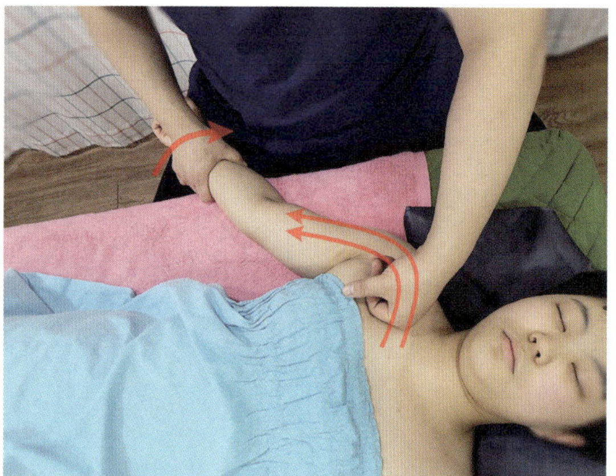

e   f

e. 어깨 상부 근육들의 이완을 위한 기능적 마사지

　*보조수는 머리를 고정하고 모든 방향으로 움직임을 조절할 수 있도록 준비한다.

　*목에서 어깨 부분의 뒤, 중간, 앞부분에 걸쳐 주동수의 가볍게 쥔 주먹으로 압박을 이어 나간다.

Key point

직접적인 피부마찰을 줄이기 위해 로션이나 오일을 이용한 습식 기법으로 적용한다. 목의 돌림과 굽힘 등의 각도를 조절하면 원하는 부위의 근육이나 관절을 집중적으로 자극할 수 있는 효과적인 기법이다. 특히 어깨올림근(Levator scapular)의 부착 부위에 다양한 방향으로 접근이 가능한 기법이다.

f. 가슴근육들의 이완을 위한 기능적 마사지

　*보조수로 손목 부위를 잡고 어깨를 가쪽 돌림 시켜 가슴부위를 열어 준다.

　*주동수의 가볍게 쥔 주먹으로 가슴에서 팔로 이어지는 근육 전체를 2~3부분으로 나누어 압박을 이어 나간다.

큰가슴근(Pectoralis major)과 작은가슴근(Pectoralis minor)의 부착 부위를 중심으로 시작하여 어깨세모근(Deltoid)을 거쳐 위팔두갈래근(Biceps brachii)으로 이어지는 팔 근육의 기능적인 연속성을 고려해 압박 방향을 정한다.

압박의 강도와 깊이를 조절해 더 심부에 있는 근육들에 자극을 줄 수 있도록 변화시킬 수 있고, 치료사의 자세를 바꾸어 팔꿈치와 아래팔을 이용한 기법으로 응용될 수 있다.

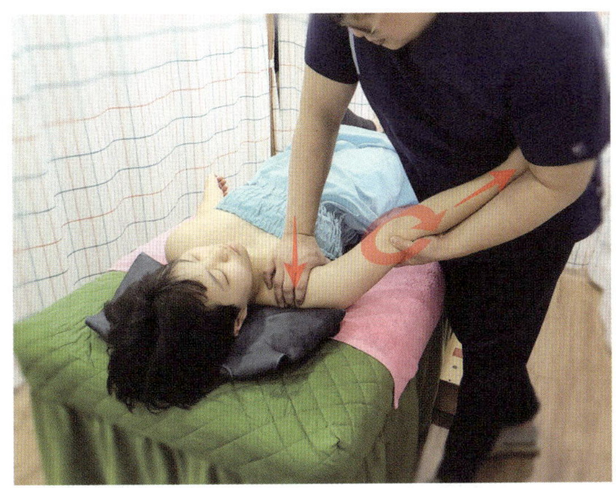

g

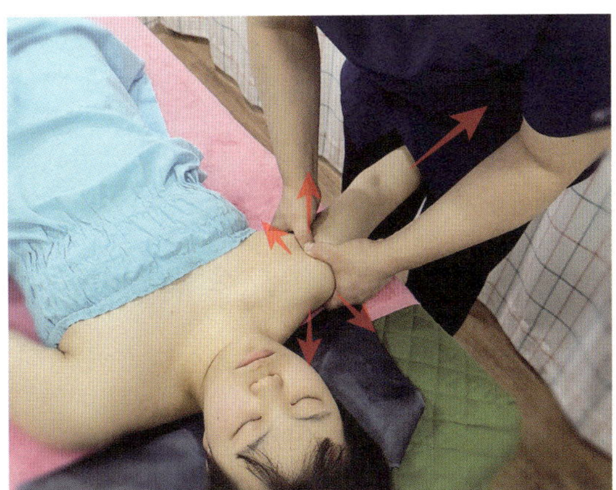

h

g. 위팔뼈머리의 앞, 뒤 움직임을 위한 기능적 마사지

*보조수로 팔꿈치를 고정하고 위팔뼈를 가쪽 돌림 시킨다. 손목을 치료사의 몸에 고정하고 체중을 이용해 위팔뼈머리에 견인력을 적용한다.

*주동수로 위팔뼈의 머리를 단단히 고정하고 아래 방향으로 움직임을 유도하면서 압박의 강도와 속도를 조절하며 리듬감을 형성시킨다.

주동수를 오목위팔관절의 어깨뼈나 위팔뼈머리에 번갈아 가며 적용하면 위팔뼈의 굽힘과 폄을 위한 움직임을 만들어 낼 수 있다. 보조수로 위팔뼈의 돌림과 벌림 각도를 조절하면 어깨 관절에 필요한 다양한 움직임을 유도하는 기법으로 활용된다.

135

어깨 관절의 생체역학적 움직임을 잘 숙지하고 있어야 다양한 기법으로 변화시킬 수 있고
상황에 따른 유동적인 대처가 가능하다.

h. 오목위팔관절의 유착 해소를 위한 기능적 마사지 1

　　*환자의 아래팔을 다리 사이로 고정하고 체중을 이용하여 견인력을 적용한다.

　　*양손으로 오목위팔관절 사이를 통증이 없는 범위 내에서 단단히 고정한다.

　　*견인력과 함께 위팔뼈머리의 가능한 모든 방향으로의 수동 움직임을 유도해 준다.

　　치료사의 체중을 적극적으로 이용하기에는 한계가 있는 기법이다. 짧은 지렛대의 원리를
이용한 방법으로 짧은 거리의 수동 움직임 활성화를 목적으로 한다.

　　지속적이고 반복적인 적용으로 활액의 분비를 촉진하는 기법으로 긴 지렛대를 이용한 기
법의 전 단계나 통증의 개선을 목적으로 한다.

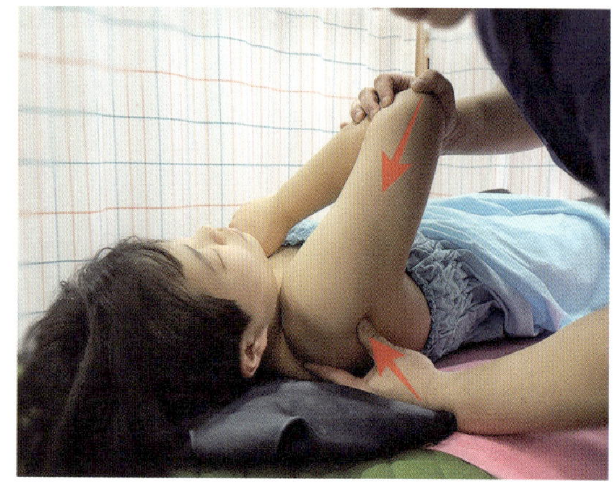

i

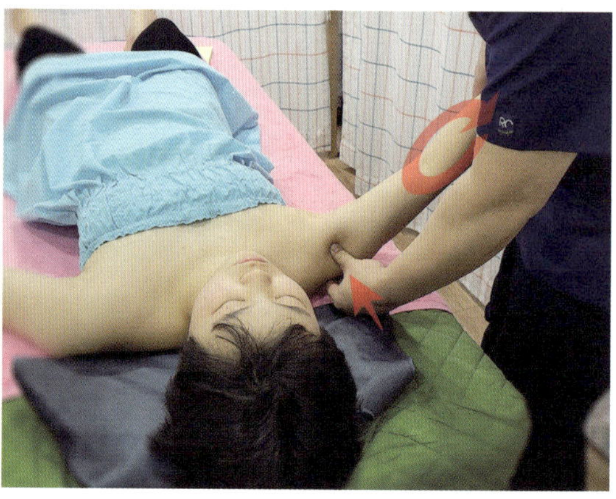

j

i. 오목위팔관절의 뒤쪽 미끄러짐을 위한 기능적 마사지

　　*보조수의 엄지로 오목위팔관절의 뒤쪽 관절면을 단단히 접촉하여 고정한다.

　　*주동수로 굽힘 된 팔꿈치를 고정하고 체중을 이용하여 위팔뼈를 바닥 쪽으로 가볍게

압박하며 이완시키는 동작을 반복한다.

보조수의 엄지를 섬세하게 이동하면서 지렛대의 받침점으로 작용하도록 한다.

주동수로 바닥을 미는 힘을 통해 강도를 조절하고 위팔뼈의 돌림을 적용하여 부드럽게 리듬을 줄 수 있는 기법으로 변화를 준다.

보조수 대신 단단한 지지대를 적용하고 위팔뼈에 체중을 이용한 강한 압박을 적용하면 유착을 해소하기 위한 적극적인 기법으로 응용될 수 있다.

j. 오목위팔관절의 유착 해소를 위한 기능적 마사지 2

*보조수의 엄지나 검지 사이의 부위로 관절을 깊이 접촉한다.

*주동수로 팔꿈치 부위를 고정하며 위팔뼈의 각도와 움직임을 유발하고 손을 치료사의 몸에 고정하여 안정감을 유지한다.

관절을 고정한 보조수를 받침점으로 체중을 이용하여 긴 지렛대의 원리로 오목위팔관절의 다양한 움직임을 유도한다. 통증이 없이 관절 가동 범위(ROM)가 증가하는 방향을 따라 끝 범위까지 위팔뼈의 움직임을 증가시키고 유지하는 것이 중요하다.

치료사의 자세를 변형시켜 보조수로 어깨뼈 머리의 앞쪽을 압박하고 주동수로 팔꿈치를 굽힘 시키며 위팔뼈의 각도를 조절하여 오목위팔관절의 가쪽 돌림을 증가시키는 기법으로 응용할 수 있다.

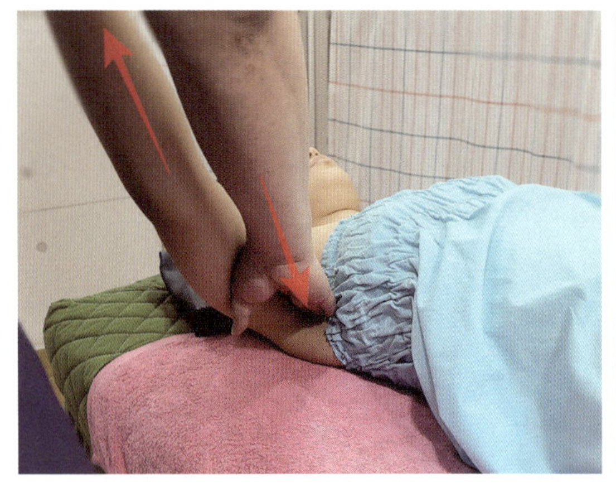 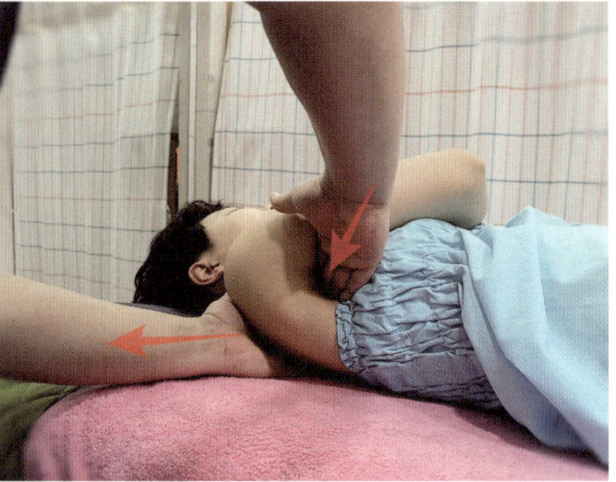

k   l

k. 어깨뼈의 움직임을 위한 기능적 마사지 1

*보조수로 팔꿈치를 잡고 팔을 몸에 고정한 뒤 가벼운 견인력을 적용한다.

*주동수의 네 손가락으로 어깨밑근(Subscapularis)을 목표로 어깨뼈의 앞면을 향해 서서히 압박을 가하고 접촉을 유지한다.

통증에 민감한 부위이므로 압박의 강도와 접근 각도를 다양하게 변화하면서 근육의 이완이 느껴질 때까지 기법을 유지하는 것이 중요하다.

위팔뼈를 견인하면서 간접적으로 어깨뼈에 힘을 전달해 움직임을 변화시키고 주동수는 가슴우리와 어깨뼈 전면을 분리한다는 느낌으로 근육을 이완시키는 것이 목적이다.

l. 어깨뼈의 움직임을 위한 기능적 마사지 2

*k 기법을 먼저 적용한 뒤 어깨밑근을 중심으로 한 근육의 이완이 이루어진 뒤 적용된다. 네 손가락으로 어깨밑근의 접촉을 유지하고 최대한 어깨뼈의 앞쪽으로 밀착시킨다.

*환자의 손을 반대편 어깨로 이동시켜 몸통이 살짝 바닥에서 떨어지도록 만든 다음 다른 손으로 어깨뼈의 척추면(Medial boarder)을 잡아 고정한다.

*양손을 동시에 치료사의 몸쪽으로 잡아당기며 어깨뼈의 움직임을 유도한다.

양손의 접촉면을 약간씩 움직여 견인과 이완을 반복하면서 수동 움직임을 유도한다. 손의 위치를 옮기면서 어깨뼈의 이완이 느껴질 때까지 압박을 유지하는 것이 중요하다. 어깨뼈를 치료 베드의 바깥으로 이동시키면 치료사의 체중을 좀 더 적극적으로 이용할 수 있다. 치료사의 위치와 손 모양을 완전히 바꾸어 어깨뼈의 앞기울임(Anterior tilting)과 뒤기울임(Posterior tilting)에 특화된 기법으로 응용될 수 있다. 인체의 움직임에 따라 치료사의 손 모양과 위치를 변화시키면 새롭고 창의적인 기법이 만들어지고 그에 따라 이론적 근거들이 만들어질 수 있다. 재활 운동에서처럼 상황과 특성에 따라 적용되는 동작은 다를 수는 있지만 단순화하면 기본적인 원리는 같기에 비슷한 효과를 공유한다.

3. 허리와 골반의 기능적 마사지

바로 누운 자세에서 허리와 골반의 움직임 유도는 안정적이고 효율적이다. 여러 종류의 받침대를 이용해 통증의 제어에도 유용한 자세이다.

허리와 골반의 움직임은 기능적으로 연결되어 있어서 따로 조절될 수 없고 서로에게 미치는 영향을 고려하며 기능적 마사지를 적용하는 것을 주의한다.

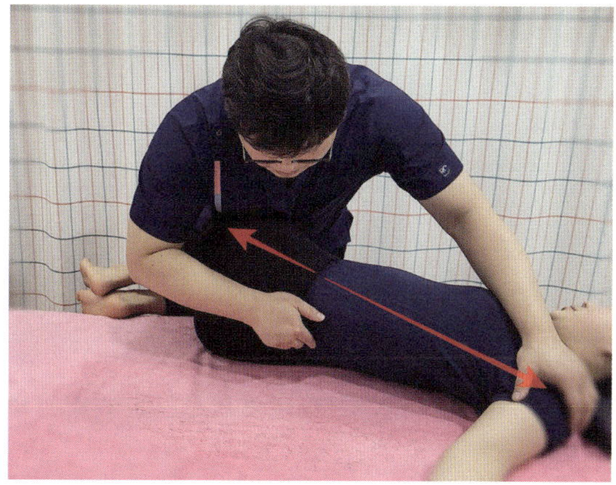

a

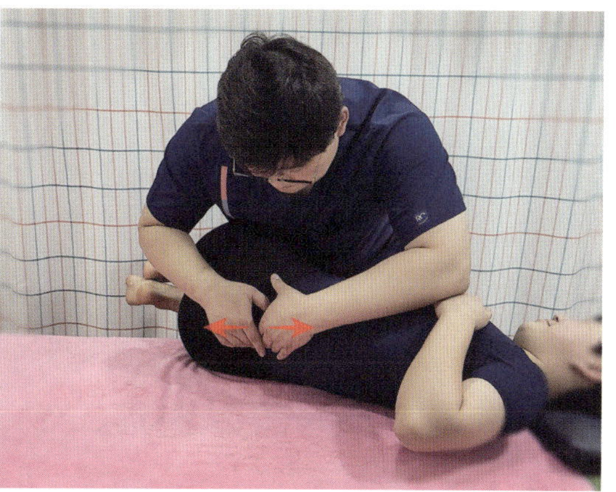

b

a. 허리와 골반의 움직임 위한 기능적 마사지

*움직임을 적용할 부분의 반대편에 서서 보조수로 어깨의 앞면을 고정한다.

*엉덩관절과 무릎을 굽힘 시키고 치료사의 몸쪽으로 돌림 시킨 후 주동수의 아래팔과 손으로 골반을 단단히 고정한다. 치료사의 체중을 이용해 골반을 몸쪽으로 당겨 허리와 골반의 스트레치를 호흡과 함께 반복한다.

옆으로 누운 자세의 기법과 비슷하나 자세가 더 안정적이기 때문에 엉덩관절의 각도를 조절하여 더 큰 강도의 스트레치가 가능한 기법이다.

주동수는 필요에 따라 허리, 골반, 무릎으로 위치를 변화시킬 수 있고, 무릎관절의 각도를 조절하면 뒤넙다리근(Hamstring)의 스트레치로 적용할 수 있다.

b. 허리뼈의 움직임을 위한 기능적 마사지

*환자의 손을 가슴에 올리거나 쿠션을 이용하여 치료사의 아래팔이 가슴우리를 고정할 수 있도록 한다. 다른 쪽의 아래팔로 골반을 고정하고 양 손가락으로 1~5번 허리뼈의 가시돌기 사이의 피부를 늘려 단단히 접촉한다.

*체중을 이용하여 골반과 가슴우리를 반대 방향으로 돌림 시키고 이를 이용해 각 허리뼈의 움직임을 검사함과 동시에 수동 움직임을 촉진시킨다.

체중을 이용함과 동시에 엉덩관절과 무릎관절의 각도를 조절함으로써 허리뼈의 움직임을 더 효과적으로 만들어 낼 수 있다. 환자의 무릎과 발목 관절을 고정하여 치료사의 무릎과 겹치게 위치시키면 체중을 더욱 많이 이용할 수 있어서 효율적이다.

기법의 적용은 항상 통증이 줄어드는 방향을 기준으로 움직임의 강도와 빈도를 결정하며 호흡과 함께 관절이 이완되는 리듬을 형성한다.

숙련된 치료사는 손가락으로 허리뼈의 움직임을 잘 촉진하고 판별할 수 있어야 한다.

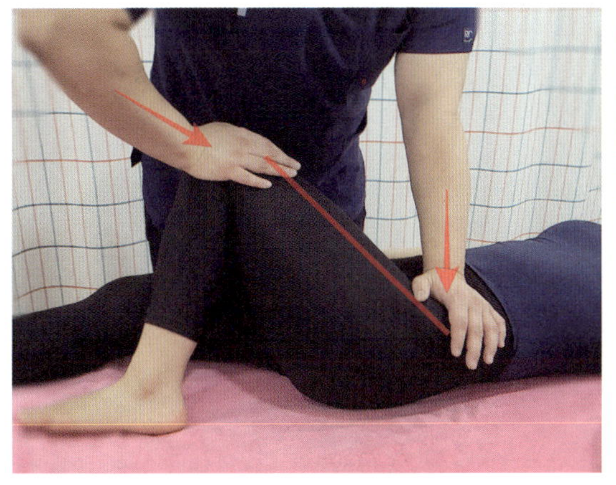

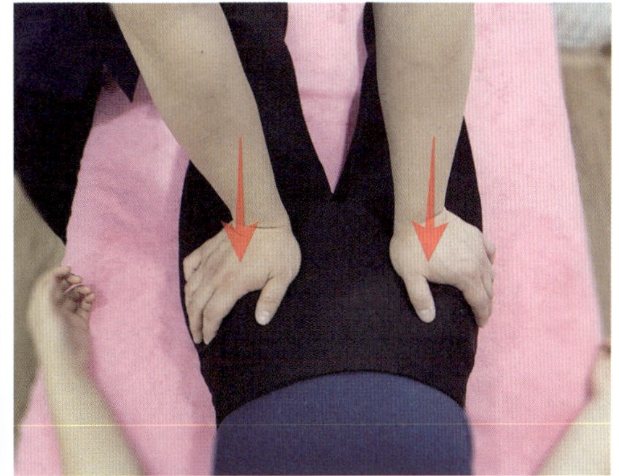

c   d

c. 엉덩관절 안쪽돌림을 위한 기능적 마사지

　*한쪽 무릎을 세운 뒤 보조수로 골반의 ASIS 부위를 바닥으로 눌러 고정한다.

　*주동수로 무릎을 잡고 치료사의 몸쪽을 향해 천천히 당겨 압박의 강도를 조절한다.

　*무릎의 굽힘 정도로 가쪽 넙다리근육 부위의 스트레치와 엉덩관절의 안쪽돌림을 동시
　에 유도할 수 있다.

　엉덩관절 안쪽돌림의 각도가 증가할수록 골반의 앞기울임(Anterior tilting)도 일정 정도 비례하여 증가한다. 또한 골반의 앞기울임은 허리뼈의 앞굽이(Lordosis)를 증가시키는 연쇄 효과를 가져온다. 근육의 이완도 중요하나 기능적 마사지에서는 움직임과 관련된 생체역학 적 효과도 같이 고려하여 기법을 응용해야 한다. 엉덩관절의 안쪽돌림 시 충돌증후군의 유 무를 잘 판단하여 각도와 강도를 결정한다. 무릎의 굽힘 각도에 따라서도 강도를 변화시킬 수 있다.

d. 엉덩관절 주변의 이완을 위한 기능적 마사지

　*ASIS와 두덩뼈(Pubis) 사이에 양 손바닥을 접촉하고 체중을 이용하여 압박을 유지한
　다. 넙다리동맥(Femoral a.)의 맥박을 느끼면서 압박의 강도를 조절한다.

*30~60초 정도의 시간을 유지하고 압박을 풀어 주는 방법을 2~3회 정도 반복하며 하체의 혈액순환 증진과 엉덩관절 앞면 근육들의 이완을 유도한다.

엉덩관절 앞쪽 ASIS 주변으로 허리와 넓적다리를 이어주는 많은 근육이 부착되고 교차하며 지나간다. 허리통증이나 엉덩관절에 관련된 증상들은 기본적으로 이 부위를 중심으로 여러 가지 기법들이 적용된다. 골반과 엉덩관절 부위의 해부학적 구조와 근육의 기능에 따라 문제점을 분석하고 치료사와 환자의 자세를 변화시켜 다양한 응용 기법들을 연구해야 한다.

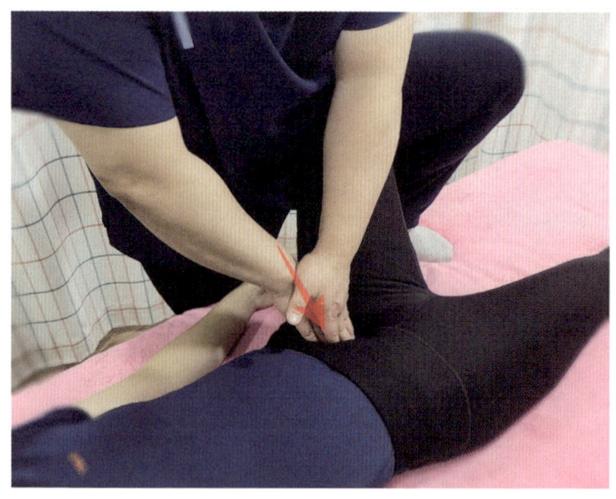

e

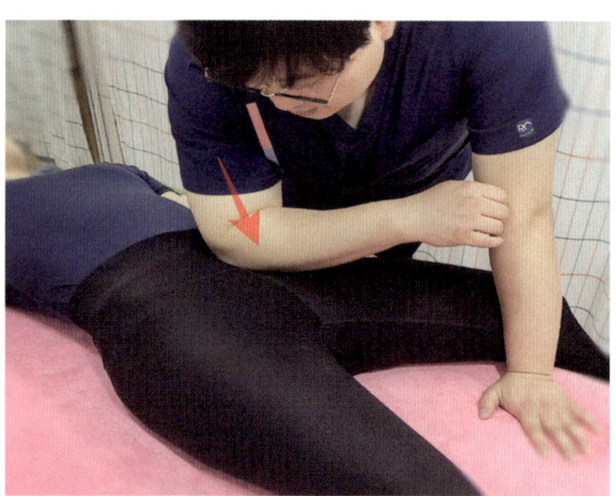

f

e. 엉덩허리근(Iiliopsoas)에 적용되는 기능적 마사지 1

 *치료사의 다리 위에 환자의 다리를 올려놓고 엉덩허리근의 이완을 유도한다. 양 손가락을 겹쳐 ASIS와 배꼽의 중간 위치를 접촉하여 서서히 압박한다.

 *허리뼈의 바로 앞쪽에 허리근이 위치하므로 통증을 최소화하면서 서서히 깊은 압박을 유지한다. 다리의 각도를 변화시키고 손의 접촉 위치를 조금씩 바꾸면서 엉덩허리근의 압통점을 찾아 기법을 적용한다.

　환자에게 엉덩관절의 능동적인 움직임을 지시하면 근육의 움직임을 느낄 수 있다. 복부는 민감한 부위이기에 통증을 잘 관찰하면서 압박을 유지하고 근육의 부피가 크기 때문에 충분한 시간을 들여 기법을 유지하는 것이 중요하다. 환자의 무릎을 굽힘 시키고 발바닥을 바닥에 접촉한 뒤 여러 방향으로 능동적인 움직임을 추가하면 근육의 이완에 더욱 효과적일 수 있다. 엉덩근(Iliacus)은 ASIS의 바로 안쪽 부분에서 접근할 수 있다.

　근육의 해부학적 위치와 기능, 움직임에 따른 영향을 잘 파악하여 상황에 따른 응용된 기법으로 변화된다. 앞으로 소개될 기법과 계속 연결하고 결합하여 환자의 증상에 맞게 적용하도록 연구한다.

　f. 엉덩허리근(Iiliopsoas)에 적용되는 기능적 마사지 2
　　*e의 변형된 응용 기법이다. 환자의 다리를 치료 베드 밖으로 늘어뜨리고 주동수의 팔꿈치로 엉덩허리근의 압통점을 찾아 압박하고 보조수로 치료사의 체중을 지지한다.
　　*체중을 효과적으로 이용할 수 있는 기법으로 안정적인 압박의 유지가 가능하다.

　엉덩허리근의 기본적인 작용은 엉덩관절의 굽힘이지만 넓적다리가 고정되었을 때는 허리의 앞굽이를 증가시킨다. 허리의 앞굽이 증가는 골반의 앞기울임(Anterior tilting)을 유발하고 엉덩관절의 안쪽돌림과 연관된다. 환자의 상황에 따라 무릎의 변형과 발의 움직임에도 영향을 끼치게 된다. 모든 경우가 한 가지 패턴을 따르는 것이 아니기 때문에 기능적 마사지에서는 한 가지 이론과 기법만을 이용하지 않고, 증상과 움직임의 개선에 중점을 두고 공통된 생체역학적 원리를 적용하여 기법을 응용하게 된다.

　즉, 합당하고 물리적인 이론을 적용하여 여러 가지 증상과 움직임의 개선 효과를 기준으로 다양한 기법을 적용하는 것이다.

4. 엉덩관절과 넓적다리의 기능적 마사지

엉덩관절과 넓적다리에는 크고 강한 근육들이 부착되어 인체 중심 이동의 핵심이 되는 역할을 한다. 엉덩이 근육은 허리의 통증과 움직임에 직접적인 영향을 미치며 Hip-Hinge, Drive 동작을 만들어 내어 몸을 보호하고 힘을 효율적으로 활용할 수 있도록 한다. 넓적다리에 부착되는 근육들은 엉덩관절에 걸쳐 무릎의 움직임에 주로 관여하여 발목 관절과 함께 이동, 충격의 흡수와 몸의 균형 유지, 협응력 향상에 필수적이다.

허리에서 다리로 이어지는 궁둥신경의 주행 경로이기 때문에 이 부분의 기능적 마사지는 필수적이며 아래에서 소개되는 기법들은 신경의 주행 경로와 근육의 부착 부위, 그리고 기능에 따라 섬세한 관절의 각도 조절에 주의를 기울여야 한다.

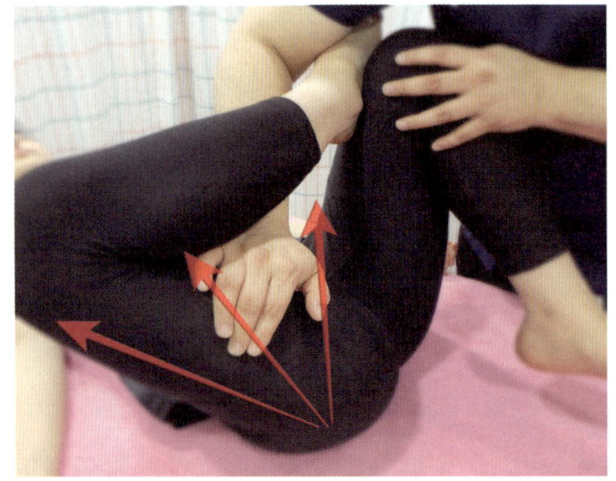

a

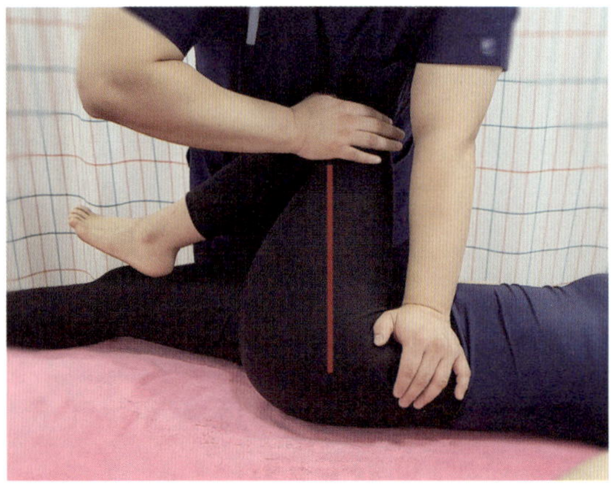

b

a. 큰볼기근(Gluteus maximus)과 엉덩정강근막띠의 기능적 마사지

　*환자의 엉덩관절과 무릎을 굽힘 시킨다. 반대편 무릎을 굽힘, 가쪽 돌림 시킨 뒤 사진과 같이 발목을 무릎 위에 올려놓는다.

　*치료사의 보조수를 환자의 다리에 교차시켜 스트레치 되는 부위를 고정한다.

　*주동수로 환자의 무릎을 잡고 가슴 방향으로 천천히 압박을 가하며, 엉덩관절의 가동범위를 증가시켜 관련된 근육과 관절을 스트레치 한다.

적용되는 근육의 부피가 크기 때문에 압박을 가하는 방향에 따라 집중되는 스트레치 부위가 달라진다. 근육의 해부학적 부착 부위를 고려하면 각도에 따라 모음근까지 영향을 미칠 수 있다.

지속적인 압박의 유지를 위해 환자의 무릎을 치료사의 가슴부위로 압박하면 체중을 더 효과적으로 이용하여 안정적인 기법의 지속이 가능하다. 이 자세는 엉치엉덩관절의 유연성 검사로도 사용된다. 또한 궁둥신경의 이완에도 영향을 주어 허리와 골반의 원인으로 인한 방사통의 감소를 위해 시도해 볼 수 있다.

b. 중간볼기근(Gluteus medius)의 기능적 마사지

*보조수로 ASIS를 압박하여 골반을 고정한다. 엉덩관절을 90도 굽힘 시키고 주동수로 무릎을 잡아 치료사의 몸쪽으로 당긴다.

*엉덩관절의 충돌에 주의하면서 각도를 섬세하게 조절하면서 압박의 강도를 유지한다.

엉덩관절 충돌증후군의 검사 방법으로도 활용될 수 있다. 충돌증후군이 경미하거나 간헐적인 경우는 근육과 관절연골 부분의 해부학적 이상이 없다면 영상 검사만으로는 알아낼 수 없는 부분이다. 충돌이 있는 경우에는 압박되는 골반의 앞쪽 부위에 손이나 얇은 쿠션을 넣어 관절 공간을 넓혀 기법을 적용해 본다.

환자의 체격이 크거나 압박의 강도를 높여야 한다면 어떻게 치료사의 자세를 변경해야 하는지 연구해 보아야 한다.

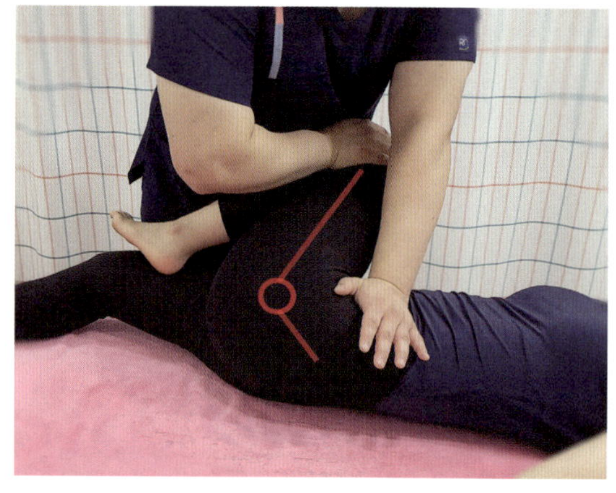 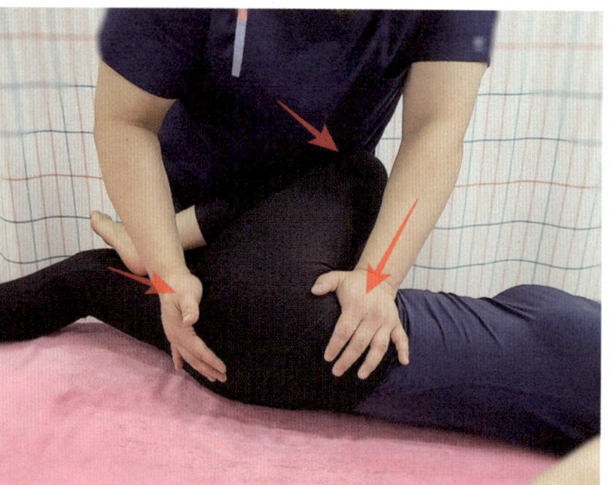

c   d

c. 궁둥구멍근(Priformis)의 기능적 마사지

　*보조수로 ASIS 부분을 바닥 쪽으로 고정한다. 너무 강하게 밀착하지 않고 주동수의 힘에 따라 적절히 느슨하게 잡아 주는 것으로 충분하다.

　*궁둥구멍근의 해부학적 위치를 상상하여 엉덩관절을 약 135도 정도 굽힘 시켜 치료사의 몸쪽을 향해 천천히 압박의 강도를 높인다.

　반드시 치료사의 체중을 이용하도록 기법을 상황에 맞게 변경할 수 있어야 한다. 엉덩이 주변에 강한 스트레치를 느낄 수 있다. 궁둥신경의 주행 경로와 겹치게 되므로 증상에 따라 기법을 적용하여 통증의 감소를 확인하며 여러 번 적용한다.

　엉덩관절의 뒤쪽 관절낭을 늘리고 관절 움직임을 증가시키는 목적으로 적용할 수 있다. 지렛대의 원리를 적용하여 치료사의 자세를 변경하면 더욱 효율적인 응용이 가능하다.

d. 골반과 엉덩관절 움직임을 위한 기능적 마사지

　*보조수로 궁둥뼈를 고정하고 주동수로 ASIS를 접촉한다.

　*치료사의 몸으로 무릎을 고정하고 골반은 뒤기울임(Posterior tilting), 엉덩관절은 굽힘 하는 방향으로 압박을 천천히 증가시킨다.

넓적다리를 모음 하는 압박을 추가할수록 엉덩이 부위의 근육들을 다양하게 스트레치 하고 이완시킬 수 있으며 관절의 가동성을 증가시킬 수 있는 기법이다.

환자에게 능동적인 움직임을 지시하고 엉덩관절의 굽힘에 저항하는 방법으로 변형하면 근에너지 기법으로 전환이 바로 가능한 자세이다. 또한 엉덩관절 충돌증후군의 개선에도 적용될 수 있으므로 관절의 구조, 충돌증후군의 발생기전, 기법의 원리를 조합하여 변형시켜 본다.

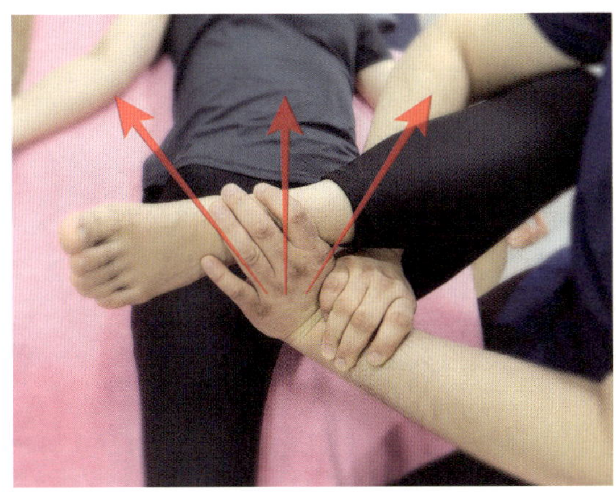

e

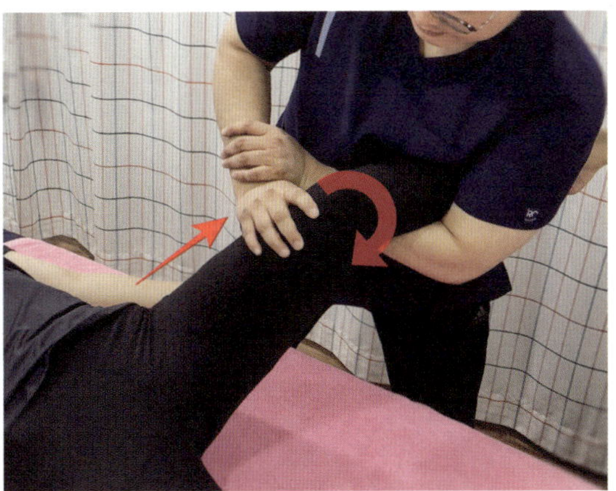

f

e. 엉덩관절 가쪽 돌림(External rotation)의 기능적 마사지

  *엉덩관절과 무릎을 굽힘 시키고 보조수로 발목을 가볍게 잡아 고정한다.

  *주동수의 손을 무릎 사이에 넣고 보조수의 손목을 잡고 무릎을 몸에 밀착시킨다.

  *체중을 이용해 엉덩관절을 가쪽 돌림 시키고 보조수로 방향을 조절하며 환자의 가슴을 향해 압박 강도를 조절하며 유지한다.

큰 볼기근의 기법과 비슷하지만 관절 움직임을 더 자유롭게 조절할 수 있다. 치료사의 체중으로 압박의 강도 조절과 유지가 쉽고 다른 기법과의 연계가 자연스럽다. 체중의 이용으로 엉덩관절의 견인에도 활용되며, 굽힘의 각도 조절도 가능하기에 다양한 엉덩관절 증상에서 유용하게 사용될 수 있다.

  f. 엉덩관절 안쪽돌림(Internal rotation)의 기능적 마사지
   *보조수로 가볍게 굽힘 된 무릎을 잡아 고정한다. 주동수로 굽힘 된 무릎의 안쪽에서 정
   강뼈를 휘감고 보조수의 손목을 잡는다.
   *체중을 이용하여 엉덩관절에 견인력을 적용하면서 안쪽돌림 시킨다. 엉덩관절에 압박
   과 이완을 반복하며 수동 움직임을 적용한다.

안쪽돌림 기법은 관절 가동 범위(ROM)가 좁기에 엉덩관절에 견인력을 적용하기 적합하
다. 엉덩관절의 벌림(Abduction) 각도를 조절해 가면서 관절의 유착 해소를 위해 적용할 수
있고 골반의 앞기울임을 유도해 허리의 앞굽이 곡선의 회복에도 응용될 수 있다.
  힘의 적용 위치를 변경하면 무릎에 대한 기법으로도 변화될 수 있어 상황에 따라 계속 변
화를 시도한다.

5. 다리 부위의 기능적 마사지

넓적다리, 무릎, 발목, 발을 포함하는 다리 부위는 체중을 지지하고 인체의 이동과 균형을
담당하고 있다. 선 자세에서는 관절들의 불안정성과 이로 인한 근력과 근 긴장도의 불균형
은 골반과 허리를 거쳐 전신의 부정렬증후군(Malalignment syndrome)을 유발할 수 있다.
다리의 문제는 골반을 포함한 전신의 통증과 기능에 영향을 주게 되고 체중 지지로 인해 근
육의 긴장도와 피로도가 높은 곳이므로 압박 강도를 주의 깊게 조절해야 하는 부위이다.
  이에 대한 이론을 전개하는 도수치료 기법들은 서로 저마다의 관점으로 접근하고 다양한
중재 방법을 제시한다. 하지만 인체의 다양한 보상 기전으로 인해 때로는 모호하고 서로 모
순되는 이론이 존재한다.
  어느 관점을 더 중점적으로 보는가에 따라 달라지고 한 가지의 관점에서 인체의 움직임에
따른 결과를 정확히 설명하는 보편화된 이론이 아직 정립되지 않았기 때문이다.

그렇기에 기능적 마사지에서는 한 가지 관점에서 인체를 설명하고 분류해서 기법을 획일화하여 적용하지 않고, 확정된 해부학적 구조와 생체역학적 움직임을 활성화하는 방향으로 기법을 상황에 따라 응용시키는 것을 중요시한다.

이를 바탕으로 환자와 소통하면서 근육을 이완시키고 관절의 강직을 해소하여 증상과 움직임의 개선을 일차적인 목표로 한다. 또한 회복의 과정에서 능동적인 움직임을 재교육함으로써 감각기관을 활성화하여 환자 스스로 문제점을 인식하게 하고 몸을 관리하는 능력을 습득하게 하는 것을 지향점으로 삼는다.

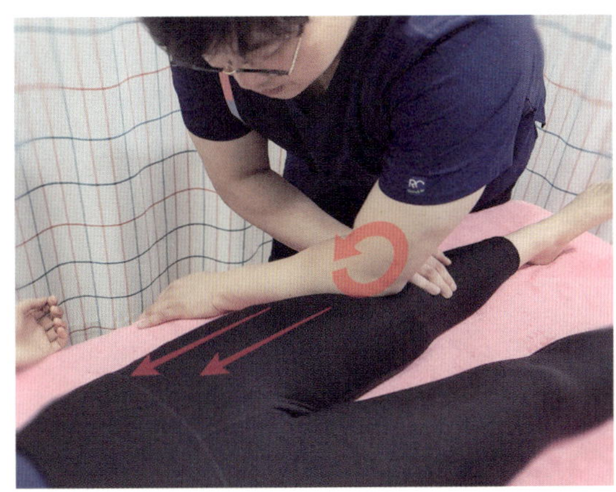

a

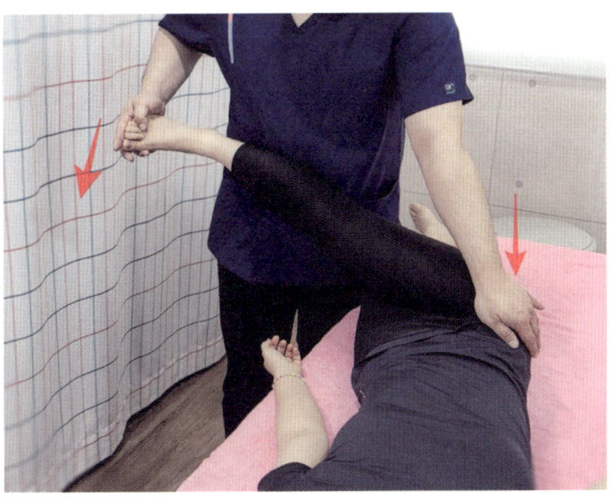

b

a. 앞넙다리근육들의 기능적 마사지

　*보조수는 무릎이 움직이지 않도록 가볍게 고정한다. 필요에 따라 무릎 밑에 쿠션을 적용하면 관절에 가해지는 압박을 줄일 수 있다.

　*주동수의 아래팔로 근육들을 서서히 회전하며 압박한다. 무릎에서 ASIS까지 부착 부위를 따라 2~3부위로 나누어 적용한다.

건식과 습식 형태로 모두 적용할 수 있고 골막 부위를 자극하지 않도록 주의한다.

무릎뼈 위쪽에 점액낭이 존재하므로 관절의 윤활을 위해 손 모양을 다르게 변형시켜 섬세하고 반복적으로 기법을 적용한다. 천천히 무릎으로 바닥을 누르는 능동적인 움직임을 동시에 적용하도록 지시하면 더 효과적이다.

ASIS 부위에 여러 근육이 교차하여 지나가므로 바로 아래까지 깊이 있게 자극하면 주변의 근육과 엉덩관절 전면의 이완을 유도할 수 있다. 손 모양을 여러 가지로 바꾸어 적용하면 리듬을 형성하고 압박의 통증을 감소시킬 수 있다.

b. 뒤넙다리근(Hamstring)들의 기능적 마사지

*무릎을 자연스럽게 폄 상태에서 엉덩관절을 굽힘 시킨다. 다리를 치료사의 몸쪽으로 모음 시킨 뒤 보조수로 ASIS를 가볍게 고정한다.

*주동수로 발바닥을 잡아 발목의 각도를 조절하고 치료사의 체중을 이용하여 다리의 무게를 지지한다. 엉덩관절과 발목 각도를 조절하여 뒤넙다리근 스트레치의 강도를 변화시킬 수 있다.

환자에게 능동적인 무릎의 폄과 이완을 지시하면 근 에너지 기법으로 전환되어 뒤넙다리근의 부가적인 스트레치와 함께 엉덩관절의 가동 범위를 증가시킬 수 있다.

다리의 모음이 불편한 상황이라면 치료사의 자세를 어떻게 변화시켜야 비슷한 효과를 유도할 수 있는지 생각해 보아야 한다. 이처럼 다른 기법 같아도 같은 효과를 낼 수 있는 다양한 종류의 방법들을 응용할 수 있다. 효과가 있다면 이론적인 배경은 귀납적으로도 추론 해낼 수 있는 것이다. 반대로 치료사의 숙련도에 따라 같은 기법이라도 다른 효과를 낼 수 있다. 그리고 같은 치료를 적용하더라도 환자에 따라 다른 결과를 가져오기도 한다.

이러한 현상들로 인해 치료사가 되도록 일관된 결과를 내기 위해서는 원인을 분석하고 중재의 접근법을 다양하게 응용할 수 있는 훈련이 되어야 한다.

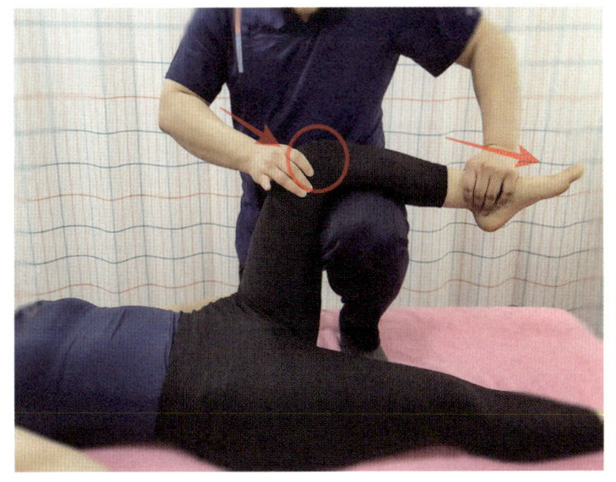

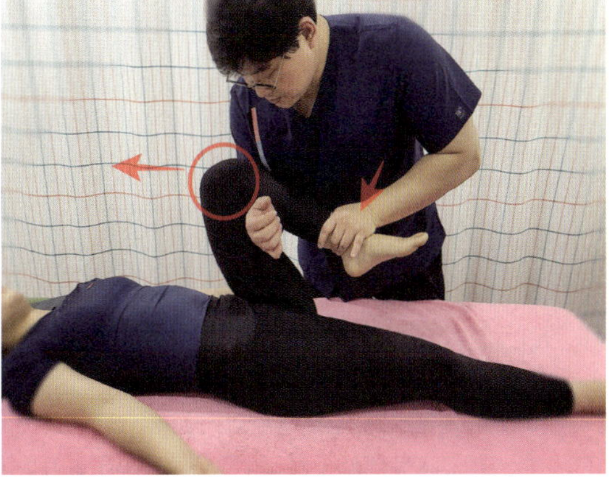

c   d

c. 무릎의 감압과 움직임을 위한 기능적 마사지

　*엉덩관절과 무릎을 굽힘 시키고 치료사의 다리 위에 밀착시켜 이완되도록 한다.

　*보조수는 무릎의 위쪽을 고정하고 주동수로 발목을 잡고 정강뼈의 길이 방향으로 잡아 당겨 무릎에 견인력을 적용한다. 지렛대의 원리를 적용하여 받침점이 되는 치료사의 다리를 위로 올리면 견인의 강도를 증가시킬 수 있다.

보조수를 무릎뼈 아래에 위치시키면 더 섬세한 자극이 가능하다.

　관절에 가해지는 견인과 압박은 압력 차이를 발생시키고 이는 활액의 분비를 유도하여 관절 안의 순환 즉, 영양 공급과 노폐물의 배출을 촉진하는 효과가 있다. 수동적이거나 능동적인 움직임 뒤에 관절의 통증이 감소 되거나 부드러워지는 효과는 이러한 기전으로 설명된다. 기능적 마사지는 이러한 관절과 근육, 신경에 대한 효과를 바탕으로 움직임을 활성화하는 도구로써 활용된다.

d. 무릎의 가동 범위 증가를 위한 기능적 마사지

　*엉덩관절과 무릎을 굽힘 시키고 보조수의 아래팔을 무릎 밑에 넣어 받침점으로 활용한다. 주동수는 발목을 잡고 무릎에 약간의 굽힘을 조절한 뒤 체중을 이용하여 머리 방향

으로 무릎을 서서히 압박하여 굽힘의 각도를 증가시킨다.

넙다리네갈래근은 엉덩관절과 무릎에 걸친 근육으로서 단축되면 무릎의 굽힘을 방해한다. 무릎의 굽힘과 폄의 반복 움직임으로 관절 가동 범위의 증가를 기대할 수 있다. 굽힘의 방해 요소인 넙다리곧은근의 엉덩관절 부착 부위에 대한 스트레치를 추가하거나 수축–이완의 기법 적용으로 더욱 가동 범위를 증진 시킬 수 있다.

이 기법에서 엉덩관절 휘돌림(Circumduction)을 추가하고 무릎의 부가적인 돌림 움직임을 적용하면 다양한 상황에서 응용될 수 있다. 예를 들어 무릎의 직선적인 움직임이 허용되지 않을 때 통증 없는 방향으로 반복된 우회적인 움직임은 관절을 부드럽게 하여 본래의 정상적인 움직임으로 회복을 가능하게 한다.

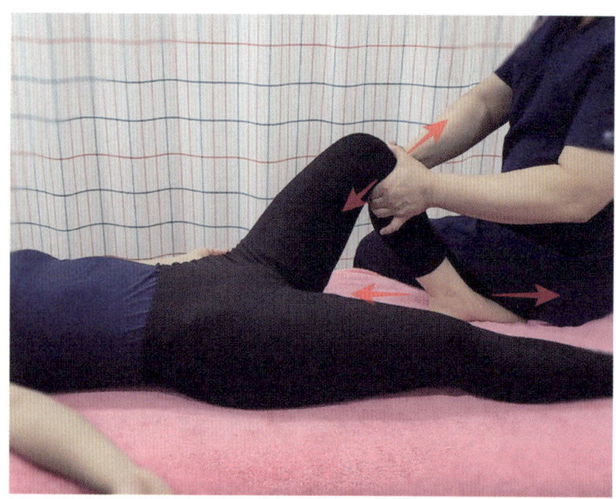

e

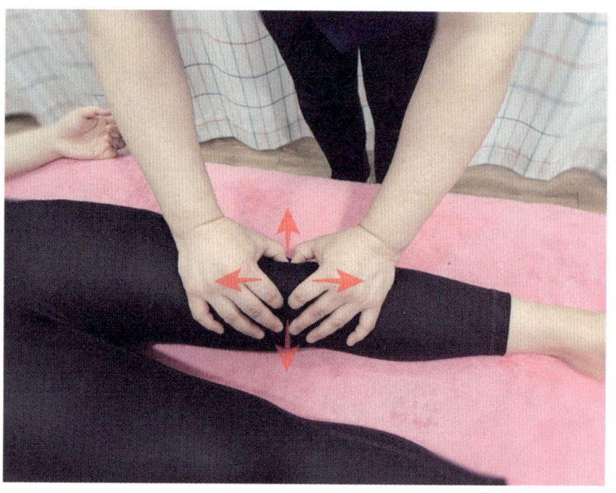

f

e. 무릎의 수동적 움직임을 위한 기능적 마사지

*무릎을 굽힘 시키고 발바닥을 바닥에 접촉한 뒤 치료사의 체중으로 발을 고정한다.

*양손으로 정강뼈의 안쪽과 가쪽관절융기 부분을 단단히 고정한다. 정강뼈를 앞뒤로 일정한 리듬을 가지고 움직임을 유도한다.

*발의 위치를 조절하여 무릎을 굽힘을 조절할 수 있으며 움직임을 반복한다.

무릎의 십자인대(Cruciate lig.) 불안정성 검사와 자세가 같다.

발목의 방향을 이용하여 정강뼈의 돌림을 조절할 수 있다. 무릎의 유착을 해소하고 가동 범위 증가를 위한 예비 기법으로 활용될 수 있다. 관절 끝 범위에서 순간 밀치기(Thrust) 기법과의 병행으로 효과를 증가시킬 수 있다.

f. 무릎뼈(Patella)의 윤활을 위한 기능적 마사지

　*무릎을 자연스럽게 폄 시킨 뒤 양 손가락으로 무릎뼈를 약하게 견인하여 관절의 공간을 형성해 준다.

　*무릎뼈를 위아래, 좌우 방향으로 반복적으로 움직이며 유착을 해소하고 활액의 분비를 유도한다.

무릎뼈는 넙다리네갈래근의 받침점으로 작용하여 근육의 효율을 높이는 역할을 하는 중요한 구조이다. 무릎이 굽힘 될 때 아래로 이동하고 폄 될 때 위와 약간 외측으로 움직인다. 통증이 발생하지 않는다면 이 방향으로의 움직임을 충분히 반복한다.

넙다리네갈래근의 능동적인 수축을 지시하면 무릎뼈가 위쪽으로 움직이게 된다. 이 움직임에 저항하여 무릎뼈를 고정하게 되면 근 에너지 기법으로 전환되어 가동 범위의 증가를 기대할 수 있다. 이때 연골연화증이 있다면 통증을 유발하게 되므로 주의한다.

무릎뼈의 위아래 점액낭이 존재하므로 손 모양을 변경하여 주위를 부드럽게 압박하는 기법으로 변화시킨다.

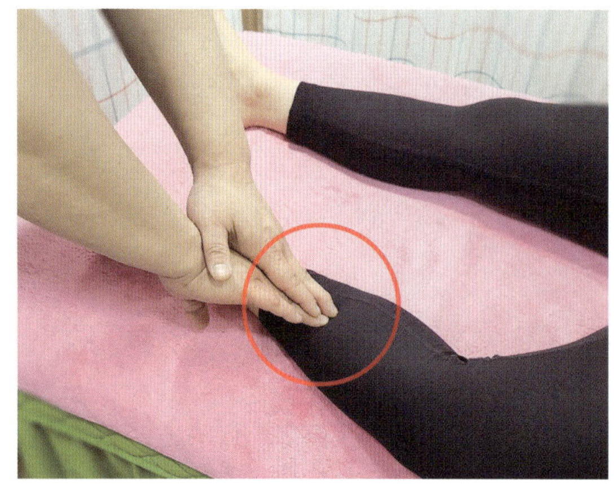
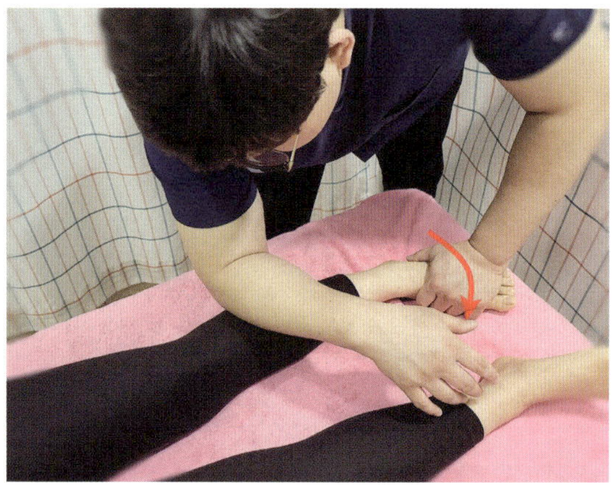

g   h

g. 종아리 뒤칸의 기능적 마사지

*무릎을 굽힘, 엉덩관절을 벌림 시켜 종아리 뒤쪽의 근육이 치료사 쪽으로 노출되도록 한다.

*사진은 종아리의 심부 근육에 자극을 주기 위해 손가락을 겹쳐 정강뼈와 넙치근 사이의 공간을 압박하고 있다. 발목에서 무릎 뒤 부위까지 이동시켜 가며 압박을 이어 나간다.

*발목과 발가락의 능동적인 움직임을 지시하면 근육의 수축과 압통점을 파악하면서 기법을 진행할 수 있다.

종아리 뒤칸의 근육은 편의상 두 가지로 나누게 된다. 겉으로 쉽게 접촉할 수 있는 종아리 세갈래근(Triceps surae)은 발목의 움직임을 담당하고 더 깊은 곳에 있는 긴발가락굽힘근 등은 발바닥을 거쳐 발의 모양과 발가락의 움직임에 영향을 주게 된다.

접촉하기 쉽고 면적이 넓은 장딴지근과 넙치근은 가볍게 쥔 주먹이나 손바닥, 아래팔을 적용하여 압박하고 깊은 곳에 있는 긴발가락굽힘근은 발목 주변에서 접촉할 수 있고 무릎 쪽으로 이동할수록 넙치근을 통해 간접적인 압박을 가할 수 있다. 무릎, 발목의 인대 손상이나 발바닥 근막염 등에서 적용해 볼 수 있는 기법이다.

h. 종아리 앞칸과 가쪽칸의 기능적 마사지

　*보조수로 발목을 안쪽으로 돌림 시키고 종아리의 앞, 가쪽 면이 드러나도록 고정한다.

　*주동수의 아래팔이나 가볍게 쥔 주먹, 손바닥을 이용해 원하는 근육을 압박하며 천천히 이동한다.

이 자세에서 종아리 가쪽칸은 체중을 이용하기 적절하지 않기 때문에 습식법으로 접근하는 것이 효율적이다.

능동적인 발목과 발가락의 움직임을 지시하면 근육의 위치를 판별하기 쉽고 효과적으로 근육을 이완시킬 수도 있고 움직임을 재교육할 수 있다.

발바닥굽힘 되어 있는 발목은 인대 손상에 노출되기 쉽고 발바닥 근막염에도 영향을 준다. 비대칭이 심하다면 짧은 다리 쪽 보상 작용의 결과일 수 있다.

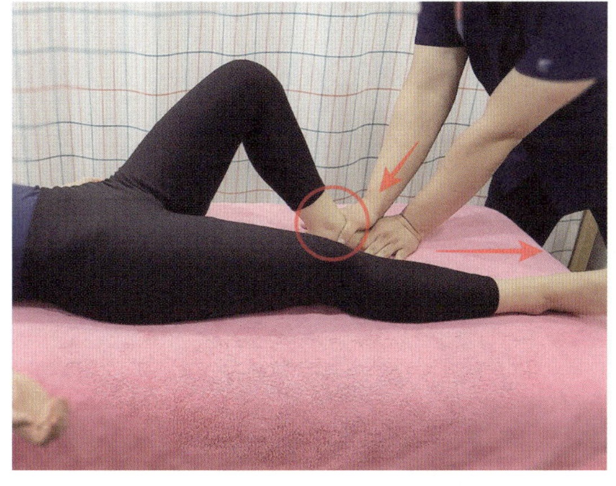
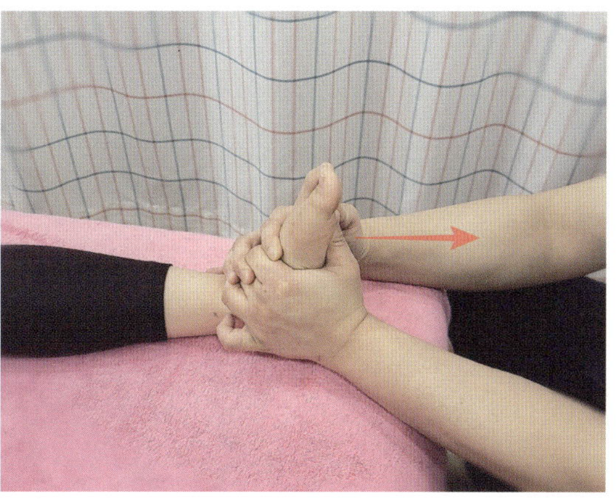

i

j

i. 유착된 발목의 기능적 마사지 1

　*발바닥을 보조수로 바닥에 고정하고 발목을 주동수의 엄지와 검지 사이로 접촉한다.

　*체중을 이용하여 발목을 압박하면서 움직임을 유도하고 발바닥을 아래로 이동시키며 다양한 각도에서 기법을 적용한다. 무릎 폄 각도가 증가함에 따라 관절면의 방향이 변하

게 되고 그 움직임에 따라 압박의 방향을 조절한다.

관절의 끝 범위에서 순간 밀치기 기법을 적용하여 관절 유착의 해소를 위해 적극적으로 개입해 볼 수 있다. 같은 자세에서 가쪽 복사뼈에 접촉하여 종아리뼈에 기법을 적용하면 발목의 움직임 회복에 효과적이다.

j. 유착된 발목의 기능적 마사지 2

　*양손의 엄지로 발바닥의 중간을 접촉하고 나머지 손가락으로 발목의 가까운 면을 감싸 단단히 고정한다. 체중을 이용하여 발바닥을 치료사의 몸쪽으로 잡아당긴다.

　*발목 관절의 움직임을 느끼면서 견인과 이완을 반복한다.

관절의 끝 범위에서 순간 밀치기를 적용하여 발목 관절에 견인력을 최대한으로 적용할 수 있다. 바깥쪽에 있는 손으로 뒤꿈치를 잡고 같은 방법을 적용하면 좀 더 안정적으로 기법을 반복할 수 있다. 변경된 기법으로 무릎과 엉덩관절에 추가적인 견인력을 제공할 수 있으므로 다른 목적으로 응용도 가능하다.

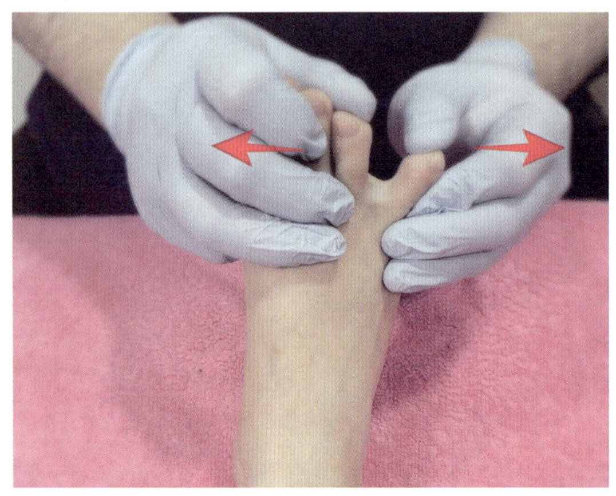

m

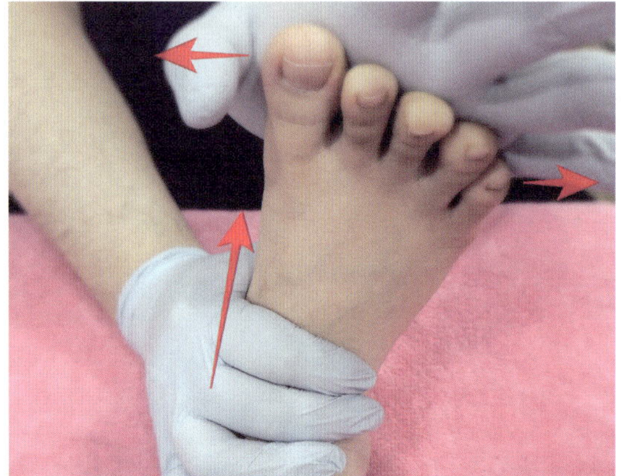

n

m. 발 근육들의 기능적 마사지 1

*1~5번의 발가락 사이를 좌우로 스트레치 하는 모습이다. 발등의 뼈 사이, 발바닥, 발의 안쪽과 가쪽의 형태에 따라 손의 모양을 변형해 기법을 적용하여 근육과 관절의 이완을 유도한다. 발가락의 벌림근들은 약해져 변형을 일으키므로 능동적인 움직임을 지시하고 벌림의 올바른 방향을 지도해 준다.

발에 내재근(Intrinsic)은 여러 개의 층을 이루며 밀집되어 있고 두꺼운 근막으로 이루어져 있어 개개의 근육으로 나누어 기법을 적용할 수 없다. 촉진이 가능한 발의 뼈를 기준으로 구획을 나누어 손가락, 가볍게 쥔 주먹을 이용해 앞서 소개된 기법들을 응용하여 적용한다. 발은 체중을 지지하고 이동하는 역할을 하게 되므로 항상 긴장과 압박에 노출되어 있다. 발에 적용되는 기법은 경직된 각 관절의 감압과 유연성의 회복, 근육의 이완에 중점을 두어야 한다. 발바닥에 형성되어 있는 세 개의 아치를 중심으로 하는 구조물의 기능에 대해 숙지하고 자유로운 발가락의 움직임을 위한 근육의 이완과 재교육을 위주로 기법을 구성한다. 보상된 비정상적 보행의 반복으로 발의 근육은 경직되고 약해져 발의 아치는 무너지고 발가락의 움직임은 줄어들게 된다.

n. 발 근육들의 기능적 마사지 2

*보조수로 발을 발등굽힘 시키고 주동수로 발가락이 폄 되는 방향으로 스트레치 시킨다. 엄지 부분에 압박을 집중시키면 뒤침(Supination)을 5번째 발가락 부분에 압박을 집중시키면 엎침(Pronation)의 움직임을 유도한다.

이상적인 자세에서 체중의 중심은 발의 아치 부분인 미드풋(Midfoot) 안에 존재한다. 하지만 인체의 반사 작용과 구조의 영향, 체형의 변형으로 인한 보상 작용으로 체중의 중심이 앞으로 이동하는 경향이 있다. 이를 보상하기 위해 발가락에 힘을 주고 서 있게 되고 이는 발가락과 종아리 근육의 긴장도 증가로 나타난다. 이런 원인으로 발가락 관절을 폄 방향으로 스트레치 하는 동작은 발의 긴장도 완화를 위해 필수적이다.

m과 n의 기법을 합쳐 발가락 사이에 손가락을 하나씩 집어넣고 발가락 사이를 스트레치하며 폄 방향으로 압박을 주는 기법으로 응용할 수 있다.

6. 턱관절의 기능적 마사지

턱관절(TMJ)은 관자뼈(Temporal bone)와 아래턱뼈(Mandible)의 관절로 이루어진다.

씹기(Mastication)의 일차 근육은 깨물근, 관자근, 안쪽날개근, 가쪽날개근의 네 가지가 있다. 이 중 가쪽날개근에 턱관절의 디스크가 연결되어 있으며 입을 벌리는 역할을 하고 나머지 세 가지 근육은 입을 닫는 기능을 한다. 이런 구조로 인해 가쪽날개근의 역할이 중요하고 스트레스가 특히 집중되어 있다.

턱관절의 아래턱뼈는 공중에 매달려 있는 형태이기 때문에 목과 머리의 위치에 따라 영향을 많이 받게 된다. 거북목 자세(Forward head posture)에서 머리의 위치가 앞으로 이동되고 머리가 폄 되어 턱이 들리는 자세가 되면 중력의 영향을 받아 입은 벌어지게 되고 턱관절의 공간은 만성적으로 좁아져 압박된다.

이 상태에서의 지속적인 턱관절의 활동은 디스크에 과도한 마찰을 일으키고, 통증이나 움직일 때 소리의 원인이 될 수 있다. 이에 대한 처방으로 어금니 쪽에 보형물이나 마우스피스를 사용해 입을 닫을 때 지렛대의 원리로 턱관절 공간의 압박을 줄여 주는 방법을 사용하기도 한다.

기능적 마사지에서는 씹기의 일차 근육을 중심으로 근육을 이완시키고 턱관절의 공간을 확보하여 관절의 움직임을 자연스럽게 유도하는 데 목적을 두고 기법을 시행한다.

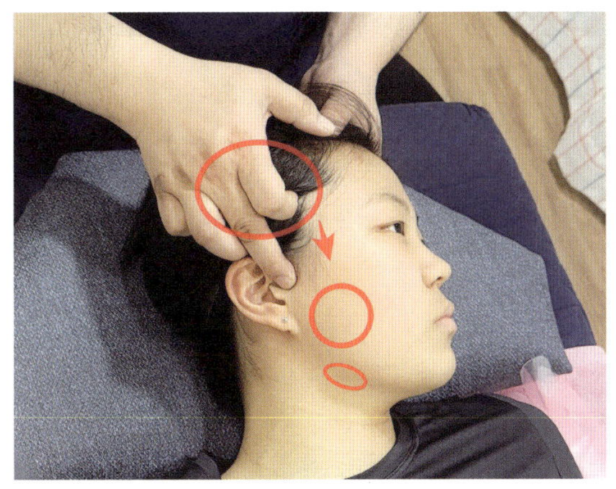
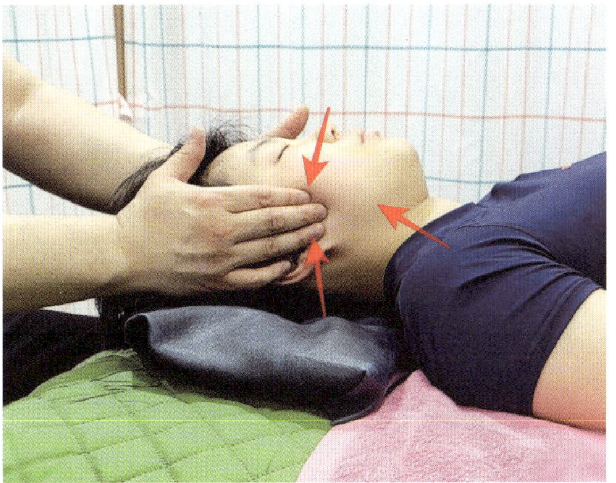

a   b

a. 턱관절을 중심으로 한 씹기의 일차 근육들

*보조수로 머리를 돌림 하고 고정한다. 주동수의 손가락 끝으로 귓구멍 앞에 있는 턱관절을 촉진한다. 턱관절의 능동적인 움직임을 지시하면 턱뼈관절융기(Mandibular condyle)의 움직임을 쉽게 느낄 수 있다.

*원으로 표시된 곳은 차례로 관자근(Temporalis), 깨물근(Masseter), 안쪽날개근(Medial pterygoid)의 위치를 표시하고 있으며 화살표는 가쪽날개근(Lateral pterygoid)을 간접적으로 자극할 수 있는 곳이다.

턱뼈관절융기(Mandibular condyle)를 동시에 촉진하면 턱관절 움직임의 비대칭성을 평가할 수 있다. 아래턱뼈가 벌어질 때 관절돌기의 움직임이 줄어든 쪽으로 치우치게 된다.

상태에 따라 통증의 위치는 일정하지 않으며 소리도 어느 특정한 방향을 따라 발생하지 않는다. 기능적 마사지의 기법들을 상황에 맞게 적용하면 턱관절 근육을 이완시키고 관절 공간을 확보하여, 통증과 관절원반의 마찰로 인한 소리는 감소될 수 있다. 그 후 턱관절의 움직임을 재교육하는 것이 중요하다.

b. 깨물근(Masseter m.)에 적용되는 기능적 마사지

*네 손가락으로 광대뼈의 위치를 찾고 깨물근의 이는 점에 접촉한다.

*원을 그리거나 근섬유의 방향대로 아래턱뼈가지(Ramus of mandible) 쪽으로 압박하며 이동한다. 양쪽을 동시에 적용할 수도 있고 머리의 방향을 돌려 한 쪽씩 섬세하게 근육의 이완을 유도할 수 있다.

깨물근은 가장 큰 힘을 내는 입을 닫는 근육이기 때문에 과도한 단축과 만성적인 긴장은 치아와 턱관절에 압박을 증가시킨다. 씹기 근육의 위치를 판별할 때 입을 벌리고 닫는 능동적인 움직임을 지시하거나 치아끼리 접촉한 상태에서 다양한 방향으로 움직이게 하면 근육의 수축을 잘 느낄 수 있다. 과도한 피부의 마찰은 통증을 유발할 수 있다. 건식과 습식의 방법을 적절히 혼합하여 압박을 적용하고 기법 사이에 휴식기를 두어 여러 번 나누어 근육을 이완하는 것이 효율적이다.

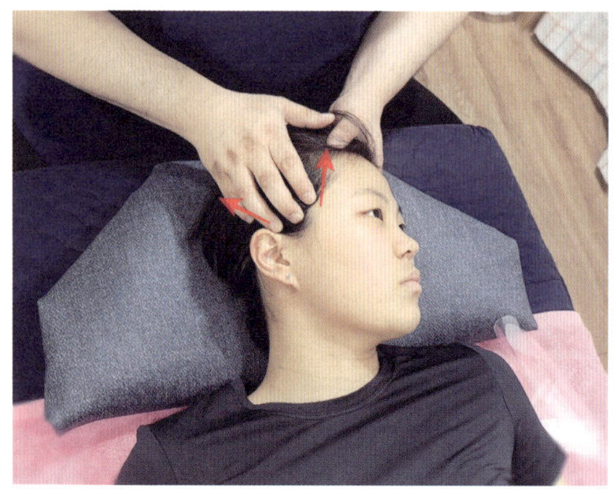

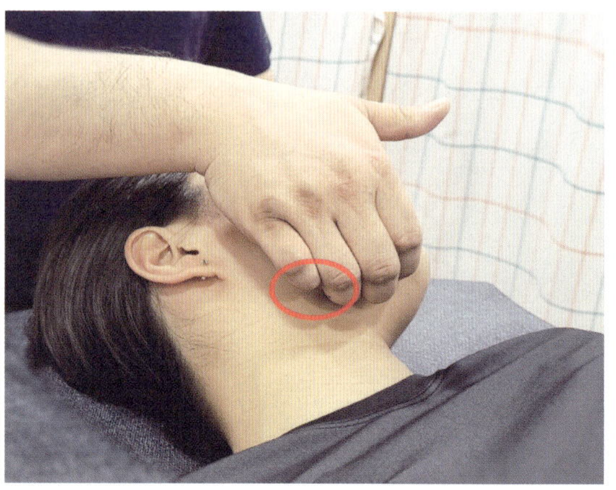

c

d

c. 관자근(Temporalis)에 적용되는 기능적 마사지

*보조수로 머리를 고정하고 주동수의 네 손가락 끝으로 턱관절돌기를 접촉한다.

*관자근은 관자우묵(Temporal fossa)에 넓게 분포되어 있으므로 머리의 옆 부분을 여러

구획으로 나누어 압박과 이완을 반복하며 기법을 적용한다.

목이나 어깨의 압통점에서 기인하는 방사통이나 긴장성 두통의 위치와 겹치게 되는 부위이다. 머리덮개(Scalp)와도 교차 되고 여러 개의 머리뼈가 관절을 이루며 혈관과 신경이 지나는 부위이므로 턱관절의 이완만이 아니라 두통과 목의 긴장 완화를 목적으로 적용해 볼 수 있다.

d. 안쪽날개근(Medial pterygoid)에 적용되는 기능적 마사지

　*보조수로 머리를 지지하고 주동수의 네 손가락 끝으로 턱뼈가지(Ramus of mandible)의 안쪽을 향해 가볍게 천천히 압박한다. 목뿔위근육들(Suprahyoid mm.)과 겹치고 기관을 압박하기 쉬운 예민한 부분이므로 뼈의 안쪽을 강하게 자극하지 않도록 한다.

촉진하기 쉽지 않고 기침이나 구토를 유발할 수 있는 부위이다. 부착 부위인 턱뼈각(Angle of mandible) 쪽은 여러 근육과 민감한 연부조직이 인접해 있는 긴장도가 집중된 부분이므로 부드러운 압박의 유지로 근육의 이완을 유도하는 것이 중요하다.

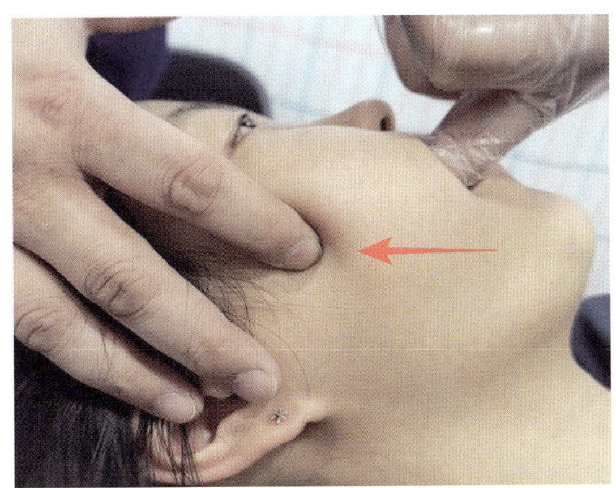

e

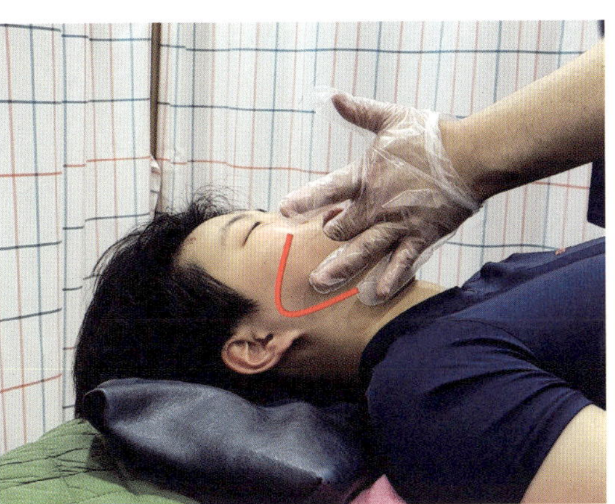

f

e. 가쪽날개근(Lateral pterygoid)의 기능적 마사지

*광대활(Zygomatic arch)의 중간 부위 안쪽에 보조수의 손가락 끝을 접촉한다.

*글로브를 주동수에 착용하고 입 안쪽으로 손가락 하나를 집어넣어 턱뼈관절융기 (Mandibular condyle) 쪽으로 접촉한다. 턱관절의 움직임을 지시하면 가쪽날개근의 수축을 느낄 수 있다. 주동수와 보조수를 부드럽게 압박하면서 유지한다.

깨물근을 포함한 얼굴 근육들과 겹쳐 있어 촉진이 쉽지 않다. 하지만 입 안쪽으로 접근하면 턱관절의 움직임을 통해 근육을 찾을 수 있다. 능동적인 입의 벌림과 닫음을 지시하면서 기법을 적용하면 효과적이다.

턱관절과 관련된 문제가 있을 때 적용하면 즉각적인 효과를 확인할 수 있으며 위턱과 아래턱 사이의 공간으로 접근되므로 손가락이 받침점으로 작용해 턱관절의 공간을 늘리는 기법으로 적용할 수 있다. 너무 강한 자극은 입 안에 상처를 낼 수 있으므로 주의한다.

f. 입 안쪽 공간의 이완을 위한 기능적 마사지

*글로브를 착용하고 입 안쪽에 손가락을 넣고 입술 안쪽에 접촉한다.

*위턱, 광대 활, 아래턱에 걸친 입 안의 공간을 스트레치 하는 방법으로 연부조직을 바깥쪽으로 밀어내면서 천천히 이동하며 압박한다. 긴장도가 높아진 곳에서는 접촉 시간을 늘려 이완을 기다리는 방법이 효과적이다.

얼굴의 바깥쪽에서 보조수의 손바닥으로 볼근(Buccinator)을 지지하고 입 안의 손가락으로 경직된 곳을 찾아 넓은 범위를 압박하며 이완시켜 준다. 씹기 근육을 포함해 얼굴 근육들, 침샘 등을 골고루 자극하여 입 안의 긴장도를 전체적으로 낮춰 줄 수 있는 효과적인 기법이다. 아래턱뼈의 근육돌기(Coronoid process)와 위턱뼈 사이에 손가락을 넣고 턱을 닫게 지시하여 능동적인 근수축을 유도하면 지렛대의 원리로 턱관절의 공간이 자연스럽게 확장되어 감압(Decompression)되는 효과를 줄 수 있다.

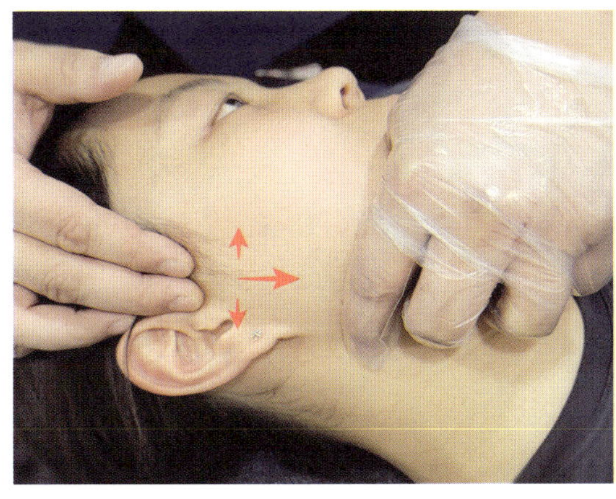

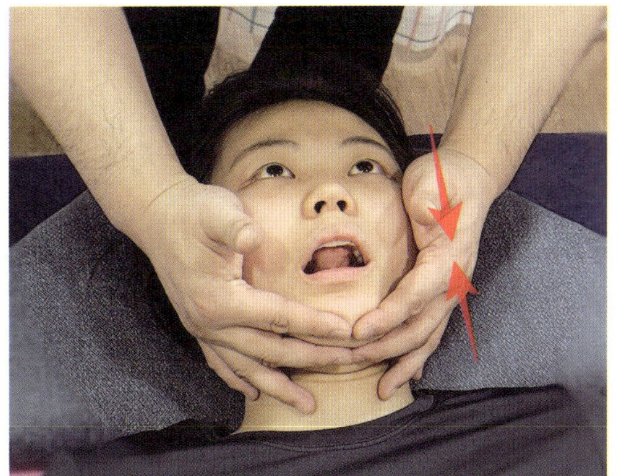

g   h

g. 턱관절의 움직임을 위한 기능적 마사지

　*보조수로 턱뼈관절융기(Mandibular condyle)를 접촉하고 움직임을 탐지한다.

　*글로브를 낀 주동수의 엄지에 거즈를 대고 아래 어금니를 접촉한다. 주동수의 나머지 손
　가락으로 턱뼈각을 감싸 쥐고 턱관절의 공간이 늘어나는 아래 방향으로 견인력을 가한다.
　관절의 공간이 확보된 상태에서 앞, 뒤, 좌, 우로 턱뼈관절융기의 움직임을 유도한다.

　턱뼈관절융기의 관절면은 앞뒤로 좁고 좌우로 넓은 형태이다. 움직임을 개선하려면 앞뒤
의 움직임만 아니라 좌우로의 움직임의 활성화에도 집중해야 한다.

　장시간의 기법유지는 피로감과 구토를 유발할 수 있으므로 여러 번 좌우를 나누어 휴식기
를 충분히 가지면서 적용한다. 휴식기 동안에 다른 부위를 치료하면서 거즈를 물고 있게 지
시하면 턱관절 공간의 유지에 도움을 줄 수 있다.

h. 턱관절 움직임 재교육을 위한 기능적 마사지

　*혀끝을 위턱뼈의 앞니오목(Incisive fossa) 부위에 고정한다. 입을 천천히 벌리고 닫는
　동작의 반복을 지시한다.

　*치료사는 아래턱을 감싸 쥐고 입이 벌어지는 힘에 가볍게 저항하면서 턱관절이 치우침

없이 움직이도록 방향을 조절한다.

아래턱뼈의 움직임은 내림(Depression)과 올림(Elevation)의 단순한 움직임이 아니다. 내림(Protrusion)과 뒤당김(Retrusion), 가쪽이동(Lateral excursion)이 결합되어 복합적인 움직임이 일어난다. 근육의 불균형으로 인해 아래턱뼈가 한쪽으로만 가쪽이동되는 현상이 있을 때 움직임의 재교육 방법으로 활용될 수 있는 기법이다.

설명된 다양한 방향으로 능동적인 움직임을 지시하고 치료사는 가벼운 저항을 가한 후 휴식기를 반복하거나 근육의 이완 후 같은 방향으로 수동적 움직임을 활성화하면 관절 가동 범위를 증가시키는 기법으로 응용할 수 있다.

혀 근육이 턱관절 중심을 잡아 주고 과도한 내림을 방지해 관절의 움직임을 안정화한다. 환자 스스로 턱관절을 이완시키기 위한 자가 운동법으로도 추천된다.

CHAPTER
6

중력이 가해지는 앉은 자세에서는 통증이나 상체 부분의 움직임 이상을 확인할 수 있다. 또한 기법을 적용하고 그에 대한 반응을 바로 확인할 수 있어 유용한 자세이다.

이 자세에서 수동운동 기법을 응용하여 사용할 수도 있지만 환자의 체중을 부담해야 하고 근육의 긴장도 증가로 누운 자세보다 효율이 떨어지게 된다. 움직임의 재교육을 시작하면서 능동 보조운동과 저항운동 기법을 적극적으로 적용하는 자세이다.

몇 개의 대표적인 기법만을 소개하고 이 원리를 인체의 각 부위에 적용하여 어떤 자세에서도 사용할 수 있어야 한다. 앞에서 소개된 기법들을 움직임의 원리에 따라 응용할 수 있다면 수동운동을 능동운동으로 활용할 수 있다. 능동 보조운동이나 저항운동을 적용하는 원리는 치료사의 직접적인 접촉을 통해 정상 움직임으로 유도하는 것이다.

예를 들어 위팔뼈가 굽힘 될 때 어깨뼈의 움직임이 일어나지 않는다면 정상적인 움직임으로 어깨뼈를 보조하거나 때로는 저항을 가해 올바른 방향으로 능동 움직임을 유도하는 것이다. 이 단계를 거치면서 기능적 마사지는 다양한 도수치료의 접촉법으로 더 확장되고 발전된 이론과의 접목으로 더욱 효과적인 중재를 할 수 있는 바탕이 될 것이다.

1. 등세모근의 기능적 마사지

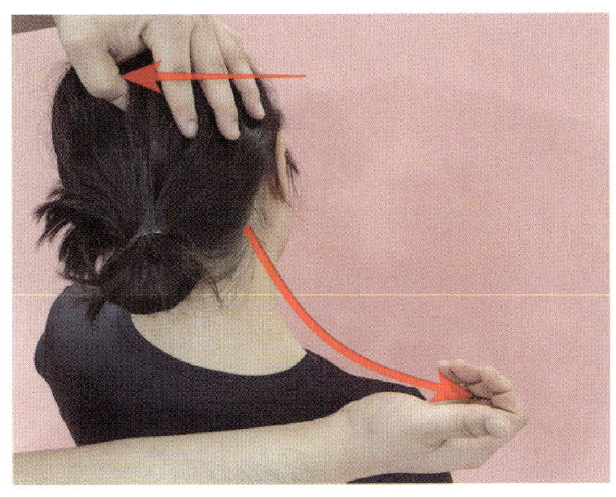

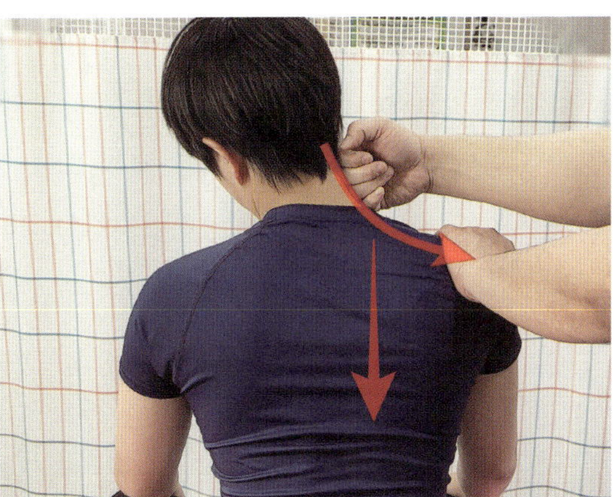

a   b

a. 등세모근(Trapezius)의 기능적 마사지 1

  *보조수로 머리를 고정하고 머리의 움직임을 보조한다.

  *주동수의 아래팔로 등세모근 상부의 부착 부위를 따라 압박을 가하며 이동한다.

  *근육이 늘어나는 방향으로 머리를 천천히 움직이는 동시에 반대 방향으로 주동수를 이동시킨다.

  등세모근의 상부는 여러 가지 보상 작용으로 과긴장되기 쉬운 부위이다. 표면에 있는 근육이므로 안쪽의 근육들을 자극하기 위해서 이 부위를 이완시키는 것은 필수적이다. 목이나 어깨의 움직임 개선을 목적으로 한다면 이 기법을 기본으로 하여 다양하게 응용시킬 수 있다.

  목, 어깨 부위의 움직임에 관여하는 근육들은 등세모근 상부의 아래쪽에 있으므로 적용 부위의 팔을 벌림 하여 치료사의 다리로 팔의 무게를 지지하면 등세모근 상부의 근육의 부착 부위가 가까워지게 되므로 근육의 긴장도를 낮출 수 있다.

  이 원리는 자세를 이용해 통증과 근 긴장을 해소하는 목적으로 모든 부위에 적용할 수 있고 압통점에 압박을 유지하는 기법을 추가하면 더욱 효과적으로 활용될 수 있다. 다양한 방향으로 능동적 움직임은 중재 기법에 추가될수록 더 넓은 면적의 근섬유를 자극할 수 있고 근육과 관절의 감각기관을 활성화할 수 있어 움직임의 재교육에 적극 응용된다.

b. 등세모근(Trapezius)의 기능적 마사지 2

*등세모근이 늘어나는 방향으로 머리를 이동하고 보조수를 어깨 방향으로 압박한다.

*주동수의 가볍게 쥔 주먹으로 등세모근의 섬유방향을 따라 압박을 유지하며 이동시킨다. 어깨 봉우리와 척추 부분으로 나누어 적용한다. 근육의 압박 방향에 따라 주동수와 보조수의 역할을 적절히 교대하면서 기법을 적용한다.

Key point

움직임의 방향과 압박의 적용 방향은 반대이다. 근육의 부착 부위에 따라 머리의 방향을 조절하여 능동적인 움직임을 지시한다. 능동적인 움직임이 반복되면 근육의 길이는 기법의 적용 동안 변화한다. 근육의 길이가 늘어날 때 압박을 천천히 이동시키며 줄어드는 동안에는 압박을 유지한다.

어떠한 근육에 대한 압박을 적용한다고 할 때 그 근육만을 선택적으로 자극하는 것은 불가능하다. 근육은 여러 개의 층으로 구성되어 있어 특정 근육만 자극할 수 없기 때문이다. 하지만 치료사가 근육을 이미지화함으로 움직임을 통해 근육을 선별하여 자극하고 움직임을 통해 그 근육의 기능 회복을 확인할 수 있다.

이는 환자에게 중재법의 근거와 효과를 체험시켜 주고 치료사를 신뢰할 수 있도록 해 주어 능동적인 움직임으로 구성되는 재활의 과정에서도 효과를 더할 수 있다.

증상의 개선을 위한 재활의 과정은 치료사와 환자 모두에게 부담이 없어야 하며 어렵고 복잡한 이론으로 포장된 중재법은 환자에게 전달되지 못할 것이므로 최대한 보편화될 수 있게 단순하고 상세히 구성되는 것이 중요하다. 적용되는 기법 또한 짧게 여러 부분에 대한 적용보다는 문제가 되는 부위를 선별하여 1~2부분을 집중적으로 관리하는 것이 효과적이며 움직임 재교육 과정에서도 원인 부위에 대한 구체적인 맞춤 운동법을 환자의 특성에 맞게 변형시켜 알려 주는 전문성이 필요하다.

2. 목 가동 범위 증진을 위한 기능적 마사지

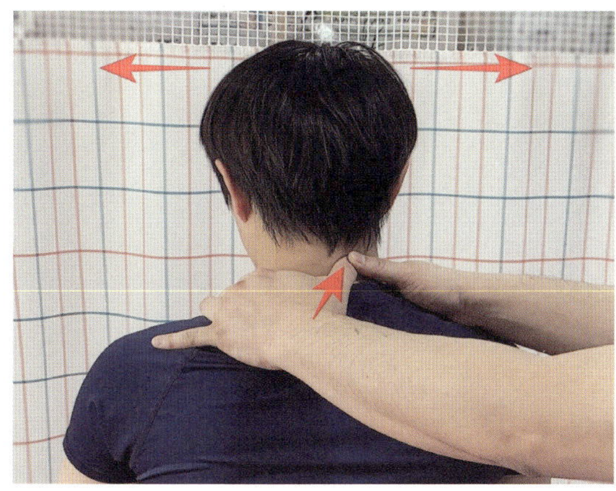

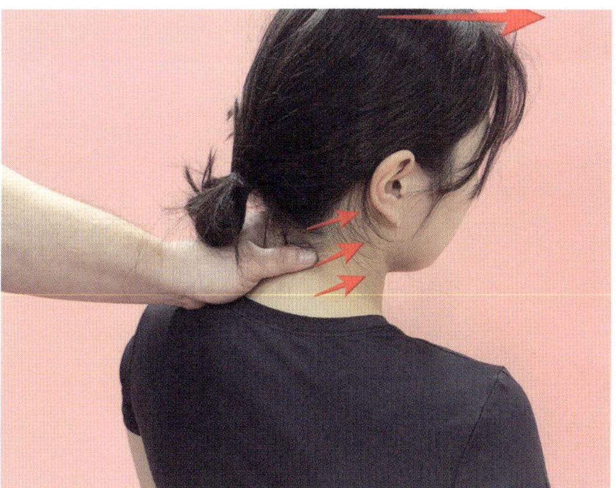

a   b

a. 목 가동 범위 증진을 위한 기능적 마사지 1

*목의 움직임이 제한될 때 양손의 엄지를 겹쳐 통증이 감소되는 목의 관절 부위를 검사하여 피부와 근육을 최대한 밀착시켜 접촉한다.

*목을 불편한 방향으로 움직이게 하여 통증이 감소 되는지 확인한다. 통증이 감소되는 방향으로 관절면의 움직임을 보조하며 목의 능동적 움직임을 지시한다.

Key point

목을 움직일 때 관절면의 압박과 충돌이 원인이라는 가정하에 목뼈 뒤관절면의 방향을 따라 감압시키는 원리로 관절의 공간을 확보하여 움직임을 원활하게 보조하는 것이다.

통증이 없는 동안 능동적인 움직임을 반복할수록 관절주머니 안에서 활액 분비는 활발해진다. 이 과정에서 영양 공급, 염증 물질 배출, 관절의 마찰력이 감소하여 근력과 감각이 활성화되어 통증과 움직임이 개선되는 기전에 근거하여 시행된다. 이를 바탕으로 등뼈, 허리뼈, 갈비뼈 등의 관절에서도 응용하여 적용될 수 있다.

치료사와 환자가 편안한 자세라면 그 어떤 형태의 변환된 기법이라도 유용하다.

b. 목 가동 범위 증진을 위한 기능적 마사지 2

*보조수는 환자의 머리를 가볍게 잡고 움직임의 반대 방향으로 가벼운 저항을 준다.

*주동수의 엄지로 목뼈의 관절면을 따라 분포된 근섬유를 압박하며 목뼈의 가동 범위 끝까지 이동하여 통증이 크게 발생하지 않는 범위에서 유지한다.

*a의 기법보다는 근육의 이완과 자극에 중점을 둔 기법이다. 주동수의 적용 방향은 같고 목의 움직임은 좌우 방향 교대로 적용할 수 있다.

a와 b의 기법은 어떻게 보더라도 적용 방법과 손의 접촉 방식이 비슷하다.

비슷하게 보이는 기법이라도 치료사가 적용 부위를 이미지화하고 목적을 어디에 두느냐에 따라 적용되는 기법의 목적은 다르게 설명될 수 있다. 효과는 거의 예외 없이 판별할 수 있기에 귀납적인 이론의 구성이 가능하고 기법이 비슷해도 다른 명칭의 치료법들이 무수히 많은 이유가 여기에 있다.

근육에 중점을 둔다고 관절과 감각을 포함한 신경계 또는 순환계에 영향이 없겠는가?

근육, 근막, 관절, 신경, 기능적 연계 등 어디에 중점을 두더라도 효과는 있을 수 있고 같은 효과지만 이론은 다를 수 있다. 확증편향이나 일부의 효과가 있는 경우에 대한 일반화를 피해야 하는 이유이다.

3. 척추 움직임을 위한 기능적 마사지

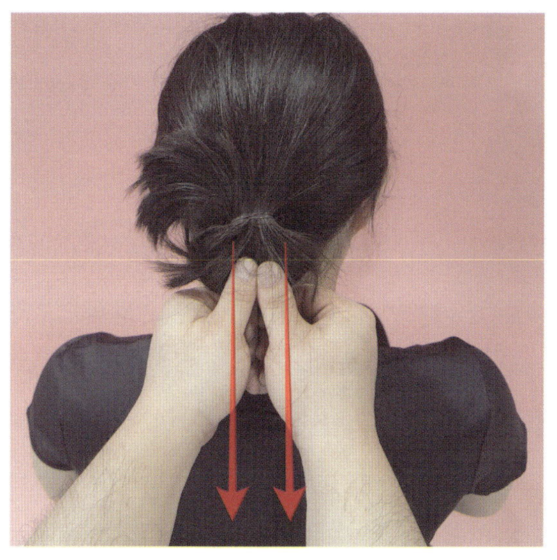

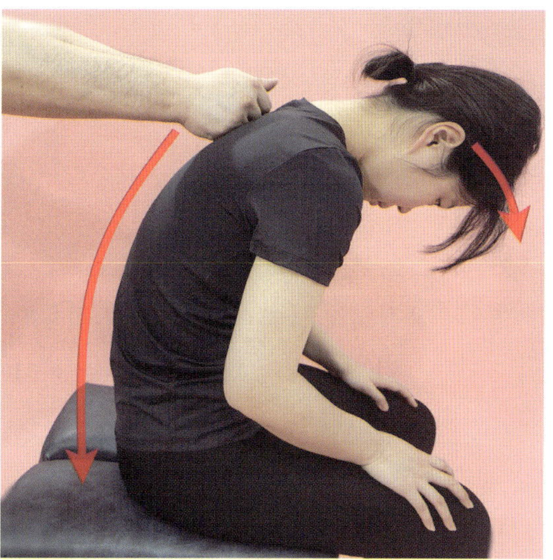

a   b

a. 척추 움직임을 위한 기능적 마사지 1

 *양손의 가볍게 쥔 주먹으로 뒤통수뼈의 근육 부착 부위에 접촉한다.

 *압박을 유지하면서 아래쪽으로 이동할 때 환자에게 압박에 저항하며 목을 천천히 굽힘
하도록 지시한다. 피부와의 마찰을 줄이기 위해 습식법으로 시행한다.

환자가 움직임에 익숙해질 때까지 가볍게 압박을 유지하며 동작을 반복한다. 목이 폄 된 채 등 부위부터 굽어지지 않도록 주의하고 턱을 당기는 동작부터 시작하여 목 굽힘이 이루어지도록 해야 한다. 목 움직임과 관련된 다양한 움직임을 개선하기 위한 목적으로 응용한다면 목의 굽힘과 폄 과정에서 여러 각도를 구분해 목의 좌우 돌림 동작을 추가한다. 이 경우 움직임과 관련된 근육의 부위를 옮겨 가며 압박을 유지하면 통증의 감소와 가동 범위의 증가가 효과적이다. 접촉과 압박 이동을 확실히 하고 움직임과 함께 천천히 리듬을 맞추어 적용하는 것이 중요하다. 압박 부위의 면적에 맞추어 엄지와 네 손가락의 모양을 변형하여 사용한다.

b. 척추 움직임을 위한 기능적 마사지 2

*e의 기법과 같은 방법으로 등, 허리를 거쳐 엉치 부위까지 이어 나간다.

*가볍게 쥔 주먹으로 천천히 골반 쪽으로 이동하는 동시에 환자는 압박에 저항하면서 등, 허리 순서로 굽힘 동작을 능동적으로 지속한다. 척주와 엉덩관절의 가동 범위 끝까지 굽힘을 실시한다.

척주의 움직임에 돌림과 옆 굽힘을 적용하여 척주의 한 면에 압박을 집중하는 방법으로도 기법을 변형할 수 있다. 지연성 수축으로 인해 허리가 불안정하다면, 허리 부위를 압박하여 안정성을 확보하고 호흡으로 가슴우리를 확장함으로써 허리의 앞굽이를 회복할 수 있다. 이때 복압이 상승하면서 코어(Core) 근육이 활성화되며, 이를 또 다른 중재 기법으로 응용할 수 있다. 움직일 때 통증은 많은 부분의 근육과 관절이 관여하게 되므로 여러 가지 가능성을 고려하여 어떻게 응용할 것인지 계속 고민해야 한다.

관련 부위를 검사하는 방법은 접촉검사로서 근육과 관절을 손으로 안정화한 뒤 움직임을 지시하면 통증의 감소나 움직임의 개선이 나타나므로 이를 활용하여 기법의 효용성을 판별한다.

4. 어깨뼈 위쪽 돌림의 기능적 마사지

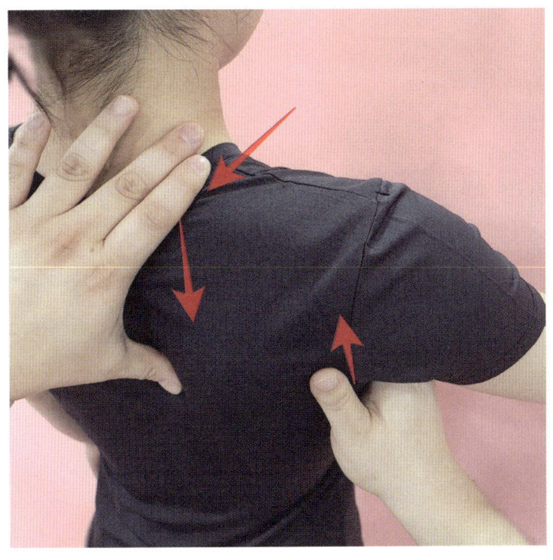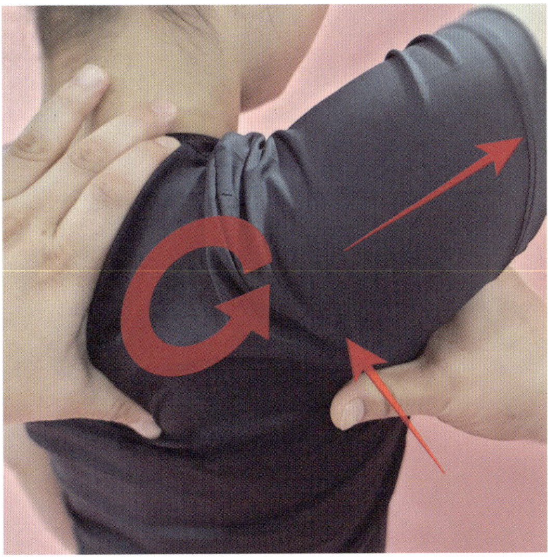

a   b

a. 어깨뼈 위쪽 돌림의 기능적 마사지

 *주동수로 어깨뼈의 위각을 엄지와 검지 부분으로 감싸 쥔다. 보조수로 위팔오목관절 부분을 지지하여 위 방향으로 올려 준다.

 *동시에 주동수로 위각을 아래 바깥 방향으로 압박하고 어깨뼈의 움직임 방향이 위쪽 돌림 되는 방향으로 움직일 수 있도록 유도한다.

위팔뼈의 완전한 가동 범위를 위한 어깨위팔리듬(Scapulohumeral rhythm)을 활성화하기 위한 예비 단계이다. 어깨위팔리듬은 위팔뼈의 30도 벌림 이후에 2:1의 비율로 일정하게 일어나므로 보조수로 위팔뼈를 벌림 시키면서 어깨뼈의 위쪽 돌림을 유도한다.

 끝 범위에서 순간 밀치기 기법으로 효율을 높일 수 있다. 기법 적용 시 어깨의 내밈(Protraction)과 올림(Elevation)의 능동적인 움직임을 추가하면 효과적인 방법으로 응용될 수 있다. 제한되는 어깨뼈의 움직임을 분석한 후 능동 보조운동이나 저항운동을 적용하여 어깨뼈의 움직임을 유도한다.

b. 어깨의 완전한 벌림을 위한 기능적 마사지

*주동수로 어깨뼈의 위각을 검지로 잡고 엄지로 척추면을 따라 아래로 접촉하고 위쪽 돌림의 방향으로 압박을 가한다.

*보조수로 위팔오목관절을 보조하고 아래팔로 환자의 팔 무게를 지지하며 완전한 벌림의 각도까지 보조하고 가쪽 돌림의 힘을 추가한다.

*양손의 움직임은 동시에 이루어지며 들숨에 가슴우리를 확장하며 호흡의 힘을 보조받으며 기법이 이루어진다.

Key point

어깨뼈의 위쪽 돌림과 함께 보조수는 긴 지렛대의 역할을 하며 아래팔로 환자의 팔을 가동 범위 끝까지 보조하므로 효율적인 가동 범위의 증가를 위한 움직임 재교육과 유착의 해소가 가능한 기법이다. 어깨뼈의 굽힘 동작의 개선도 같은 방식으로 적용할 수 있다.

동작 중 충돌이 일어난다면 위팔뼈에 가쪽 돌림을 시키는 힘에 아래 방향으로 힘을 추가하여 관절 내 공간을 확장 시켜줄 수 있다. 주동수의 그립이 적절하지 않다면 손바닥 전체로 어깨뼈의 위각을 감싸고 아래팔 부위로 척추면을 접촉하여 더 큰 압박을 적용하는 방법으로 응용할 수 있다.

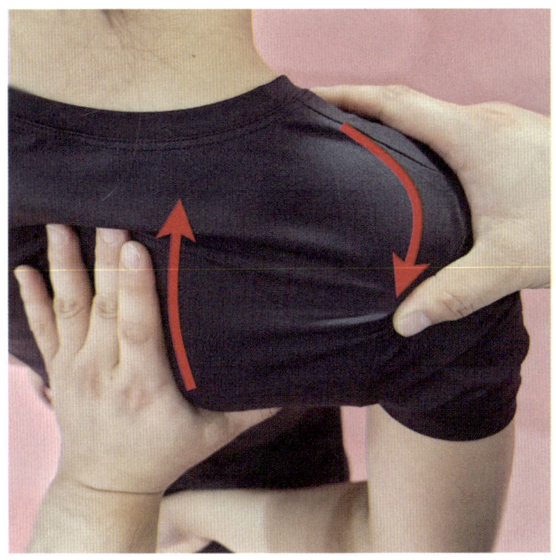

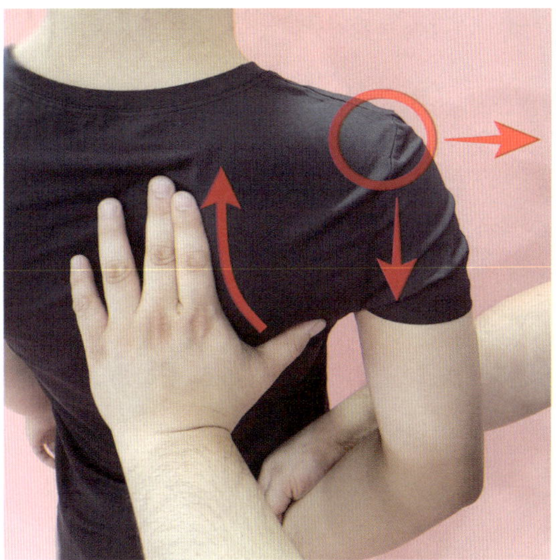

a   b

a. 어깨뼈의 아래쪽 돌림의 기능적 마사지

　*주동수의 엄지와 검지로 어깨뼈의 아래각을 잡아 위 방향으로 압박을 가한다.

　*보조수는 같은 그림으로 어깨뼈의 가쪽각을 잡아 아래 방향으로 압박을 가한다.

　*동시에 가해지는 힘은 어깨뼈를 아래쪽 돌림 시킨다. 이때 위팔은 폄과 안쪽돌림 되고 팔꿈치는 굽힘 된다. 필요에 따라 몸통을 고정하는 것이 효율을 높여 준다.

Key point

　앞서 소개된 기법과 함께 어깨 관절의 운동성을 검사하는 테스트와 방법이 같다. (Apley scratch test)

　이 동작을 분석하면 한 가지 면에서 일어나는 움직임이 아니다. 여러 종류의 일상생활 동작이나 스포츠 동작들이 3차원에서 일어나고 복합 면에서 문제를 일으킨다. 이 경우 치료사는 제한되는 동작을 강제로 가능할 때까지 계속 반복하는 것이 아니라 3개의 운동면, 즉 시상면(Sagittal plane), 이마면(Frontal plane), 수평면(Horizontal plane)의 동작으로 나누어 동작을 분석하여 분리된 동작을 각각 개선하여 하나의 동작을 완성시키는 프로그램을 만들 수 있는 것이 중요하다.

이 기법을 적용할 때 위팔뼈의 움직임이 나오지 않는다면 이 움직임부터 개선시켜야 한다. 즉 어깨뼈를 포함해 위팔의 폄, 모음, 안쪽돌림 세 가지 면에서의 움직임을 먼저 해결하는 것을 연구해야 한다.

b. 오목위팔관절의 움직임을 위한 기능적인 마사지

　*a의 기법으로 어깨뼈의 움직임을 충분히 만들어 준 뒤 시행한다.

　*보조수의 엄지와 검지로 어깨뼈의 아래각을 잡아 아래쪽 돌림 시킨다. 주동수는 아래팔을 잡고 위팔뼈를 안쪽돌림 시키며 가쪽과 뒤쪽으로 잡아당긴다.

　*기법의 적용 시 몸통을 고정하는 것이 필수적이다.

손등을 허리 부위로 가져가는 동작은 어깨 관절에 통증이나 유착이 있다면 제한이 있을 것이다. 손의 위치를 변경하면서 움직임을 원리에 맞게 능동 보조를 적용한다. 통증이 없는 범위 내에서 능동적 움직임을 지시하고 이를 보조하거나 저항하여 기법을 응용시킬 수 있다. 목표로 하는 방향의 반대 방향으로 저항을 가하여 움직임을 유도하는 기법도 가동 범위를 증가시키고 반대로 저항을 가하여 정반대의 기법을 사용해도 가동 범위의 증가를 가져오는 것의 특성을 이용해 최대한 상황에 맞게 변형시키는 것이 중요하다.

기법의 명칭만 달라질 뿐 원리만 습득한다면 신기한 현상이 아니라 당연한 결과이니 환자에게 쉽게 설명할 수 있다면 신뢰 형성에 도움이 될 것이다. 이런 원리가 설명되지 않거나 하지 못한다면 일관성 있는 과학이 아니라 믿음의 영역으로 빠지게 되니 치료사와 환자 모두 경계해야 한다. 다른 치료사가 적용해도 상황에 맞게 응용하는 능력만 갖추게 되면 숙련도의 차이일 뿐 모두 일관된 결과를 내는 것이 기능적 마사지의 핵심적인 가치이다.

이 동작은 어깨뼈의 아래쪽 돌림과 더불어 위팔뼈의 안쪽돌림, 폄, 모음 세 가지 면에서의 움직임이 결합되어 있다. 위팔뼈의 움직임 시 동원되는 아래팔의 협동근들 또한 고려의 대상이다. 각 면에서의 움직임을 따로 검사하고 가장 제한이 되는 움직임을 개선시킨 뒤 기법을 적용한다. 이 방법은 다른 움직임 개선을 위해 기능적 마사지 기법을 응용할 때 필요에 따라 참고해야 할 원리이다. 즉 단순면의 움직임을 먼저 개선시킨 뒤 복합면의 움직임에 적용한다. 각 면에서의 기법 모두 수동, 능동 보조, 능동 움직임을 이용하고 때로는 저항을 적용하는 것은 원칙이다.

기능적 마사지의 개별 기법을 단순히 따라 하기보다는 생체역학적 움직임의 원리를 적용하면 지금까지 소개된 기법을 응용하여 다른 부위에서도 적용할 수 있을 것이다.

이상 능동 보조, 저항 움직임의 기법은 수동적 기법에 능동적 움직임을 추가하거나 능동적 움직임에 수동적 기법과 저항을 부분 적용하는 것이다. 환자의 움직임을 보조하느냐 저항하느냐의 차이를 이해하고 이를 바탕으로 다른 부위에도 적용하는 것이 이 장의 핵심이다.

이제는 능동적 움직임의 재교육을 통한 자세 개선과 재활 운동의 중재(Intervention)에 관해 소개하고 그 원리에 대해서 알아보자.

CHAPTER
7

중재(Intervention)라는 용어는 환자의 증상 개선이나 기능 회복을 위해 치료사가 의도적으로 개입하는 모든 행위를 뜻한다. 이 장에서는 환자의 능동적 움직임에서 중요한 부분을 강조하는 치료사의 역할로 대체되어 사용될 것이다. 환자에게 말로 지시하는 내용, 움직임을 활성화하기 위한 가벼운 접촉, 시범을 보이는 행위 등을 포함한다.

자세 개선과 재활 운동을 중재한다는 것은 환자의 능동적 움직임을 전제로 한다. 기능적 마사지는 물리적인 접촉을 통해 수동적 움직임을 유도하는 것으로 시작하여 단계적으로 환자의 능동적 움직임으로 대체해 나가는 것이 최종 목적이다.

이 과정은 능동적 움직임이 바탕이 되기에 환자의 협조가 없다면 시간과 비용의 낭비이다. 치료사는 통증의 개선을 넘어 바른 자세와 완전한 기능의 회복을 목적으로 하지만 환자의 목적은 다를 수 있기 때문이다. 환자의 방문 목적이 오직 통증의 개선이고 원인이 바르지 못한 자세와 불완전한 움직임으로 인한 근육과 관절의 비대칭적 약화와 손상이라고 설득하지 못한다면 일시적인 효과에 그치고 말 것이다.

수동적 움직임을 개선시키는 기능적 마사지 기법만으로는 증상의 완화와 일시적인 기능 회복은 있을지 몰라도 능동적 움직임을 재학습 시키지 못한다면 증상이 재발하거나 또 다른 보상 작용으로 새로운 증상이 유발될 수도 있다. 따라서 어려운 학문적 용어보다는 일상용어로 쉽게 자세 개선과 재활 운동의 필요성에 대하여 설명하고 설득할 수 있어야 한다. 하지만 현실적이고 냉철한 전문가는 환자의 목적과 요구를 파악하고 불필요한 에너지의 낭비를 막을 수도 있어야 한다.

이제 본격적인 능동적 움직임의 중재가 필요한 자세 개선의 이야기를 해 보자.

1. 바른 자세에 대하여

바른 자세란 무엇이고 왜 필요한가에 대한 설명이 필요하다.

일반적으로 인체가 중력에 대항하여 자세를 유지하고자 할 때 중력중심선(Center Of Gravity)에 알맞게 배열되어 불필요한 긴장이나 압박 없이 균형과 안정을 유지하는 자세를 말하는 것이다. 쉽게 단순화시킨다면 중력중심선에서 멀어질수록 중심을 유지 또는 자세를 유지하기 위해서는 불필요한 체력 소모가 커지게 된다. 이런 이유로 중력중심선에 가까운 자세일수록 힘이 덜 드는 효율적인 자세임을 쉽게 설득할 수 있다.

아이러니하게 일반적인 사람들은 무의식적으로 구부정하고 휘어진 자세를 인식하기 전까지 편하고 익숙하게 느낀다. 변형이 시작된 부분에 맞추어 몸의 중심을 지그재그로 보상하여 적응했기 때문이다.

자세를 분류하여 설명하는 여러 이론이 있지만 기능적 마사지의 능동적 기법에서는 자세를 다른 관점에서 설명해 보기로 한다.

단순화시킨 예시로 보상 작용으로 인해 자세가 변형될 때 대부분 몸의 중심이 일차적으로 앞으로 이동하게 된다. 여러 가지 이유가 있겠지만 두 발을 나란히 하고 서 있을 때 인체의 방어기전으로 뒤로 몸 중심을 이동시키게 되면 이는 머리를 보호할 수 없어 반사적으로 불안감이 증가하게 되므로 방어적 동작을 활성화할 수 있는 앞으로 이동된 몸 중심을 유지하게 된다는 관점으로도 설명될 수 있고 현대인의 생활 습관으로 인한 전방 중심 이동이라는 관점 등 다양하다. 분명한 것은 이로 인한 연쇄 반응이 무릎, 골반, 척추의 각 부위, 어깨, 머리에 걸친 전신의 자세 변형을 가져온다는 것이다.

이에 대하여 기능적 마사지에서는 중력에 대항하여 선 자세를 유지시키는 항중력근 (Antigravity muscle)의 약화와 중력 보조근(Gravity assisted muscle)의 단축으로 인한 관점으로 자세를 분석하고 기본적인 개선 방법만을 간단히 제시한다. 그 외의 자세 개선 방법은 원리에 맞게 다른 도수치료 기법을 적용하면 된다. 중요한 것은 치료사의 역량과 환자의 의지에 달려 있다.

언급했듯이 자세 중재의 어려움은 인체의 보상 작용이 광범위하기에 일관되게 정립된 이론이 없고 접근하는 관점에 따라 중재의 적용 방식이 달라지기 때문이다. 더욱 혼란스러운 점은 다른 관점으로 적용되더라도 결과는 부정적일 수도 둘 다 긍정적일 수도 있기에 정답은 없다. 같은 기법의 적용에도 치료사의 경험과 능력에 따라 결과가 달라지고 다른 기법 적용에도 둘 다 개선의 효과를 가져올 수 있다는 것은 항상 염두에 두고 고민해야 할 직업적 과제이다. 이에 대한 복잡한 이론을 다루는 서적과 논문들은 광범위하기에 환자에게 설명될 필요는 없다.

이론상 부분적인 자세의 문제는 단축된 근육을 늘리고 이완된 근육은 강화한다는 단순한 논리로 설명되고 여러 가지 특별한 기법이나 새로운 운동법이 있는 것처럼 소개되고 포장된다.

자세는 어느 한 부분의 문제가 아니고 인체의 각 부분이 기능장애나 중력에 대해 각자가 보상한 전체의 형태이다. 흔히 거북목, 일자목을 두고 목 통증의 원인이라고 한다. 통증이 없는 사람도 일자목인 경우가 흔한데 이 경우는 개인차에 의한 민감도의 문제일 뿐 시간이 지나면 통증이 생길 수 있다고 말한다.

모든 경우의 수를 검증할 수는 없기에 틀릴 수도, 맞을 수도 있는 논리이다. 그렇다면 정상적인 목의 앞굽이를 가진 사람은 통증이 없을까? 다른 원인을 찾아 이야기할 것이다.

염증, 근육의 경직, 신경의 압박, 어깨나 허리, 발 등의 기능적인 사슬의 문제가 목 통증의 발생 원인이라고 제각각의 지식과 경험에 비추어 설명할 것이다.

그럼 바른 자세를 만들어야만 하는 것인가 하는 의문이 발생한다.

대부분 바른 자세를 만드는 움직임의 과정에서 증상과 기능의 개선은 자연스럽게 이루어진다.

바른 자세라도 오랜 시간 같은 자세를 유지하게 되면 혈액과 림프의 흐름이 감소되고 관절과 근육에 가해지는 부하는 시간에 비례하여 증가한다. 따라서 자세를 바르게 하려는 것 자체에 중점을 두기보다는 바른 자세를 위한 움직임 과정에 더 중점을 두어야 한다.

능동적인 움직임 과정에서 중력중심선에 가까운 바른 자세가 피로도가 덜 하고 효율적이라는 사실을 인식하게 되면 자세는 자연스럽게 회복될 것이다. 이런 원리는 미용의 관점에서 접근하려는 시도 또한 마찬가지로 적용된다.

전통적으로 중력중심선에서 벗어나는 잘못되고 비효율적으로 움직이는 과정에서 보상 작용의 결과로 나타난 것을 여러 가지로 분류한 나쁜 자세의 패턴이 있다.

환원론적인 관점으로 인체가 이 패턴으로 모두 분류될 수 있는가는 또 다른 의문이며 같은 자세를 시각에 따라 다르게 분류될 여지는 없는지도 생각해 볼 문제이다. 이런 이론 또한 개별 관절에 대한 자세한 설명은 되어 있지 않은 것 또한 무엇을 의미하는가?

기능적 마사지는 도수치료에 필요한 기본기로서 적용되는 것이기에 바른 자세의 필요성에 대해서는 동의하나 바른 자세를 만드는 것이 중재의 최종 목적인가 또는 가능한가에 대해서는 치료사의 철학에 따라 달라질 수 있다. 그렇기에 자세에 대한 다양한 보상 패턴을 소개하겠지만 항상 예외는 있다는 것을 전제해 두길 바란다.

2. 기능적 마사지에서 자세를 바라보는 관점

자세를 여러 가지 관점에서 분석하려는 시도는 계속되고 있고 이미 많은 이론이 소개되어 있다. 하지만 하나의 관점에서만 인체를 분류하려다 보면 곧 모순점에 빠지거나 다른 의견이 수용되지 않는 믿음의 영역으로 짜 맞추려는 것을 경험하게 될 것이다.

중력의 영향, 해부학적 구조, 근육과 관절의 기능적 연결, 뇌와 신경계의 반사 작용을 근거로 하여 설명되는 이론들이다. 이런 것들을 설명하는 학회들, 서적과 자료들이 넘쳐나고 있다. 대표적으로 발의 문제가 자세의 변화 원인이라고 보는 관점에서는 엎침(Pronation)된 발의 변형은 정강이뼈와 넙다리뼈의 안쪽돌림(Internal rotation)을 유발하고 골반이 앞기울임(Anterior tilting) 되는 변형을 가져오게 된다.

골반의 앞기울임은 허리뼈의 앞굽이 증가를 가져오게 되고 좌우 비대칭적인 변형이라면 골반이 앞기울임 된 방향으로 허리가 볼록해지는 연쇄 반응을 일으킨다. 그리고 발의 엎침, 무릎의 안쪽돌림, 굽힘, 넙다리뼈의 안쪽돌림과 결합되어 일어난 골반의 앞기울임은 기능상의 짧은 다리를 가져오게 된다.

또 다른 이론으로는 골반의 변형을 자세 변화의 원인이라고 설명하는 것이다.

한쪽의 골반이 뒤기울임(Posterior tilting) 되면 ASIS는 뒤, 위쪽으로 이동하게 되고 절구(Acetabulum)의 위치는 앞, 위쪽으로 옮겨져 넙다리뼈가 위로 이동되어 기능상의 다리 길이는 짧아지게 된다.

이 관점에서는 골반이 앞기울임 된 쪽의 다리 길이는 길어지게 된다.

이처럼 여러 이론의 관점 차이에 따라 상호 모순되는 설명이 나타나기도 하고 이를 해결하기 위해 또 다른 이론이 개발 접목되고 있다.

어느 하나의 관점이 정답일 수 없다는 말이다. 원인을 분석하는 것이 다양하다면 중재에 대한 접근법 또한 다양한 것이 당연하다.

기법의 효과를 광고하기 위해 자세를 분석하는 선이 그어진 스크린 위에서 중재 전. 후의 사진을 비교하며 효과를 제시하는 자료들을 많이 보게 된다.

이런 사진들은 시상면(Sagittal plane)에서 공통점이 있다.

두 발을 나란히 하고 선 자세에서 몸 중심이 전방으로 이동이 되어 있고 중재 후 중력중심선(COG)에 가까워졌다는 내용이다. 아니면 이를 보상하기 위한 골반의 전방경사나 무릎의 굽힘이 개선된 전. 후 사진일 것이다.

이런 자료의 공통점이 의미하는 것은 무엇인가? 일시적이거나 치료사의 지도에 의한 것은 아닐까 같은 의심은 없었는가 반문해 볼 필요가 있다. 또는 특정한 기법과 운동법만이 그런 효과를 내었는가를 되물을 필요가 있다.

또한 단 몇 번의 수동적 자극으로 그런 효과를 유지할 수 있는가?

인체는 고유수용성 감각으로 인한 정위반사(Righting reflex)를 통해 스스로 몸의 균형을 유지하려는 반사기전을 가지고 있다. 즉 중력에 대해 전체적인 몸의 균형을 유지하는 것이다. 몸의 중심은 움직임에 따라 계속 변화한다.

이 변화하는 몸의 중심에 따라 근위부에서 원위부의 자세가 결정된다. 기능적 마사지에서는 중력에 대항하는 움직임의 관점에서 자세가 결정된다고 단순화한다. 기능적 마사지는 도수치료의 기본 접촉법으로서 역할을 한정하고 체액의 순환과 감각기관의 활성화를 통한 전체적인 움직임의 개선이라는 쉽게 이해할 수 있는 관점에서 자세의 중재를 제시하기 위해서이다. 세세한 관절의 보상 작용으로 인한 변화는 다른 도수치료의 기법을 참고하여 중재에 적용할 수 있을 것이다.

예를 들어 무거운 물체를 들거나 기능장애가 발생하게 되면 몸의 중심이 바뀌게 되고 자연스럽게 자세는 변화하게 된다. 하지만 개인의 보상 패턴의 차이로 자세는 다양하게 나타난다. 특히 좌우 자세의 보상은 개인 특성에 따라 통일된 패턴을 보이지 않는다.

이 보상 패턴을 잘못된 것으로 보고 중재되어야 한다는 판단은 자세 보상의 원인을 무엇으로 보는가에 따른 관점의 차이이기 때문에 논란의 여지가 있다.

복잡한 여러 관점들을 뒤로하고 도수치료의 기본기로서 기능적 마사지는 몸의 중심을 바로잡아 주기 위해 끊임없이 중심을 유지하려는 과정에서 몸의 감각기관들이 활성화되어 각 부위의 관절들은 자연스럽게 중력중심선에 가까운 자세를 가지게 된다는 관점이다.

기능적 마사지에서는 수동운동 – 능동 보조운동 – 능동운동으로 이어지는 인체의 움직임을 활성화하여 자세를 개선시키고 재활 운동에 적용하게 된다.

3. 기능적 마사지에서 제시하는 자세 개선의 중심점

자세를 중력의 관점에서 보면 중력과 중력에 대항하여 균형 유지를 위해 끊임없이 활성화되는 감각 수용기와 근육 작용의 결과라고 볼 수 있다. 이를 바탕으로 기능적 마사지에서는 근육을 크게 두 가지 그룹 나눈다.

중력에 대항하는 항중력근(Antigravity muscle)과 중력을 보조하는 중력보조근(Gravity assisted muscle)으로 분류하는 것이다.

항중력근은 중력에 대항해서 올바른 자세를 유지시키므로 강화되는 방향으로 움직임을 재교육하고 중력보조근은 굽은 자세를 유발하므로 스트레치 시켜 적정한 유연성을 확보시켜야 한다.

기능적 마사지에서는 이 두 분류의 근육을 강화하고 스트레치 하는 움직임의 과정에서 감각 수용기를 자극하고 활성화하여 중력중심선에 대한 몸의 균형이 자연스럽게 회복되도록 유도하는 것이다. 주의할 점은 항중력근과 중력보조근의 분류는 고정된 것이 아니라 자세나 움직임의 방향에 따라 근육의 역할이 달라지므로 상황에 따라 항중력근과 중력보조근의 관계는 유동적일 수 있다는 것이다.

예를 들어 복근은 허리가 굽힘 될 때 중력보조근으로 작용하지만 허리가 폄 될 때는 원심성 수축을 하면서 항중력근으로 작용한다. 또한 장딴지근과 넙치근은 보행 시 중력의 반대 방향으로 몸을 앞으로 이동시키는 항중력근의 하나로서 기능을 하지만 뒤꿈치 닿기에서 발바닥이 바닥에 닿을 때는 중력보조근으로서 작용하게 된다.

힘의 방향에 따라 중력의 방향으로 작용하게 되면 중력보조근, 중력의 반대 방향으로 작용하게 되면 항중력근으로 상황에 따라 분류가 달라질 수 있으므로 이를 잘 분석하여 적용한다, 항중력근과 중력보조근의 관계는 작용근과 대항근의 관계로도 볼 수 있는데 이는 상호 억제의 반사 작용을 응용하여 능동적 기법에 적용할 수 있다.

4. 중력보조근의 단축에 따른 보상 작용

상체와 하체에서 몸 중심을 무너뜨리는 부위를 하나씩 지정하고 이에 따른 여러 가지 보상 작용과 문제점을 설명해 보겠다.

상체에서 가장 흔하고 굽은 자세를 유발하여 몸 중심을 앞으로 이동시키는 근육의 그룹은 큰가슴근, 작은가슴근을 중심으로 팔과 몸통의 굽힘 협력근들이다. 가슴근육들의 단축은 굽은 어깨와 등을 만들고 머리를 전방으로 이동시켜 목을 폄 시키면서 거북목을 유발한다. 이는 항중력근의 역할을 하는 등의 근육들을 약화하고 위팔뼈를 안쪽돌림 하는 자세를 고착하게 되면서 어깨 병변의 원인이 되기도 한다.

이렇게 앞으로 이동된 몸 중심을 뒤로 이동시켜 균형을 유지하기 위해서는 골반을 뒤기울임 시켜 허리의 앞굽이를 감소시키거나 무릎을 굽힘 시켜 균형을 유지하기도 하고, 발목의 발바닥굽힘 긴장도를 증가시켜 이동된 중심을 종아리 근육의 과긴장으로 보상하기도 한다.

하체에서 가장 흔하게 단축되어 몸 중심을 뒤로 이동시키는 근육들이 바로 뒤넙다리근육인 햄스트링(Hamstring)이다. 뒤넙다리근은 오랜 좌식 생활로 대부분 단축되어 있고 이에 대한 움직임의 보상 작용은 척추의 과도한 굽힘 증상으로 나타난다.

이를 판별하는 방법은 척추의 굽힘 현상을 제어한 뒤 순수한 엉덩관절의 굽힘과 무릎의 폄을 검사하면 쉽게 검사할 수 있다.

뒤넙다리근의 단축은 몸 중심을 뒤쪽으로 이동시킴으로 골반을 뒤기울임 상태에서 앞으로 내밀어 보상하는 형태가 가장 흔하다. 이는 다시 무릎의 굽힘이나 발의 발등굽힘 보상으로 나타나는 연쇄 반응을 일으킨다. 또한 상체 가슴근육들의 단축과 함께 나타나 다양한 보상 패턴을 일으키게 되는데 이를 다 다룰 수는 없다.

수많은 보상 작용을 몇 가지로 분류하여 명명하고 중재 기법을 일괄적으로 확정하려는 환원론적 이론들은 많이 존재하나 통계상의 분류일 뿐 모든 사람에게 일괄 적용될 수는 없다.

본 서에서는 중력중심을 무너뜨리는 가장 강하게 단축되는 중력보조근 그룹 두 가지를 선정하여 스트레치 하는 움직임을 통해 자세를 개선하는 방법을 제시하고자 한다.

스트레치 하는 움직임에서 가장 핵심이 되는 사항은 고정근 역할을 하고 몸의 중심을 잡아주는 호흡의 작용근을 중심으로 한 코어 근육의 안정화이다.

5. 호흡을 중심으로 한 코어 근육의 필요성

효과적인 스트레치를 위해서는 몸통의 안정화가 필수적이다.

인체의 움직임은 고정된 한 축을 중심으로 일어날 때 가장 효율적이며 강한 힘을 발휘할 수 있기 때문이다. 따라서 자세를 개선하는 움직임을 위해서는 현재의 중심을 안정화할 수 있는 자세 안정의 4대 코어 근육인 가로막, 배가로근, 다열근, 골반저근의 훈련이 필수적이며 이는 호흡과 스트레치 하는 움직임을 통해 강화될 수 있다.

호흡을 통해 흉강과 복강의 용적과 압력을 높이고 유지하여 척추를 단단하게 고정하면 많은 부하를 견딜 수 있다. 이 과정을 통해 몸의 중심이 안정될수록 스트레치의 효과는 상승한다. 이는 반대로 항중력근의 강화 운동에서도 같은 원리로 적용된다.

호흡을 통해 몸통 전반에 부착해 있는 코어 근육은 활성화되고 이는 척추를 안정화하므로 모든 인체의 움직임에 안정성을 확보하여 균형을 유지할 수 있게 한다. 반대로 가슴근육들과 햄스트링의 단축은 흉강(Thoracic cavity)과 복강(Abdominal cavity)의 용적을 줄이는 방향으로 작용하여 폐활량을 감소시키고 코어 근육을 약화시킨다.

이는 두 근육 그룹을 선정해 공통으로 스트레치 하고 움직임을 재교육해야 하는 근거가 된다. 따라서 중력보조근을 스트레치 할 때는 호흡을 통해 흉강과 복강의 용적을 확보하고 몸통을 안정화해야 효과적인 스트레치를 유도할 수 있는 것이다.

6. 코어 근육 강화를 위한 골반의 중재

효율적인 중력보조근의 스트레치를 위해서는 코어 근육의 활성화를 통한 몸통의 척추 중립 자세의 안정화가 필수적이다.

몸의 중심은 골반 안쪽에 위치하며 골반은 척추의 안정성을 지지한다. 따라서 골반의 바른 자세의 유지는 척추 안정의 전제 조건이다.

골반의 바른 자세 유지를 위해서는 호흡을 통한 복압의 강화가 필수적이며 이를 통해 골반의 움직임을 조절하는 방법을 소개한다.

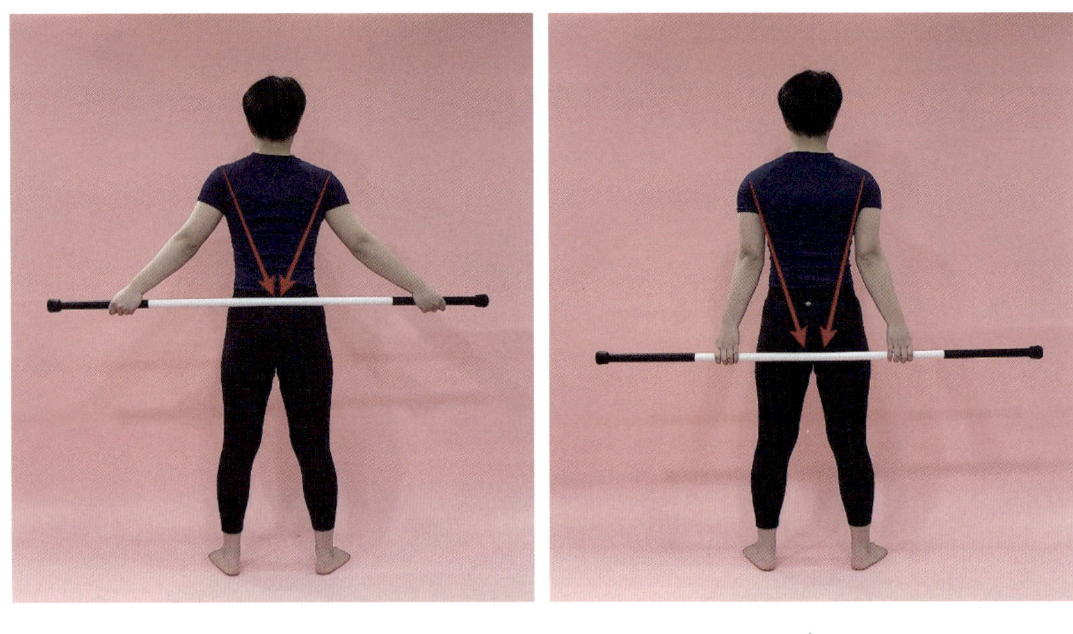

a   b

a. 스틱을 허리 부위에 위치시키고 어깨를 뒤, 아래쪽으로 당겨 척추를 펴고 가슴우리를 확장시킨다.

 *스틱을 통해 척추의 바른 자세와 등 근육의 긴장도를 확인한다.

 치료사의 역할 :

깊은 호흡을 지시하고 몸통을 앞뒤로 자극하여 바른 자세를 인지시킨다.

체중이 미드풋(Midfoot)에 위치하는지 확인한다.

Key point

스틱으로 허리의 앞굽이를 인식하게 하고 어떤 동작에서도 앞굽이가 유지되는 원리는 허리 근육의 강화가 아니라 복압의 유지가 중요하다는 것을 인식하게 해야 한다. 스틱을 등 부위에 위치시켜 자세 개선에 활용할 수 있다.

b. 스틱을 엉덩이 주름(궁둥뼈결절) 부위에 위치시킨다.

  *어깨에서 궁둥뼈결절에 놓인 스틱까지 긴 지렛대를 상상하고 깊은 호흡을 하며 등 근육을 수축하여 척추의 정렬을 바르게 하고 근육을 긴장시킨다.

***치료사의 역할 :**

가슴허리근막(Thoracolumbar fascia)과 엉덩이 근육의 해부학적 구조와 역할을 설명한다. 깊은 호흡과 함께 복압을 상승시키는 브레이싱(Bracing) 호흡을 설명한다.

힙-힌지(Hip-hinge) 자세에 대해 교육하고 움직임 동안 몸의 균형에 대한 감각을 인지시키도록 한다.

Key point

궁둥뼈결절의 좌우가 스틱을 똑같은 힘으로 밀어낼 수 있게 복압을 조절하도록 인지하는 것이 중요하며 b는 그 시작 자세이다.

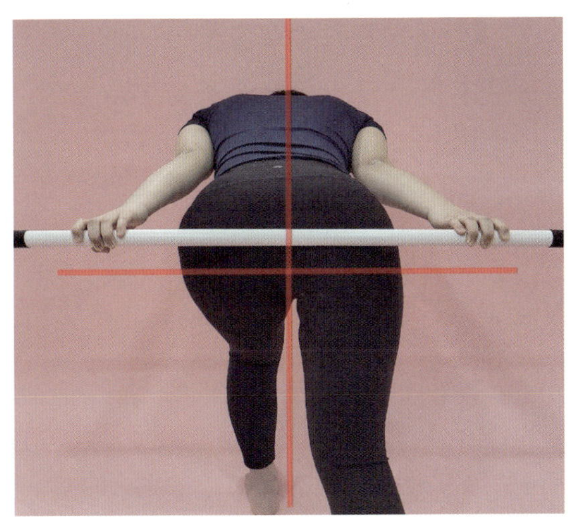

c

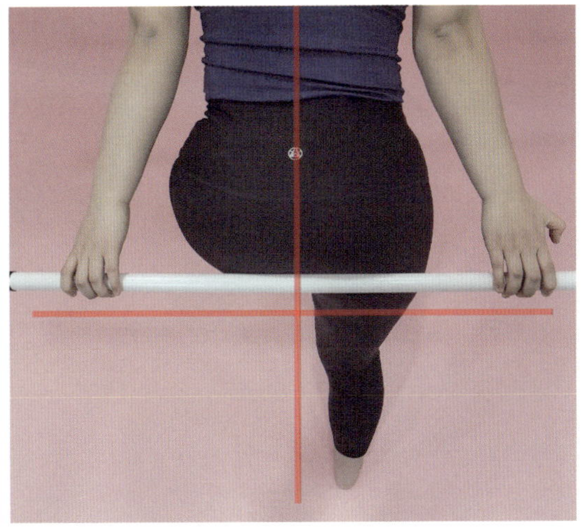

d

c. b의 자세에서 다리 하나를 앞으로 내민 싱글레그데드리프트(SLDL) 의 변형 동작을 실
   시한다.

   *궁둥뼈결절에 위치시킨 스틱의 위아래 수평을 맞추며 좌우 같은 복압으로 골반을 뒤
   위 방향으로 밀어내며 척추의 곡선을 유지한다.

＊치료사의 역할 :

기울어진 지점을 가벼운 터치를 통해 조절해야 할 위치를 알려 준다.

복압을 유지하면서 호흡을 계속하도록 지시하고 척추가 중립을 유지하는지를 관찰하고 알
려 준다.

이 동작에서 대부분 척추가 굽어지고 휘어지는 보상 자세를 관찰할 수 있다.

척추와 골반의 중립 자세를 스스로 인식할 수 있도록 반복시키고 확인시켜 주는 과정이 중
요하다. 힙–힌지 자세에서 골반을 뒤 위로 직접적으로 밀어내는 기능을 하는 근육은 없다.
복압을 조절하는 감각이 골반의 위치를 조절하는 것이다. 싱글레그데드리프트 동작은 몸의
고유수용감각을 최대한 활성화되게 유도한다.

d. c의 자세에서 골반의 앞뒤 수평을 맞추기 위해 골반과 다리의 긴장도를 조절해야 한다.
   동시에 위아래, 앞뒤의 스틱을 균형을 맞추기에 호흡을 통한 복압의 조절이 더욱 어려
   워진다.

＊치료사의 역할 :

궁둥뼈결절의 앞뒤 균형을 위해서는 복압의 조절과 함께 다리의 위치 조절 방법을 교육한
다. 균형이 유지되지 못하는 부위를 가벼운 터치로 인식시켜 준다.

복압을 유지하면서 호흡하도록 지시한다.

자세를 유지하지 못한다면 복압의 강화보다 먼저 중간볼기근을 중심으로 한 엉덩이 근육의 강화부터 훈련한다. 앞쪽에 위치한 다리로 체중을 담당해야 하며 이 과정에서 자연스럽게 뒤넙다리근도 같이 스트레치 된다.

골반의 수평 유지는 보행의 재교육 과정에서 외발서기 단계의 훈련에도 응용되어 적용된다.

7. 중력보조근에 대한 스트레치

중력보조근의 단축은 중력 방향으로 몸을 순응시켜 굽어지게 만들고 여러 가지 보상 자세를 만드는 원인이 된다. 중력의 방향으로 몸이 적응하게 되면 중력보조근은 단축되고 관절에 가해지는 압박은 증가하게 된다. 지속적인 압박은 관절의 가동 범위가 줄어들게 되는 결과를 가져오게 되므로 관절 내의 움직임을 제한하고 마찰을 증가시켜 통증을 유발하거나 이를 회피하기 위한 보상 움직임을 가져온다.

기능적 마사지에서는 이러한 원인을 제공하는 가장 큰 영향을 미치는 근육 두 가지 그룹을 선택하고 집중적으로 스트레치 하여 움직임을 재교육하는 방법을 제시한다. 굽은 자세에 가장 큰 영향을 미치는 근육 그룹이기에 다양한 움직임의 재교육 과정에서 고유수용감각에 의한 말초 관절들의 재정렬은 균형을 유지하기 위해 자연스럽게 이루어질 것이다.

그 두 가지 그룹의 근육은 상체에서 가장 강한 중력보조근인 가슴근육들이며 하체에서는 대표적인 항중력근인 넙다리네갈래근의 대항근인 뒤넙다리근육이다.

상호억제의 반사 반응이나 교차 증후군에 의한 굽은 자세를 만드는 작용근 그룹의 단축과 대항근 그룹의 약화는 보편적으로 잘 알려져 있다. 본격적인 중력보조근에 대한 스트레치를 위해서는 계속 강조하듯이 호흡을 통한 코어의 안정화가 전제 조건이다.

앞으로 소개될 능동운동인 호흡을 중심으로 한 코어 근육의 강화와 가장 강력한 상체와 하체의 중력보조근인 가슴근육들과 뒤넙다리근육의 스트레치는 자연스러운 바른 자세 회복의 기본적인 동작으로 활용될 수 있을 것이다.

8. 가슴근육들의 스트레치

가슴근육들은 목과 어깨, 팔, 복부의 근육들과 협응의 관계를 이루고 있으며 주로 굴곡 패턴의 상체 근육들과 함께 동원되어 기능하게 된다.

중심이 되는 가슴근육들은 복장뼈, 빗장뼈, 위팔뼈, 갈비뼈에 걸쳐 폭넓게 부착되어 있으므로 미세한 움직임을 통해 단축된 섬유를 찾아 스트레치 해야 한다. 강하고 효율적인 스트레치를 위해서 깊은 호흡으로 척추의 바른 곡선을 유지하도록 하고 체중을 이용해 적은 힘으로 최대의 효과를 내는 방법을 찾도록 한다.

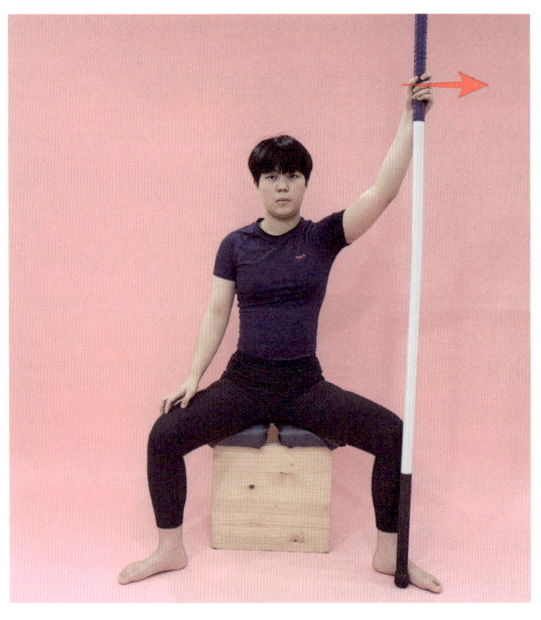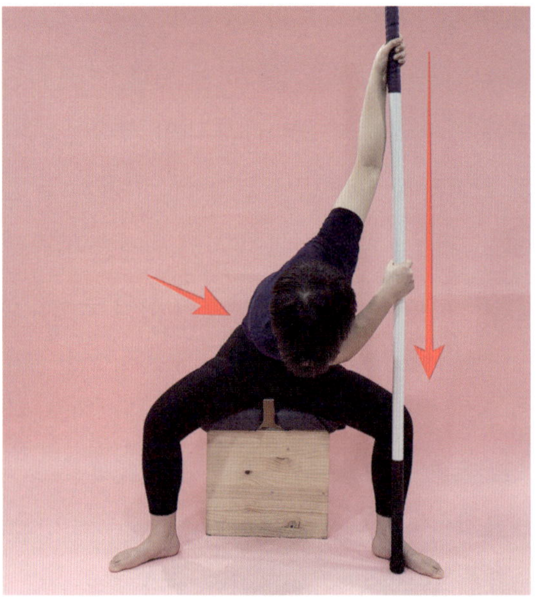

a   b

a. 앉거나 선 상태에서 스트레치 하고자 하는 쪽의 손을 머리 위로 올려 스틱을 잡는다.

＊치료사의 역할 :

환자의 악력을 보조해 주고 어깨의 충돌 가능성을 설명하며 손을 바깥으로 이동시켜 굽은 어깨의 앞쪽 공간을 확보하도록 한다.

깊은 호흡을 지시하며 척추를 터치하여 바른 척추 곡선을 인지하도록 유도한다. 골반 기울임에 따라 변하는 허리 앞굽이의 변화를 설명해 준다.

단축된 가슴근육은 위팔뼈를 안쪽돌림 시켜 굽은 어깨와 등을 형성하고 거북목 자세를 유발한다. 가슴근육의 완전한 스트레치를 위해서 손을 앞으로 향하고 바깥쪽으로 굽힘, 벌림 시킨 자세는 위팔뼈를 가쪽 돌림 시켜 충돌증후군을 예방하고 가슴우리를 확장하여 코어 근육을 활성화할 수 있는 예비 단계이다.

능동적인 근육 수축을 유도하기 위해 치료사는 앉은 자세에서 항중력근의 주위에 가벼운 자극이나 구두지시로 자세와 움직임을 인식하도록 해야 한다. 손의 높이는 환자의 상태에 따라 유동적으로 조절한다.

b. 힙–힌지 동작을 이용하여 척추를 곧게 편 상태로 상체를 앞으로 숙여 준다.
  *머리에 비해 팔의 위치는 자연스럽게 뒤로 이동하면서 상체의 체중이 가슴과 팔에 실리도록 조절하고 반대 손으로 스틱을 잡아 보조한다.
  *스틱을 잡은 손의 위치를 천천히 이동시키며 강하게 단축된 부위를 찾아 스트레치를 유지한다.

***치료사의 역할 :**

상체가 회전하여 스틱 쪽으로 기울어지지 않도록 지시하고 보조하는 손 쪽의 가슴우리가 강하게 스트레치 되는 부위를 터치하여 호흡을 유지하도록 지시한다. 몸의 중심이 다리의 가운데 위치하도록 안내하며 몸통의 돌림과 함께 가슴근육이 최대한 스트레치 되도록 유도한다.

능동적으로 자세를 유지하도록 교육하는 것이 중요하다. 호흡을 이용한 몸통 부위의 안정화가 이루어지지 못하면 척추가 굽힘 되고 몸의 중심이 앞으로 이동되어 균형이 무너지게 된다. 브레이싱 호흡을 사용하여 골반을 뒤쪽으로 이동시키도록 하고 손, 엉덩이, 스틱의 바닥 지점이 삼각형을 이루며 균형을 유지하도록 한다.

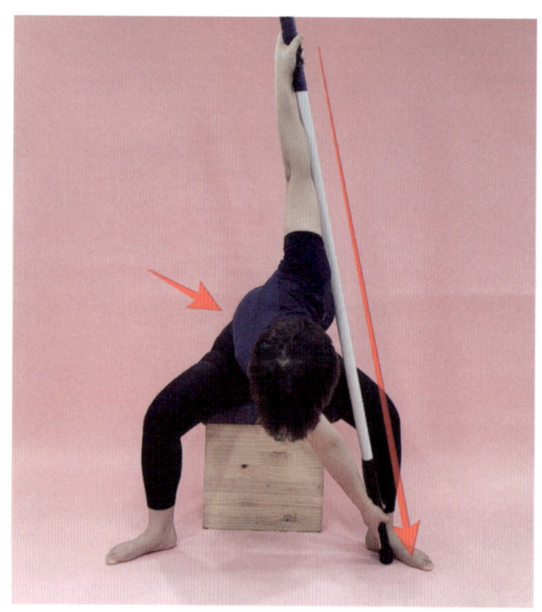

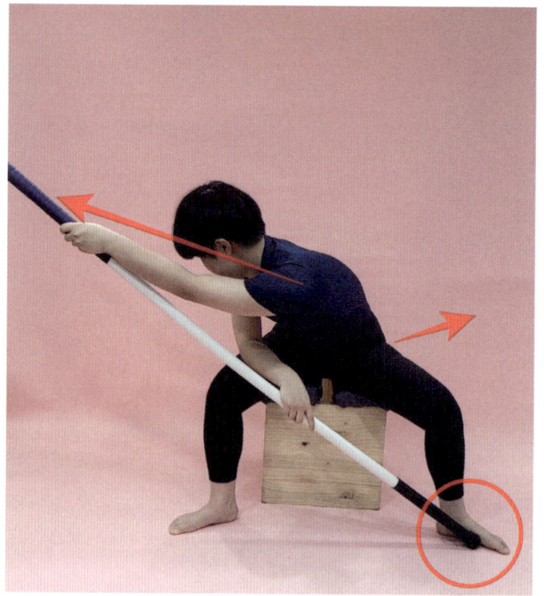

c   d

c. 더욱 능동적인 자극을 위한 추가 동작으로 스틱을 잡은 보조손을 아래쪽으로 내려 줄수록 강도가 늘어난다.

＊치료사의 역할 :

회전되는 갈비뼈를 터치하며 호흡과 코어 근육의 활성화를 자극하고 설명한다.

이 과정에서 몸의 중심을 느끼는 고유감각은 더욱 활성화되고 어깨뼈 주변 근육은 강화된다.

앉은 자세에서 선 자세로 난이도를 조절할 수 있고, 철봉이나 사다리에 손을 올리는 자세로도 응용할 수 있다. 요통이 있을 때 가슴근육의 스트레치로 허리 앞굽이의 회복을 유도할 수 있고 동시에 등뼈의 유연성 향상은 허리의 비틀림 부하를 줄여 준다.

자세의 연쇄적인 보상 반응의 연구는 원인을 추측하는 단서가 되기도 하지만 효과적인 중재 방법의 응용에도 활용된다.

d. 스틱을 잡은 손을 반대편 어깨 쪽으로 공을 던지듯이 밀어 준다.

   *발로 스틱을 고정하고 손과 엉덩이가 멀어지는 방향으로 움직여 능동적으로 스트레치 한다.

***치료사의 역할 :**

늘어나는 가슴우리의 옆면을 터치하며 호흡을 깊게 하도록 유도한다. 손과 엉덩이가 멀어지도록 지시하고 척추의 곡선이 유지되도록 안내해 준다.

어깨의 충돌이 발생하지 않도록 손을 먼저 움직이도록 하고, 몸통을 뒤이어 움직이도록 순서를 숙지시키는 것이 중요하다.

몸통이 먼저 움직여 최종 동작을 유지할 때 팔이 머리 위에 위치하면 어깨 충돌의 위험이 있다는 것을 설명해야 한다.

Key point

굽은 등으로 인한 가슴우리의 움직임 감소와 갈비사이근의 단축은 가슴근육의 단축을 보조한다. 가슴근육의 단축과 관련 있는 요소를 파악하여 변형된 능동운동을 추가할 수 있도록 해야 한다.

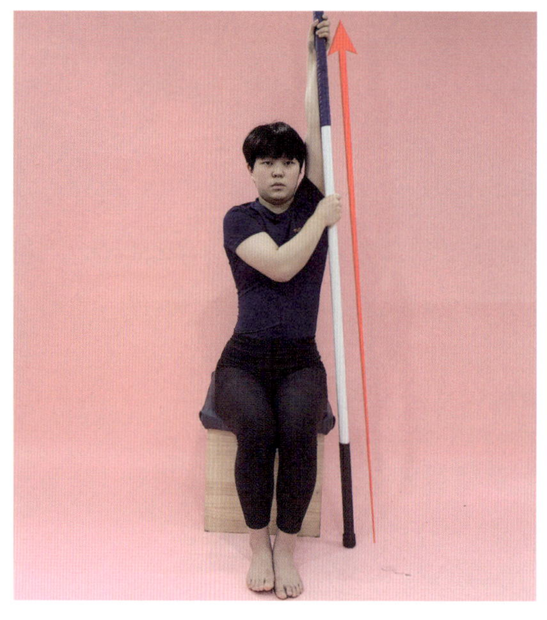
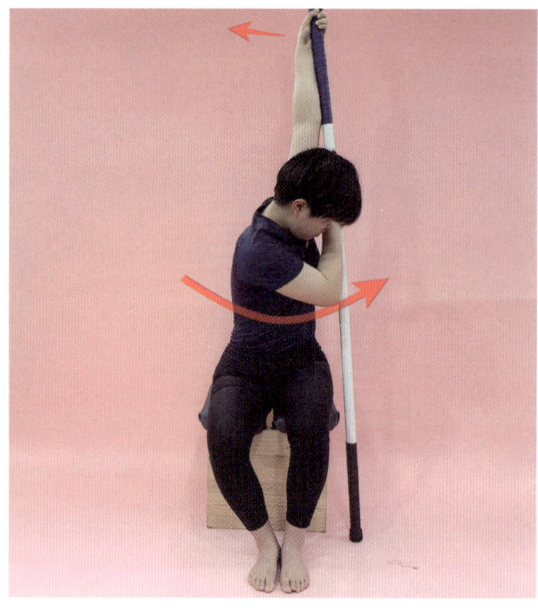

e   f

e. 앉은 자세에서 손을 최대한 위로 뻗어 스틱을 강하게 잡는다.

　*다른 손으로 어깨 위치에서 스틱을 가볍게 잡아 보조한다.

＊치료사의 역할 :

손을 잡아 보조해 주면서 어깨의 충돌을 막기 위해 오목위팔관절을 지지해 준다.

　단축된 가슴근육의 하부를 스트레치 하고 깊은숨을 들이쉬고 손을 뒤쪽으로 이동시키면 같은 쪽의 가슴우리가 확장되고 호흡을 집중적으로 유도할 수 있으며, 어깨뼈 주변의 근육을 능동적으로 활성화하는 방법으로 활용할 수 있다. 들숨에 가슴을 확장시키며 팔을 뒤쪽으로 이동시킨다.

f. 손을 강하게 쥐고 스틱 쪽으로 몸통을 기울이며 기댄다.

　*보조 손은 스틱을 가슴 쪽으로, 스틱을 잡은 손은 뒤쪽으로 이동하며 가슴과 팔의 연결

된 근육을 동시에 스트레치 한다.

***치료사의 역할 :**

손을 잡아 보조해 주며 몸을 이완하도록 지시한다. 가슴과 팔 근육의 스트레치를 인지시키며 어깨뼈 주변부를 접촉해 능동적 수축이 일어나도록 유도한다.

선 자세에서 같은 동작을 응용하면 더욱 강한 스트레치를 유도할 수 있고 어깨의 관절면을 견인시키는 효과도 추가시킬 수 있다. 이 경우 척추와 골반, 하체의 자세를 어떻게 변경시켜야 하는지, 운동의 강도와 방향을 환자의 상황에 따라 다르게 적용할 수 있어야 한다. 선 자세로 a에서 f의 동작 들을 연결하여 운동 프로그램으로 응용해 볼 수 있다. 생체역학적 지식을 이용해 손과 다리의 위치를 여러 방향으로 변경하면 새로운 움직임으로 다양한 부위의 근력 강화와 스트레치를 위한 동작으로 상황에 따라 변형시켜 적용할 수 있다.

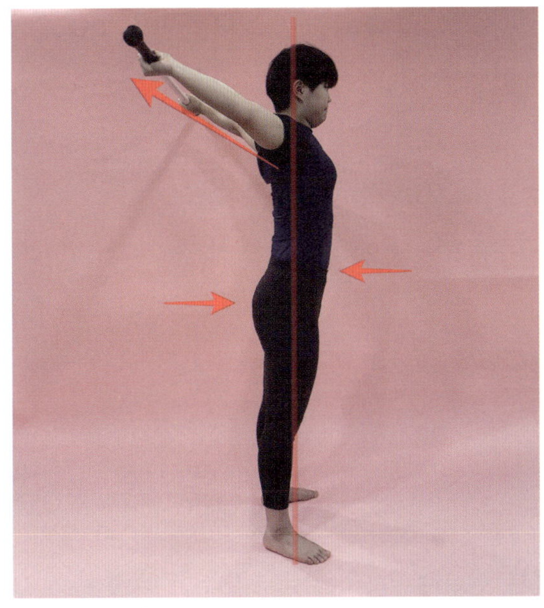

g

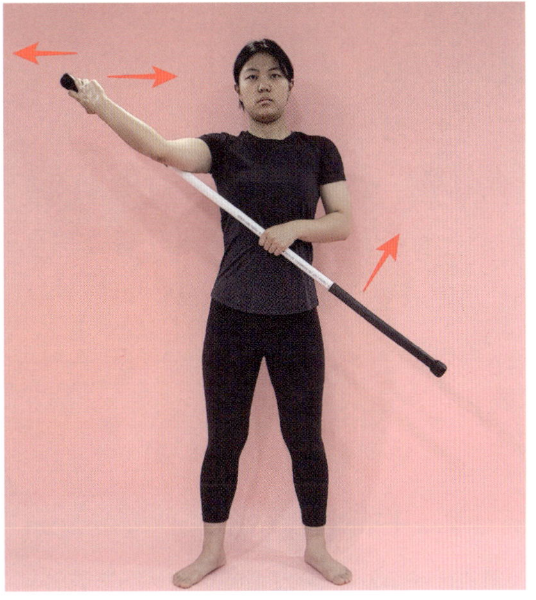

h

g. 스틱을 양손으로 잡고 머리 뒤로 이동시켜 가슴근육과 팔을 스트레치 한다.

　*팔꿈치를 강하게 펼수록 강도는 더욱 강해진다.

***치료사의 역할 :**

어깨의 유연성에 따라 팔의 너비를 조절해 주어야 한다. 어깨 움직임과 호흡의 연관성에 대하여 설명한다.

스틱을 머리 위로 넘길 때 깊은 호흡으로 가슴우리를 확장시키도록 유도한다.

Key point

단축된 가슴근육은 몸의 중심을 앞으로 이동시켜 골반의 앞기울임을 만들고 무릎의 과도한 폄과 발의 발바닥굽힘을 증가시키는 보상 자세를 만들게 된다.

몸의 중심이 어디에 있는지 환자에게 인식하게 하고 엉덩이는 앞으로 이동시키고 복부는 뒤쪽으로 이동시킬 수 있도록 지시하여 몸의 중심이 발바닥의 중간(Midfoot)에 놓이게 교육한다. 중력중심에 대한 인식을 스스로 할 수 있도록 자각시키고 이를 통한 고유수용감각의 활성화를 통해 움직임을 조절하는 방법을 습득할 수 있게 도움을 주는 것이 자세 개선 중재의 최종 목표이다.

h. 스틱을 팔의 뒤쪽에 위치시키고 가쪽 돌림 시켜 스틱을 강하게 잡아 준다.

　*반대 손으로 스틱을 천천히 가슴 쪽으로 올려 주면 주동손 어깨의 관절면이 견인되고 가쪽 돌림 현상이 더욱 강해진다.

　*몸통을 천천히 앞뒤로 움직이며 스틱과 팔을 같이 움직이면 갈비뼈, 가슴근육, 어깨 전면에 강한 스트레치가 된다.

***치료사의 역할 :**

환자의 어깨 유연성에 따라 가쪽 돌림의 각도를 조절해 주어야 한다. 들숨과 함께 팔과 몸통을 뒤쪽으로 움직이고 날숨과 함께 시작 자세로 돌아오도록 지시한다. 가슴과 어깨뼈를 번갈아 터치하여 스트레치와 근육의 수축을 인지하도록 유도한다.

보조수의 손은 스틱의 위쪽으로 힘을 가함으로써 어깨의 관절면을 견인시키는 중요한 역할을 한다. 이 자세에서 어깨 위팔의 각도를 수평에 가깝게 위치시킬수록 가쪽 돌림의 강도를 추가할 수 있다. 자세와 호흡의 재활과 함께 어깨의 움직임 재교육 과정에서도 강도를 조절하여 응용할 수 있는 유용한 능동운동 기법이다. 굽은 어깨의 중재 핵심은 과도한 어깨의 안쪽돌림을 해소하는 것임을 강조한다.

9. 뒤넙다리 근육의 스트레치

햄스트링(Hamstring)은 넓적다리의 뒤쪽에 위치하여 넙다리네갈래근의 대항근으로 골반의 뒤기울임(Posterior tilting)과 무릎을 굽힘 시키는 작용을 한다.

뒤넙다리근의 단축은 골반을 뒤기울임 시켜 중력중심을 뒤로 이동시키고 일차적으로 이로 인한 허리의 앞굽이 감소, 무릎의 굽힘과 발의 발등굽힘의 변형을 가져오고 상체의 가슴근육 단축으로 인한 보상 자세와 연관되어 골반의 전방 이동, 무릎의 과도한 폄, 발바닥굽힘 등의 복잡한 변형을 가져오기도 한다.

이 자세를 개선하기 위해 호흡을 통한 코어 근육의 활성화를 통한 몸통 고정근의 역할은 가슴근육의 스트레치보다 더욱 강조된다. 뒤넙다리근 단축으로 인한 골반의 뒤기울임은 복강의 공간을 좁게 만들어 호흡을 위한 가로막의 활성과 복압의 증가를 방해하며 허리의 굽힘을 만들어 보상 작용을 하게 만들기 때문이다.

일차적으로 뒤넙다리근은 중력보조근의 역할을 하지만 코어 근육의 활성화를 통해 척추와 골반이 고정된 상태에서 수축하게 되면 엉덩관절이 굽힘에서 폄 되는 힙-드라이브 동작에서 엉덩이 근육과 함께 항중력근으로 작용하기도 한다.

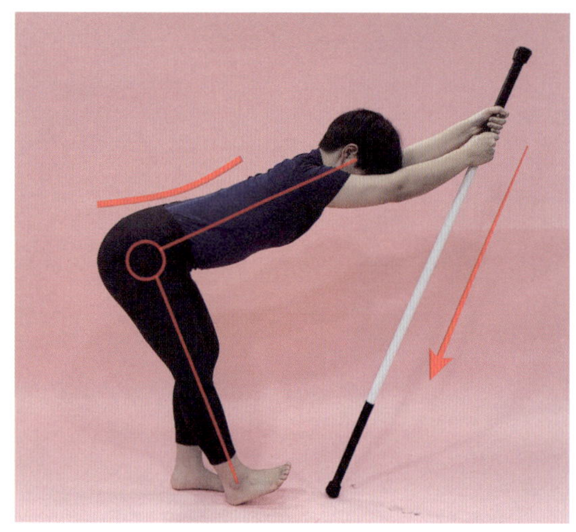
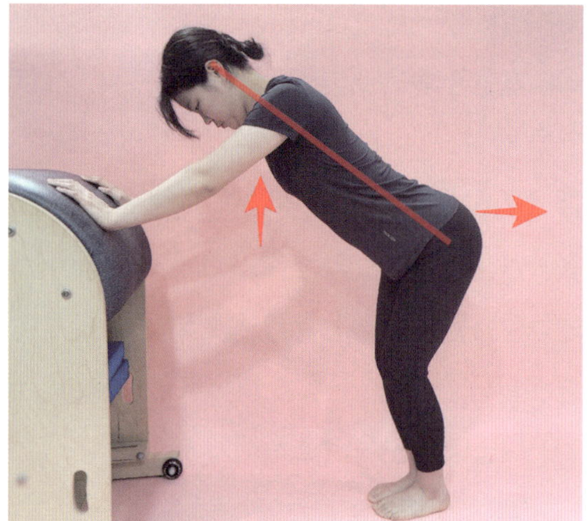

a   b

a. 스틱을 잡고 힙-힌지 동작을 이용해 척추의 곡선을 바르게 유지하면서 엉덩이를 뒤로 이동시킨다.

*스트레치 되는 다리는 무릎을 곧게 폄 한 상태에서 발목을 들어 올린다.

치료사의 역할 :

골반과 척추의 위치와 모양을 계속하여 인지시키는 것이 중요하다.

엉덩관절의 각도만을 좁혀 스트레치 하게 되면 허리의 보상 작용이 강해지므로 복압을 상승시켜 엉덩이를 뒤, 위 방향으로 이동시키도록 유도한다. 보상 작용으로 무릎 굽힘이 일어나는지 주기적으로 확인시켜 준다.

Key point

뒤넙다리근 스트레치의 가장 기본이 되는 능동운동 기법이다. 환자의 상태에 따라 보조도구를 사용하거나 자세를 변형하여 강도를 약하게 할 수 있다.

사진의 모습처럼 자세를 유지할 수 있다면 균형을 잡기 힘든 상태를 만들어 고유수용감각을 활성화하는 다양한 능동운동을 만들어 낼 수 있다.

b. 뒤넙다리근 스트레치에 대한 다양한 응용이 가능한 기본자세이다.

*안정적인 보조도구에 손을 대고 체중을 싣고 무릎을 약간 굽힌 자세에서 깊은 호흡을 하며 척추를 곧게 유지시킨다.

***치료사의 역할 :**

가슴을 세우고 엉덩이를 뒤쪽으로 이동시켜 척추를 길어지게 만들도록 지시한다. 이는 가슴우리와 배 안의 공간을 최대한 확장하여 척추를 강하게 지지해 준다는 것을 인식시킨다.

> **Key point**

이 자세는 뒤넙다리근이 이완된 상태에서 호흡을 최대한 활성화할 수 있는 준비 자세이다. 아래에 예시한 응용 동작을 실행하고 난 후 같은 자세에서 휴식을 취하고 또 다른 동작으로도 변형할 수 있다.

(1) 다리를 앞뒤로 벌린 뒤 앞다리를 폄 하고 엉덩이를 최대한 뒤로 이동시키면 다소 약한 강도의 스트레치가 된다.

　힙-힌지 동작을 유지한 채 다리의 앞뒤 간격과 발목의 각도 변화로 강도를 조절할 수 있다. 다리를 좌우로 벌리고 골반을 한 방향으로 이동시키면 모음근의 스트레치로 변화된다.

(2) 1번의 동작에서 넙다리네갈래근을 활성화하는 무릎의 굽힘과 폄 동작을 반복한 뒤 뒤넙다리근의 스트레치를 적용하면 상호억제의 효과로 약한 강도의 자극으로도 충분한 이완 효과를 낼 수 있어 상황에 따라 적용할 수 있다. 같은 원리로 뒤쪽 다리에도 적용할 수 있다.

(3) 손을 짚은 상태에서 상체를 바닥과 수평에 가깝게 유지하고 앞에 있는 다리의 무릎을 약간 굽힘 시킨 뒤 체중을 싣고 엉덩이를 뒤, 위 방향으로 이동시켜 뒤넙다리근을 스트레치 한다. 뒤에 있는 다리로 가볍게 균형을 보조한다. 싱글레그데드리프트(SLDL)의 변형 동작이다. 복압을 증가시키면서 힙-힌지 동작을 강화하면 스트레치의 강도가 높아지는 것을 인지시킨다.

(4) 한 손의 손바닥을 위로 향하게 하여(Supination) 머리 위로 교대로 들어 올린다. 들숨
에 손을 들어 올리고 날숨에 천천히 내려놓는 동작을 좌우 반복한다. 하부 등세모근과
넓은등근의 근력 강화와 척추의 중립 자세를 유도하는 동작으로 응용된다.

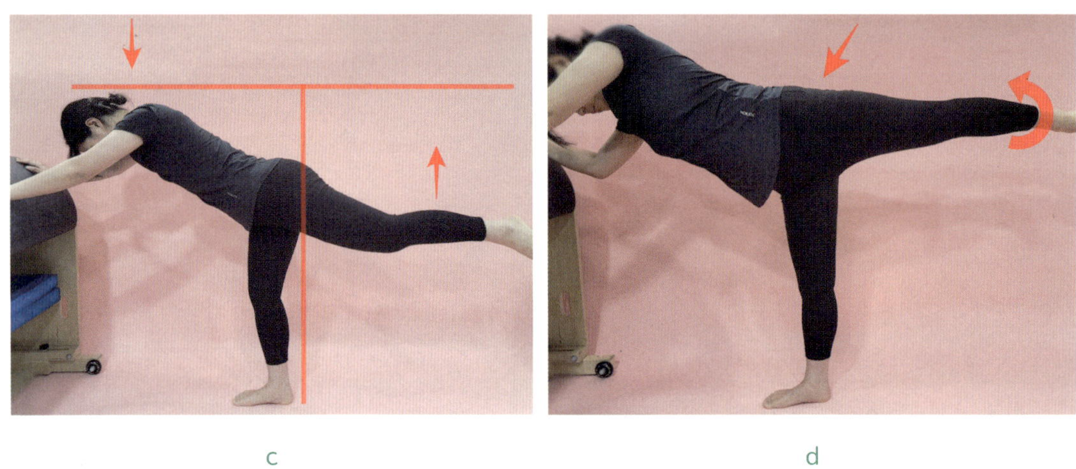

c

d

c. 허리가 앞굽이가 보상하지 않는 범위 내에서 엉덩관절을 중심으로 상체를 굽힘 시킨다.
 (Hip hinge)

*골반의 좌우 수평을 유지하면서 천천히 한쪽 다리를 바닥과 평행한 위치까지 들어 올
린다. 지지하는 다리의 무릎에 굽힘과 폄을 천천히 반복한다.

***치료사의 역할 :**

다리가 바닥에서 떨어지면서 지지되는 다리의 단축된 뒤넙다리근은 골반과 몸의 균형을
급격히 무너뜨리기 시작한다. 단축된 뒤넙다리근을 따라 변형되는 척추의 변형, 골반의 기
울어짐, 몸 중심의 위치 변화, 근육의 급격한 긴장 상태 등을 터치하여 하나씩 설명하면서
인지하도록 유도한다.

다리를 낮은 각도에서 수평면에 이를 때까지 단계적으로 훈련시킨다.

엉덩관절을 축으로 하여 상체는 낮추고 하체를 높여 대문자 T자 모양을 목표로 한다. 강한 강도의 뒤넙다리근 스트레치이며 골반의 수평 유지가 중요하다.

뒤넙다리근의 단축으로 인한 몸의 각 부위의 보상 작용을 확실히 알 수 있다.

안정근의 역할인 코어 근육과 뒤넙다리근의 유연성이 모두 있어야 가능한 동작이다. 이 동작에 부족한 부분을 나누어서 쉬운 능동운동으로 변형하거나 강화하여 강도가 높은 동작으로 개발할 수 있다. 고정된 동작이 아니라 동작을 분석하여 문제점을 파악하고 상황에 따라 수동 – 능동 보조 – 능동 기법으로 응용할 수 있는 방법을 개발하는 것이 기능적 마사지의 목표이다.

d. 힙-힌지를 응용한 뒤넙다리근의 스트레칭과 엉덩이 근육들의 강화 동작

 *b의 자세에서 양손을 뻗어 최대한의 힙-힌지 자세를 만들어 준다.

 *골반의 수평을 유지하면서 좌우 교대로 다리를 들어 준다.

 *상체와 다리를 같은 높이로 유지하면서 들숨에 한쪽 골반을 최대한 높이 들어 준다. 날숨에 골반을 수평 상태로 원위치시킨다.

***치료사의 역할 :**

힙-에어플레인(Hip-airplane) 동작으로 주로 중간볼기근의 강화에 활용되는 동작이다.

지지하는 쪽 다리의 뒤넙다리근이 강하게 스트레치 되는 것을 설명하고 허리의 앞굽이 유지가 중요하며 이를 위해서는 코어 근육의 활성화가 필수적인 것을 이해시켜야 한다. 골반이 수평이 될 때 중간볼기근이 원심성 수축을 하게 되고 골반의 높이가 올라갈 때 구심성 수축이 되는 것을 인식하게 한다.

골반의 상승과 하강 때 손으로 엉덩관절 움직임을 보조하며 동작을 안내한다.

익숙해지게 되면 손으로 체중을 지지하는 면적을 스틱으로 대체하여 강도를 높일 수 있다. 똑같은 동작이라도 지면을 불안정하게 만들면 코어 근육을 활성화하는 동작으로 변형된다.

10. 가슴근육과 햄스트링의 전체 스트레치

    팔에서 가슴과 몸통, 골반을 거쳐 다리로 이어지는 기능적인 근육들의 연결을 동시에 스트레치 하는 능동운동이다.

    모든 자세 개선 동작을 유지할 때 골반을 수평으로 유지하기 위한 코어 근육의 활성화는 필수적이다.

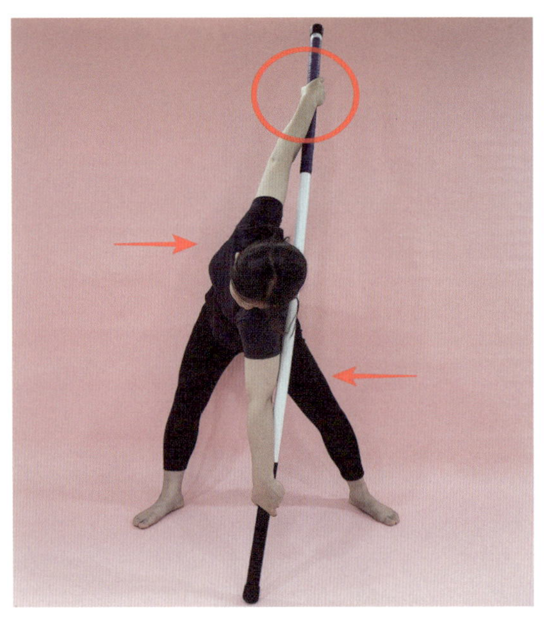

a

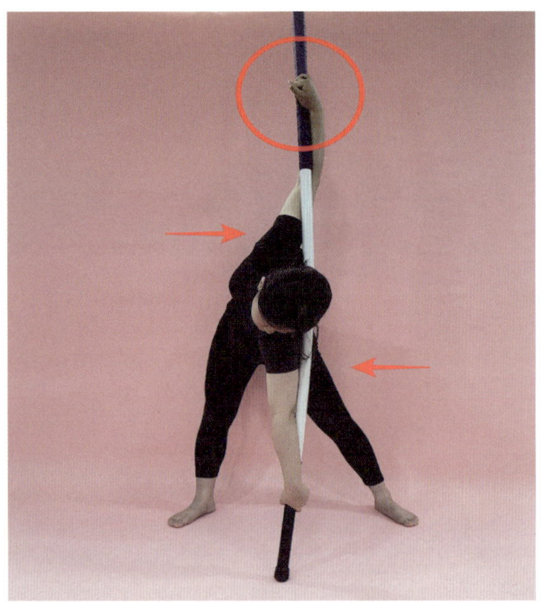

b

a. 스틱을 어깨에 걸쳐 바로 잡은 자세에서 스틱 한 쪽을 다리 사이의 중간에 위치시키고 체중을 지지한다. 양 무릎을 살짝 구부리고 엉덩이를 뒤로 이동시키며 골반과 척추를 중립 자세로 유지한다.

b. a와 같은 자세에서 위쪽에 있는 손으로 스틱을 아래에서 위로 휘감아 잡고 팔꿈치에 고정한다. a의 동작보다 강한 강도의 스트레치 자세이다.

***치료사의 역할 :**

가슴과 뒤넙다리근의 스트레치 되는 부위를 터치하며 자극을 유도한다.

깊은 호흡을 유지하며 엉덩이를 뒤로 이동시키도록 하고 허리의 앞굽이가 회복할 수 있도록 허리뼈의 굽힘과 폄을 인지시킨다. 환자의 상황에 맞게 스틱의 위치, 몸통의 각도를 조절해 준다.

Key point

호흡을 통한 코어 근육의 강화는 척추의 올바른 곡선 유지, 골반의 정렬을 유지하는 데 필수이다.

몸통의 정렬을 바르게 할수록 더욱 강한 가슴과 뒤넙다리근의 스트레치를 느낄 수 있다. 반대로 이런 현상으로 인해 가슴근육과 뒤넙다리근의 단축이 몸의 정렬을 무너뜨리는 여러 가지 원인 중의 한 부분임은 확실하다.

이를 근거로 기능적 마사지에서는 바른 자세의 정렬을 위해 가슴근육과 뒤넙다리근의 단축이 확인된다면 우선으로 본서에서 소개한 능동운동 기법을 적용해 보길 권한다.

단축된 중력보조근을 이완하기 위한 움직임은 코어 근육과 고유수용감각기의 활성화를 통해 자연스러운 자세의 회복에 도움이 될 것이다.

CHAPTER
8

　중력보조근(Gravity assisted muscle)인 가슴근육과 뒤넙다리근의 단축은 중력중심을 무너뜨리는 결정적 역할을 하게 된다. 이를 스트레치 하는 과정에서 안정근 역할을 하는 코어 근육과 항중력근(Antigravity muscle)은 활성화되고, 중력중심선의 회복도 자연스럽게 이루어지게 된다.

　이번 장에서는 중력에 대항하여 자세를 유지해 주는 항중력근의 재활 운동 방법에 관해 소개하겠다.

　항중력근은 직립 상태에서 몸을 지탱하며, 중력의 작용 속에서 균형을 조절하고 중심선을 안정화하여 움직임의 유연성과 안정성을 동시에 보장한다.

　항중력근으로는 척추세움근(Erector spinae), 큰볼기근(Gluteus maximus), 넙다리네갈래근(Quadriceps femoris), 종아리세갈래근(Triceps surae) 등이 대표적이다.

　이상적인 상태에서 중력중심선은 귓구멍 – 어깨봉우리 – 큰돌기 – 무릎앞쪽–가쪽복사뼈의 전방을 지나간다.

　항중력근은 중심을 유지하기 위해 신체를 미세하게 조절하고 있으며, 중력중심선에서 균형이 이루어지지 않을 때 몸은 즉각적인 보상 반응을 일으켜 움직임을 발생시키게 된다. 직립 자세의 중력중심선에서 주의 깊게 볼 점은 보상 반응이 일어나더라도 지면과의 최초 접촉면인 발바닥의 중간 부분인 미드풋을 항상 지난다는 것은 변함이 없다는 것이다. 이는 자세 유지를 위한 항중력근 재활의 기초가 된다.

　당연히 고유수용감각에 의한 항중력근과 중력보조근의 적절한 대항 관계의 유지와 협응 관계가 중요하며 자세에 따라 이들의 역할은 변경되기도 하므로 관점에 따라 분류는 약간씩 달라질 수 있다.

　이 책에서 소개되는 기능적 마사지에서는 항중력근 재활 운동의 중재 방법으로 데드리프트, 스쿼트, 역도의 클린 동작을 응용하여 적용한다.

데드리프트와 스쿼트는 항중력근의 기초적 강화 운동으로 코어 근육의 발달과 어깨 후면의 근육, 척추세움근, 넓은등근, 큰볼기근과 더불어 넙다리네갈래근을 동시에 활성화할 수 있다. 물론 뒤넙다리근, 종아리 세갈래근도 포함된다.

역도의 클린(Clean) 동작은 항중력근과 중력보조근의 역동적 협응을 가장 잘 반영하는 운동으로서 중력중심에 대한 감각 훈련, 호흡과 근육의 동원 능력을 발달시켜 돌발 상황에 대한 순발력과 심폐 지구력을 향상할 수 있다.

세 가지 동작 모두 지면과 첫 번째 중력중심선의 위치인 미드풋의 감각을 활성화하는 준비 자세에서 시작한다. 이것은 지면 반발력을 이용해 항중력근을 발달시켜 발목-무릎-엉덩관절-척추의 중력중심선에 대한 균형을 인식하고 몸의 안정성을 향상시키는 공통점을 가지고 있다.

또 다른 공통점인 엉덩관절을 중심으로 하는 힙-힌지 동작은 일상생활에서 척추를 보호하고 효율적인 신체의 움직임을 재교육하는 것에 도움을 준다.

이런 동작의 특성을 잘 고려하여 재활 운동의 중재에 접목해야 한다. 이 원리를 잘 이해하고 있어야 기능적인 움직임과 고유수용성 감각 훈련을 상황에 따라 다양하게 변형시킬 수 있다. 기능적 마사지의 재활 운동으로 이 동작들을 활용할 때는 무게보다는 생체역학적 원리에 근거한 근육과 관절의 움직임에 집중해야 한다. 그리고 개인의 상황에 따라 동작을 변형하여 통증이 없는 방향에서 시작하여 서서히 완전한 동작으로 훈련하는 것이 기본 원칙이 된다.

데드리프트, 스쿼트, 클린의 핵심 움직임을 알아보자.

1. 힙-힌지(Hip-hinge)

중력중심선을 회복하고 항중력근의 협응을 발달시키는 움직임에 중점을 두어 기초적인 동작에 대한 교육부터 시작한다.

힙-힌지 동작은 엉덩관절을 중심으로 한 상, 하체의 협응 동작이며 데드리프트, 스쿼트, 클린에 모두 사용되는 기본 움직임이다.

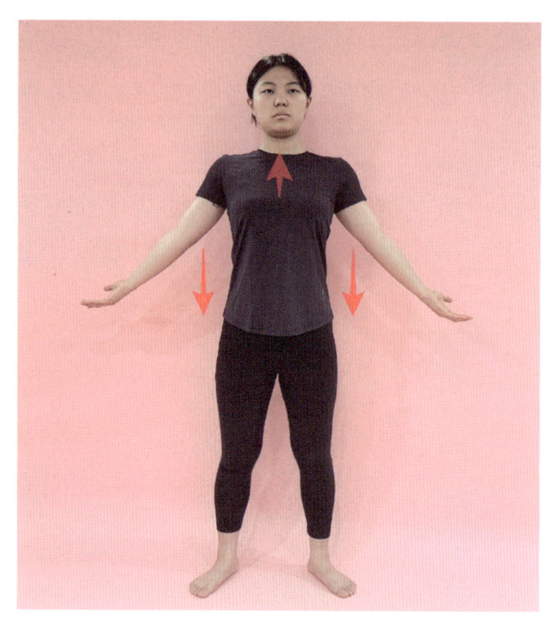
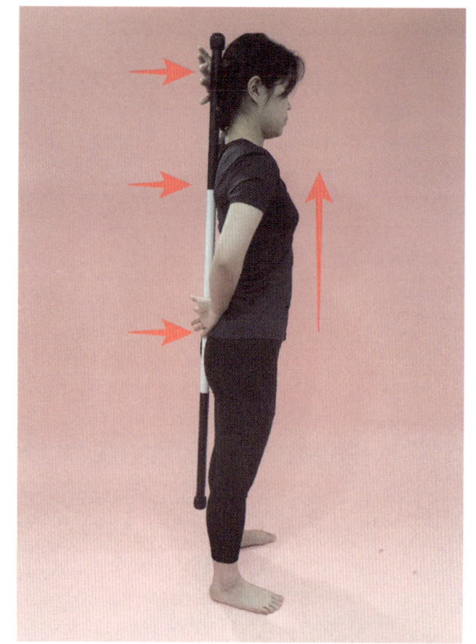

a   b

a. 중력중심선 회복을 위한 기본 등척성 자세 훈련

　*시선은 정면을 바라보고 복장뼈를 앞 위 방향으로 향하게 고정하고 깊은 호흡을 하여 가슴우리를 확장한다.

　*어깨를 가쪽 돌림 시키고 가슴근육을 편다. 위팔뼈는 뒤 아래 방향으로 당겨 어깨뼈 주변과 넓은등근을 비롯한 항중력근을 가볍게 등척성 수축시킨다.

　*복근과 볼기근을 가볍게 수축시켜 골반을 중력중심 쪽으로 모아 준다.

　*가장 중요한 중력중심선을 미드풋에 위치시키고 몸의 중심 이동을 느끼면서 근육의 수축을 감지하는 감각 훈련에 집중한다.

　***치료사의 역할 :**

　거울을 보게 하여 환자에게 머리의 기울기, 골반과 다리의 변형 등을 확인시켜 주고 시각적인 인식을 할 수 있도록 도와준다. 몸을 가볍게 터치해 중심을 앞뒤로 이동시켜 주면 미드풋에 중심을 두고 있는 것이 가장 이완되고 편안하다는 것을 확인시켜 줄 수 있다.

　척추와 골반의 회전이 있거나 앞뒤, 좌우의 변위가 있다면 가벼운 접촉으로 편한 자세와 바른 자세의 위치감각 차이를 체감시켜 준다.

가장 기본이 되는 자세이며 재활 운동의 시작과 끝 자세이다.

이 자세를 기본으로 여러 가지 응용 자세가 변형된다. 선 자세, 앉은 자세에서 몸의 각 부분의 위치감각을 익히며 등척성 수축을 수시로 반복하는 습관을 형성하는 것이 좋다. 항중력근이 활동하는 느낌을 익힐 수 있는 가장 좋고 간편한 방법이다. 깊은 호흡으로 가슴우리를 확장하는 것만으로 거북목이 개선되고 어깨가 바르게 펴지며 이완되는 자세를 만들어 줄 수 있다는 것을 인식시킨다.

b. 척추의 바른 정렬을 스스로 확인하는 방법이다.

*a의 자세에서 스틱을 등 뒤로 가져가 머리, 등, 엉치뼈에 접촉하여 척추의 S자 곡선을 확인할 수 있다.

*이상적인 중력중심선의 배열이며 가장 편안하게 척추의 정렬을 유지할 수 있는 자세라는 것을 재인식시켜 준다.

***치료사의 역할 :**

호흡을 통해 코어 근육을 활성화해야 척추의 바른 정렬을 유지할 수 있다는 것을 인식시키기 위해 서서히 힙-힌지 동작을 시작하여 스틱이 척추의 세 지점에서 떨어지는 순간을 확인시켜 준다. 코어 근육이 약하거나 뒤넙다리근의 단축으로 골반이 뒤기울임 되는 경우, 목의 과도한 폄 증상이 활성화되는 경우 등으로 척추의 정렬이 무너지는 원인을 설명해 준다.

데드리프트, 스쿼트의 기본자세를 교육할 때 척추의 바른 정렬을 인식시키는 방법으로 활용한다. 척추의 자연스러운 곡선이 유지된 중립 자세를 확인할 때 스스로 확인하는 방법이다. 척추가 중립 자세를 벗어나 과도한 굽힘이나 폄이 일어나면 스틱이 머리, 등, 엉치뼈에 동시 접촉이 유지되지 못한다.

바르게 선 자세에서 척추는 중력중심선을 지나며 지면과 수평이 되었을 때 가장 높은 중력의 부하를 받게 된다.

지면과 수평이 된 최대의 부하 상태에서도 척추의 중립 자세를 지속시키는 방법은 코어 근육을 활성화하여 복압을 유지시키는 것이다.

모든 기능적 움직임의 재교육에 이 원리를 적용하여 운동의 효율성을 높인다.

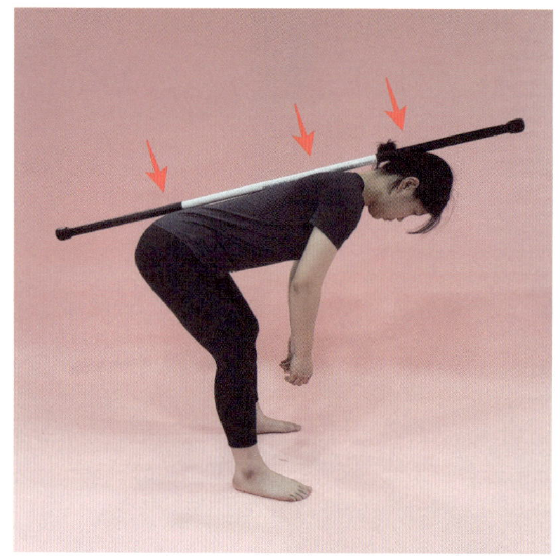

c

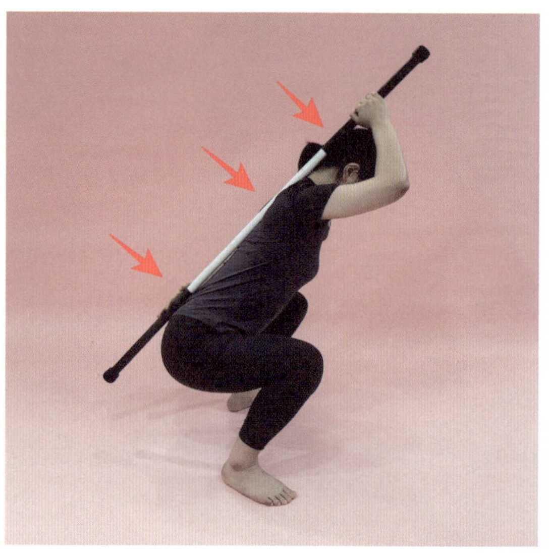

d

c. 데드리프트에 적용된 스틱을 이용한 척추의 중립 자세 확인

　*데드리프트는 물체를 바닥에서 들어 올릴 때 지면과 척추를 이은 선의 각도인 후면각(Back angle)이 엉덩관절을 중심으로 계속 변화하는 특징을 가지고 있다.

　*이 자세에서 스틱이나 바벨을 미드풋에 유지시키며 바르게 선 자세까지 움직이는 동작이 데드리프트의 기본 움직임이다.

***치료사의 역할 :**

무거운 무게를 들게 하는 것이 목적이 아니다. 몸의 중심을 항상 미드풋에 위치시키며 안정적인 움직임을 반복하여 감각을 훈련하는 것이 중요하다.

복강내압(IAP)을 유지하며 움직이는 동안 사진과 같이 스틱을 척추에 고정하고 척추의 중립 자세를 유지하도록 지시한다. 다리의 위치를 다양하게 변형시킨 동작에서도 척추의 중립 자세를 유지할 수 있도록 지도한다.

코어 근육을 활성화하여 복강내압을 증가시키면 더욱 강한 뒤넙다리근의 스트레치를 유도할 수 있다. 엉덩이를 뒤로 위로 향하게 하면 뒤넙다리근의 스트레치는 강해지고 중심은 뒤꿈치 쪽으로 이동한다. 이때 무릎을 약간 굽힘 하며 다시 중심을 미드풋에 위치시키는 미세한 동작을 반복하면 고유수용감각이 더욱 많이 자극되어 중심의 이동을 확실히 인식하는 데 응용할 수 있다.

호흡을 지속하면서 척추의 중립 자세를 유지할 수 있도록 해야 한다.

d. 스쿼트에 적용된 스틱을 이용한 척추의 중립 자세 확인
　*스쿼트는 데드리프트와 다르게 일정한 후면각을 유지하며 하체의 움직임의 시작되고 마무리된다.
　*데드리프트와의 공통점은 힙-힌지 움직임의 활용, 복강내압의 유지, 복합 다관절 운동이라는 공통점을 가지고 있다.

　치료사의 역할 :
복강내압을 유지하지 못하면 대부분 후면각은 스쿼트를 수행하는 동안 계속해서 변화하여 움직이게 된다. 이는 척추의 불안정성과 이차적인 손상을 초래하므로 반드시 재교육시켜야 한다. 이를 위해 후면각을 잘 관찰하여 흔들림을 인식시키고 초기에는 동작을 부분으로 나누어 교육하는 것이 필요하다.

데드리프트와 비교해 사용되는 하체 관절의 가동 범위가 크기 때문에 더 높은 수준의 협응력과 유연성이 필요하다.

안정적인 상체와 하체의 협응을 위해서는 척추의 중립 자세 유지는 필수적이므로 스쿼트의 기초단계에서 스틱을 머리, 등, 엉치뼈에서 접촉을 유지하는 감각 훈련은 필수적이다. 앉는 깊이와 다리의 너비, 바벨의 위치에 따라 활성화되는 부위와 자세가 약간씩 달라지는데 중력중심선이 미드풋에 있다는 것은 변함없으며 지면 반발력을 이용한 근력의 효율적인 사용과 복강내압의 유지가 중요하다.

엉덩관절의 힙-힌지 동작을 중심으로 한 무릎, 발목의 움직임의 협응 또한 각도의 차이일 뿐 데드리프트와 공통적이다.

2. 스쿼트(Squat)

상체를 굽힘과 폄 시키고 쪼그려 앉는 동작은 일상생활에서 가장 중요하고 기초적인 동작이다. 특히 쪼그려 앉기는 좌우의 불균형으로 인한 골반과 무릎, 발목의 잘못된 보상 작용으로 무릎관절에 부담이 가장 집중된다.

이 동작에서 균형이 무너지면 굽힘과 폄의 움직임이 주가 되는 무릎에 비틀림의 부하가 가중되기 때문이다.

엉덩이가 깊게 내려갈수록 균형을 유지하기 위한 복강내압은 증가하고 이에 따라 엉덩관절을 비롯한 하체 관절의 유연성 또한 요구된다. 관절 가동 범위의 제한이 있거나 복압을 유지하지 못하면 척추가 휘어지고 중심이 흔들리며 관절의 비틀어짐으로 균형을 회복하려는 움직임을 쉽게 볼 수 있다.

이런 현상으로 볼 때 스쿼트는 중력에 대항하는 항중력근의 작용을 가장 잘 반영하는 동작이다. 이 책에서는 무게 중심의 변화와 이에 따른 관절의 감각을 훈련하기 위해 스쿼트를 4단계의 구분 동작으로 나누어 재활 운동의 중재로 활용할 수 있도록 소개한다.

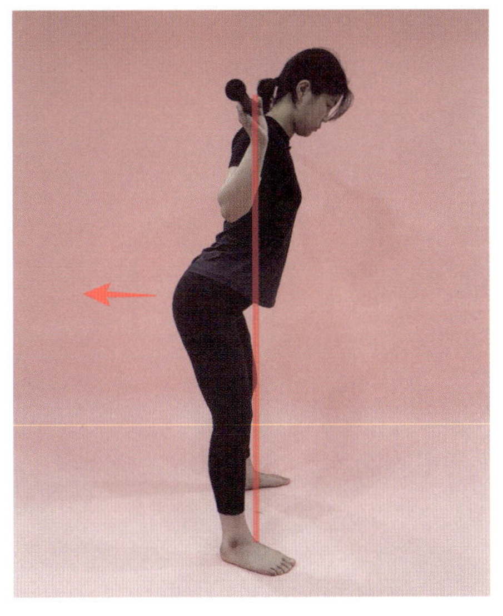 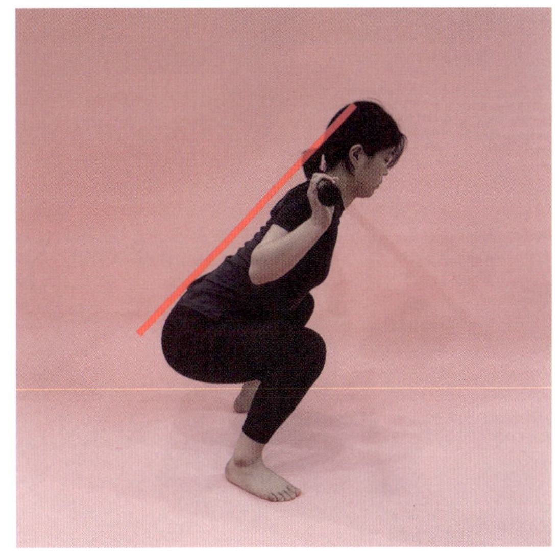

a   b

a. 1번 동작으로 힙-힌지를 이용하여 척추의 곡선을 유지하고 엉덩이를 뒤로 이동시킨다.

*호흡 시 들숨을 깊이 들여 마시고 복강내압을 상승시킨다. 무게 중심을 미드풋에 유지시면서 힙-힌지 동작이 부드럽게 반복될 수 있도록 연습한다.

***치료사의 역할 :**

스틱이 단단히 고정되게 가슴을 펴고 어깨뼈가 척추 방향으로 모일 수 있도록 팔의 너비를 조절해 준다. 초기 힙-힌지 움직임 동안 후면각이 변화해도 스틱이 미드풋을 벗어나지 않아야 몸의 중심이 안정화되는 것을 인식시켜 준다.

저항으로 작용하는 물체(바벨)의 무게가 무거울수록 복강내압이 증가하게 되고 바벨의 수직 이동에 따라 중심이 변하게 되므로 이에 따라 몸의 움직임이 즉시 변화하는 것을 느끼도록 반복한다. 1번 자세에서는 엉덩이의 움직임 변화를 익히는 것이 목표이기 때문에 무릎과 발목의 움직임을 최대한 배제하고 힙-힌지 동작을 인식시키는 것이 중요하다.

이 동작에서 무릎이 굽힘 되면 항중력근인 넙다리네갈래근의 원심성(Ecentric) 수축이 시작되므로 무릎을 고정하고 엉덩관절의 움직임에만 집중할 수 있도록 충분히 훈련한다.

  b. 2번 동작은 후면각을 유지한 자세로 중심을 벗어나지 않는 범위 내에서 최대한 깊게 쪼
    그려 앉는다.

  *호흡을 멈춘 뒤 복강내압을 유지시키고 저항을 버티면서 가동 범위의 끝까지 움직여
  준다.

  *몸의 중심이 미드풋에서 벗어나기 전까지만 앉아 주고 후면각의 각도, 다리의 너비, 발
  끝의 각도 등을 점검하여 자신의 체형에 맞는 자세를 찾는다.

***치료사의 역할 :**

몸의 중심을 동작의 끝까지 유지할 수 있는지 관절의 제한에 따른 비틀림이나 보상 작용은 없는지를 관찰하고 인식시켜 준다. 특히 무릎의 안쪽 비틀림과 발바닥의 엎침으로 인한 보상 작용은 가장 흔하므로 이를 설명한다.

사진에는 스틱의 무게가 가볍기에 미드풋에 바벨이 아니라 몸의 중심이 위치한 것을 확인할 수 있다. 바벨의 무게가 증가할수록 중력중심선에는 몸의 중심이 아니라 바벨이 중력중심선을 따라 움직이게 된다. 이에 따라 자세가 변하게 되는 위치감각을 인지시키는 것이 중요하다.

복강내압이 줄어들고 가동 범위를 넘어선 움직임은 골반의 뒤기울임 증상(Butt-wink)을 만들어 내어 허리 부상의 위험도를 높인다.

엉덩관절의 충돌 증상을 유발할 수 있는 동작이므로 이를 먼저 해결하고 2번 동작을 반복하여 관절의 가동 범위를 증가시켜 준다.

뒤꿈치를 높여 주는 받침대의 사용은 관절의 부담을 줄여 주므로 상황에 따라 추가할 수 있고 의자 등의 보조도구를 사용하여 강도를 조절해 줄 수 있다.

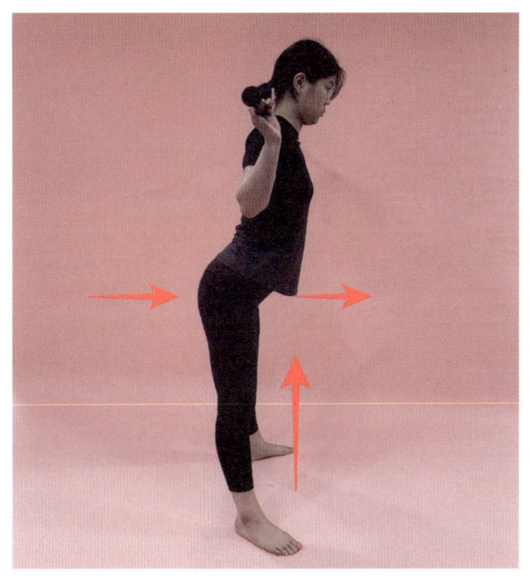
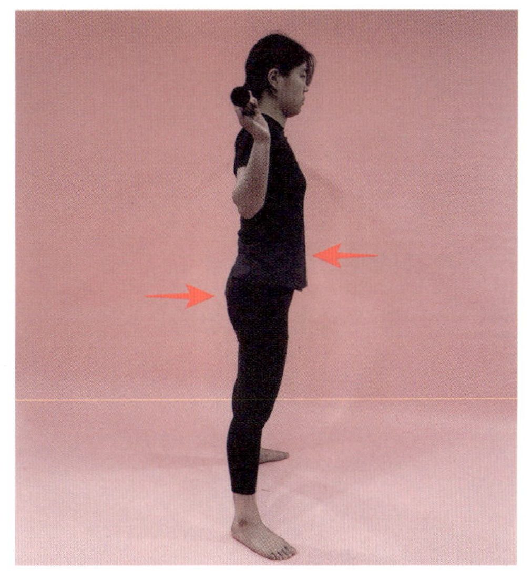

c   d

c. 3번 자세로 복강내압과 후면각을 유지하면서 발바닥으로 지면 반발력을 느끼며 항중력근인 종아리 근육, 넙다리네갈래근과 엉덩이 근육의 협응을 통해 엉덩관절과 무릎, 발목을 동시에 움직여 1번 자세로 되돌아온다.

　*힙-드라이브의 움직임을 준비하며 엉덩이를 앞으로 이동시킬 준비를 한다.

＊치료사의 역할 :

발바닥이 바닥을 밀어내는 지면 반발력을 느낄 수 있도록 지도한다.

2번에서 3번 자세로 이동할 때 엉치뼈에 손으로 수직 저항을 가해 중력중심선 방향 그대로 일어서도록 유도한다. 브레이싱 호흡법으로 복압을 더욱 상승시킬수록 몸의 중심이 안정화되고 항중력근의 효율이 향상되는 것을 인지시킨다.

브레이싱(Bracing) 호흡법이란 복부 안의 압력을 높이고 공간을 확장 시켜 척추의 안정성을 극대화하는 호흡법이다. 호흡을 참고 가로막을 최대한 수축시켜 복부와 골반의 압력을 높이는 방법으로 혈압상승에 주의해야 한다.

복압을 유지시킨 채 호흡하는 방법을 따로 훈련시켜 척추에 부하를 가하는 모든 움직임에 적용한다.

d. 4번 자세로 스쿼트 자세의 최종 마무리 동작이다.

　*3번 자세에서 엉덩이와 허벅지, 그리고 복부의 동시 수축을 통해 호흡을 강하게 내뱉으며 근육의 수축을 인지한다.

　*동작의 끝에서 몸의 중심과 바벨의 무게가 미드풋에서 벗어나지 않았는지 인지하면서 동작을 반복한다. 익숙해 지면 1~4번까지의 동작을 부드럽게 이어서 반복한다.

***치료사의 역할 :**

스쿼트 동안 무게 중심이 완벽하게 중력중심선과 일치할 수는 없다.

약간의 앞뒤 움직임을 허용하나 미드풋 안에서 이루어지는지 계속 관찰하고 몸의 좌우 기울어짐이나 앞뒤의 회전은 없는지 뒤에서 지켜보며 환자에게 알려 주어야 한다. 움직임의 반복 횟수보다는 감각에 집중하며 움직임의 정확성을 인지할 수 있도록 지도한다.

> **Key point**

중력에 저항하여 항중력근이 보다 효율적인 힘을 발휘하기 위해서는 어떤 자세에서든 안정근의 역할을 하는 코어 근육의 활성화가 선행되어야 한다.

이는 움직임 전에 안정성이 더욱 중요하다는 사실이며 동적이며 빠른 움직임보다 먼저 정적이며 느린 움직임이 호흡과 함께 재활 운동 중재 시 선행 훈련되어야 한다는 것을 의미한다.

3. 힙-힌지(Hip-hinge)를 응용한 재활 동작

데드리프트와 스쿼트를 고중량을 들기 위한 방법이 아니라 재활에 적용하기 위해 각 동작을 설명해 보았다.

공통점은 모두 코어 근육의 활성화를 통한 복강내압의 상승을 바탕으로 몸의 중심을 안정시키고 힙-힌지(Hip-hinge) 동작을 중심으로 하체의 협응력 발달을 위해 효과적 움직임이라는 것이다. 차이점은 데드리프트는 바닥과 척추가 형성하는 후면각이 지속적으로 변하고 스쿼트는 비교적 일정하다.

당연하게도 관절의 가동 범위가 많이 쓰이는 부위의 근육이 더 많이 활성화된다. 엉덩관절의 가동 범위가 많이 쓰이면 엉덩이 근육이, 무릎의 가동 범위가 많이 사용되면 다리의 근육이 더 많이 활성화된다.

이는 모든 재활 운동 중재 시 적용하고 응용할 때 고려해야 할 사항이다.

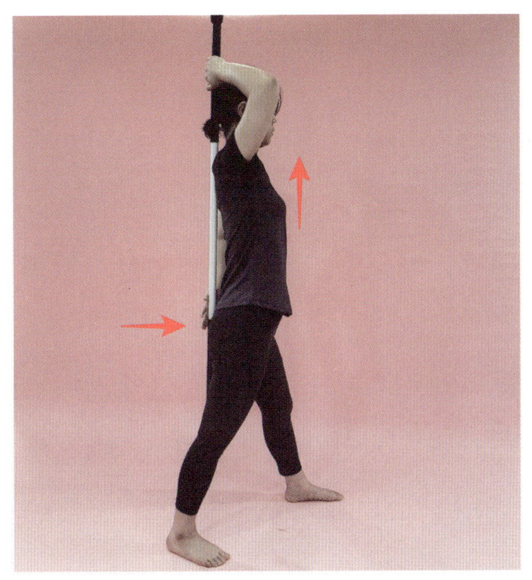

a

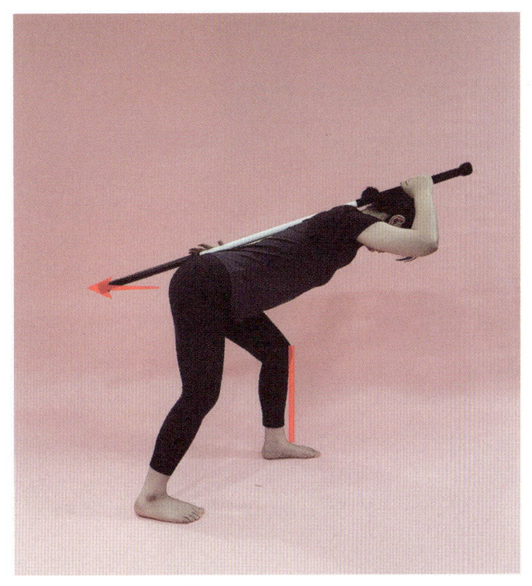

b

a. 힙-힌지를 응용한 체중 이동 운동 1

*걷는 보폭으로 다리를 앞뒤로 벌리고 스틱을 머리, 등, 엉치뼈에 붙이고 바르게 선다.

*자연스럽게 서면 뒤에 놓인 쪽 골반이 뒤로 회전되므로 양쪽 ASIS를 정면으로 나란히 정렬하게 하면 뒤에 있는 엉덩이 근육이 자연스럽게 수축하는 것을 느낄 수 있다. 복장뼈를 앞 위 방향으로 향하게 하며 깊은 호흡을 유지한다.

***치료사의 역할 :**

ASIS의 정렬을 바르게 맞추어 주어 보행 시 앞으로 나아가는 추진력이 엉덩이 근육의 수축에서 나오는 것을 설명한다. 체중이 뒤에 놓인 쪽 다리에 실려 있다는 것을 인지시킨다. 보행의 과정을 설명하며 체중이 오른쪽과 왼쪽 발에 번갈아 실리며 앞으로 나아가게 되는 기전을 이해시킨다.

이 동작을 통해 일상생활에서도 허리 앞굽이 곡선의 유지는 다리를 앞뒤로 유지시킨 상태가 유용하다는 것을 인식시킬 수 있다.

이 동작에서 허리에 가해지는 부하가 줄어들도록 힙-힌지를 이용해 한쪽 다리를 들고 상체를 낮추어 물건을 줍는 자세가 대표적이다. (Golfer's lifting)

b. 힙-힌지를 응용한 체중 이동 운동 2

*힙-힌지를 이용해 엉덩관절-무릎-발목의 순서로 체중을 뒤에서 앞에 있는 다리 쪽으로 이동시킨다.

*스틱이 접촉된 세 지점에서 떨어지지 않도록 복압을 유지하고 몸통은 다리 사이에 위치시킨다. 무릎이 발목을 넘어가지 않도록 주의하며 엉덩이를 최대한 뒤로 이동시켜 뒤넙다리근을 스트레치 하며 척추가 바닥과 수평이 되는 자세를 유지한다.

***치료사의 역할 :**

싱글 레그 데드리프트(SLDL)의 변형 자세이며 앞쪽의 다리로 데드리프트를 실행하고 뒷발은 균형을 잡는 보조 역할을 하는 것을 인식시키며 가볍게 이완하도록 지시한다.

코어 근육이 약하거나 뒤넙다리근이 단축되어 있으면 척추가 앞다리 쪽으로 기울거나 척추는 같은 방향으로 회전되는 것을 설명한다.

보상 작용이 개선되지 않으면 상체의 각도를 높여 강도를 낮추거나 스틱으로 체중을 보조하게 하며 a. b 동작을 반복하도록 안내한다.

다시 한번 원칙을 강조하면 움직이는 동안에는 들숨으로 호흡을 멈춰 복강내압을 유지하고 동작이 끝나면 숨을 내쉬면서 좌우의 항중력근을 확실히 수축시키는 것을 인식하게 한다. 호흡이 부족하면 중간에 동작을 멈추고 복압을 유지하면서 호흡을 다시 한다.

이 동작의 반복은 보행 과정 중 한발 서기의 중심을 잡아 주는 역할을 강화하여 안정적인 보행을 회복시키는 재활 운동으로 추천된다.

이 움직임의 과정에서 고유수용감각과 코어 근육은 활성화되고 항중력근에 대한 신경근의 재교육은 자연스럽게 일어난다.

4. 클린(Clean) 동작의 활용

물체를 지면에서 들어 올려 엉덩관절과 무릎이 완전히 펴진 직립 자세로 도달하는 동작을 데드리프트라고 하며 바벨을 지면에서부터 들어 올려 어깨 위 전면부위까지 안정적으로 위치시키는 동작을 클린(Clean)이라고 한다.

데드리프트는 천천히 안정적으로 물체를 들어 올려 직립 자세를 유지하는 근력(Strength)과 협응력 향상에 중점을 둔 동작이다. 코어 근육과 항중력근의 재활 운동 초기에 여러 가지로 변형되어 활용된다.

반면에 클린 동작은 전신의 근육을 순차적이고 폭발적으로 동원하는 능력을 활성화하여 신경근의 민첩성과 협응력을 동시에 발달시킬 수 있다.

그 외에도 어깨의 가동성과 심폐 기능의 향상을 목적으로도 응용될 수 있다.

클린 동작은 복합 다관절 운동 중에서도 민첩성과 협응력, 고도의 균형감각을 동시에 발달시킬 수 있는 효과적인 동작이다.

재활 운동에 바로 적용하기에는 어려울 수 있으므로 기본적인 원리만을 다루고 재활에 어떻게 응용될 수 있는지에 대한 단서를 찾아보기로 한다.

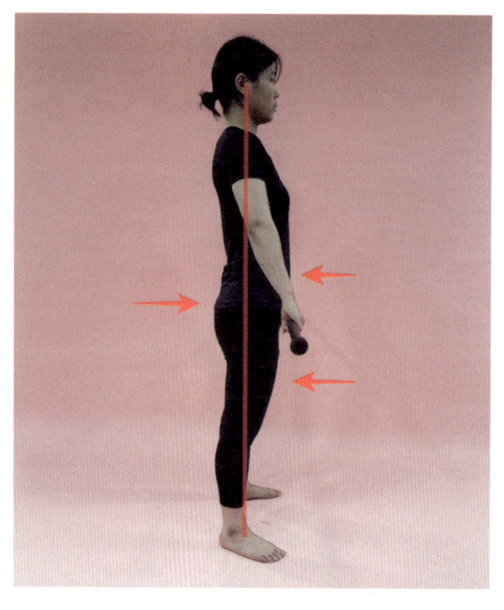
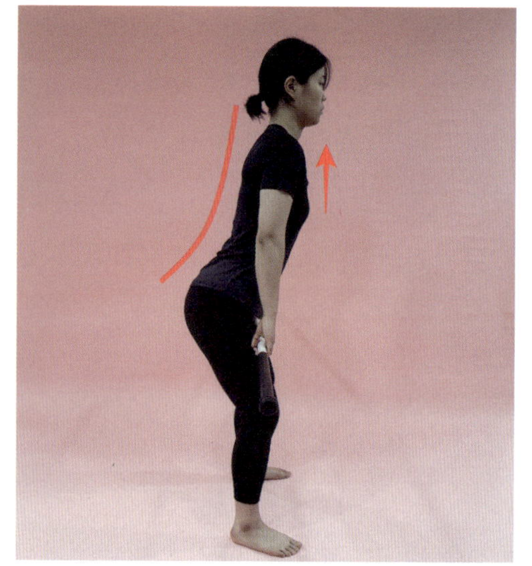

a   b

a. 클린의 변형 자세인 행(Hang) 자세에서 시작한다.

　*엉덩이와 무릎이 펴진 직립 자세에서 엉덩이와 복부를 수축시키고 중력중심선에 맞춰 몸을 바르게 정렬시킨다.

＊치료사의 역할 :

다리의 너비는 골반을 기준으로 하고 발끝을 30도 정도 바깥으로 향하게 하여 엉덩이와 다리 근육을 효율적으로 사용할 수 있는 자세로 만들어 준다.

바닥에서 행 자세까지의 동작은 데드리프트의 일부이며 파워클린(Power clean) 동작의 시작 자세인 것을 반복 학습하여 힙–힌지의 움직임을 완전히 익힐 수 있도록 지도한다.

Key point

중량 있는 바벨의 움직임 방향은 중력에서 수직 방향으로 움직여야 하며 이를 위해서는 항중력근들의 민첩성과 폭발적인 협응력이 필수적이다.

바벨이 무거워질수록 중력중심의 시작점인 미드풋에 바벨이 오도록 자세를 재정렬한다. 재활 운동의 중재 기법으로 적용될 때 가벼운 스틱을 이용한다.

이 경우 몸의 중심과 중력중심을 일치시켜야 하고 스틱은 지면과 수직 방향으로 몸에 최대한 밀착시켜서 움직여야 호흡과 등 근육의 효율적인 협응을 학습시킬 수 있다.

b. 힙-힌지 자세를 이용한 미드 행(Mid-hang) 자세로의 변환

*스틱을 허벅지의 중간에 위치 시킨 자세에서 호흡을 들여 마시며 가슴을 세우고 엉덩이를 뒤로 이동시켜 준다.

*스틱이 어깨로 올라가는 수직 경로를 방해하지 않도록 가슴을 세우고 엉덩이와 하체의 힘을 스틱으로 전달하기 위해 허벅지에 밀착시킨다.

***치료사의 역할 :**

미드 행 자세에서 점점 스틱을 아래로 내릴수록 근육의 긴장도가 높아지는 것을 인식시킨다. 데드리프트와 미드 행 자세의 차이점을 설명하고 a, b 자세를 반복하여 사용되는 항중력근을 인지할 수 있도록 지도한다.

행 자세에서 바벨을 어깨 전면으로 올려놓는 것이 목적이다. 바벨의 수직 이동 경로를 방해하지 않기 위해 가슴을 세워야 하고 점프가 필요하므로 데드리프트보다 항중력근인 엉덩이 근육, 넙다리네갈래근과 종아리 근육의 협응력과 민첩성이 더 중요해지는 이유를 설명한다.

Key point

미드 행 자세는 파워클린(Power clean)을 위한 초기 자세이다.

엉덩관절, 무릎, 발목을 굽힘 시켜 항중력근을 원심성 수축시켜 놓는 작용을 한다. 데드리프트와 여러 높이의 행 자세 차이를 설명하고 이해시킨다.

다양한 높이의 반복되는 행 자세의 위치 변화는 어깨, 허리, 무릎, 발목 관절의 재활과 자세 개선의 중재 방법으로 활용될 수 있다.

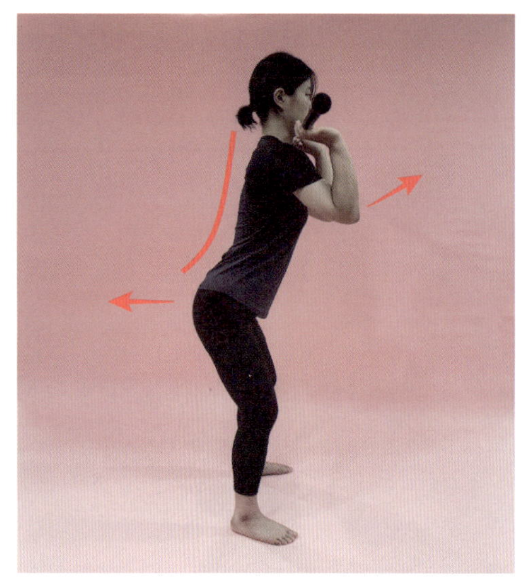

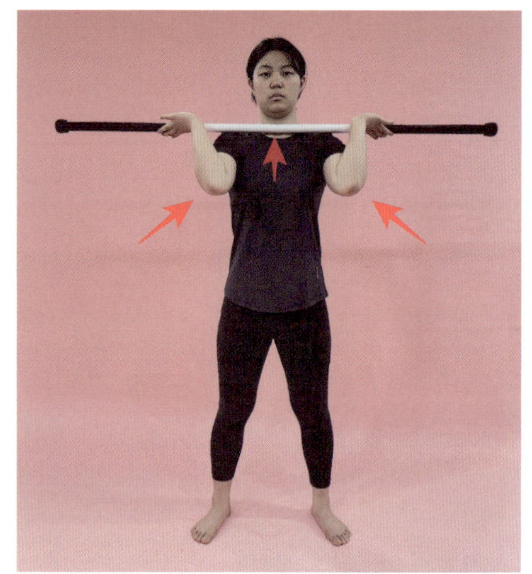

c   d

c. 행 자세에서 호흡을 들여 마시고 발목, 무릎, 엉덩관절을 천천히 펴면서 스틱을 허벅지, 골반, 복부, 가슴에 밀착시키며 위로 이동시킨다.

*가슴부위에서 팔꿈치를 굽힘 시키며 앞, 위로 이동시키고 어깨세모근 위에 스틱을 올려놓는다. (Catch)

*무게가 있다고 가정하면 행 자세와 같이 엉덩관절과 무릎을 약간 굽힘 시켜 충격을 흡수하는 자세를 취한다. (Deep position)

***치료사의 역할 :**

들숨과 동시에 스틱을 몸에 밀착시키며 가슴 쪽으로 올리는 동작과 엉덩관절과 무릎, 발목을 함께 폄 시키는 동작은 몸통과 다리 근육의 항중력근을 동시에 활성화할 수 있다는 것을 인지시킨다. (Triple extension)

움직임의 속도를 점점 빠르게 활성화하면 민첩성이 증가하고 저항의 무게가 속도에 따라 다르게 느껴지는 것을 체험할 수 있도록 지도한다.

항중력근의 협응력과 민첩성의 향상은 파워(Power)의 증가를 가져온다.

행 자세에서 캐치(Catch) 자세까지의 과정은 전신의 항중력근의 협응력과 민첩성을 동시에 훈련힐 수 있다.

속도와 무게를 다양하게 하여 재활 운동의 프로그램에 접목하면 유연성과 민첩성, 협응력, 균형감각을 효과적으로 학습할 수 있다. 가벼운 무게로 움직임을 충분히 반복 훈련 시킨 뒤 서서히 무게를 증가시킨다.

d. 스틱을 어깨 전면 위에 올린 캐치(Catch) 자세

*호흡을 들여 마신 상태에서 스틱을 어깨에 붙이고 팔꿈치를 앞, 위쪽으로 이동시켜 몸통으로 무게가 지지 되도록 한다.

***치료사의 역할 :**

무게가 팔로 지지 되는 것이 아니라 어깨 앞 위에서 지지 된다는 것을 인지시킨다. 깊은 호흡은 가슴을 강하게 들어 올리고 등뼈를 펴 시켜 어깨 가동성 증가에 기초가 된다는 것을 설명한다.

스틱에 저항을 가해 팔꿈치의 자세를 앞, 위로 유지하면 어깨 관절의 전면 공간이 확보되고, 무게를 팔이 아닌 몸통이 지지할 수 있도록 유도한다.

원리를 생각하면 어깨의 충돌 증상에도 응용될 수 있는 동작이다. 위팔을 가쪽 돌림 하고 어깨의 관절 공간을 넓게 만들어 주는 역할을 하기 때문이다.

저항이 되는 물체의 무게가 무거울수록 미드풋을 중심으로 한 중력중심선에 가까운 쪽으로 무게의 수직 이동 경로를 일치시켜야 하며 이를 감지하는 고유수용성 감각에 따라 인체의 움직임이 최적화되어야 한다. 이 원칙에 맞게 재활 운동을 계획하고 수정해야 한다.

이 책에서는 스포츠 경기 중의 하나인 역도(Weight lifting)의 동작을 응용하여 재활 운동에 적용해 보았다. 그 외에도 생체역학적 원리만 적용 가능하다면 다른 종목의 움직임과 동작, 특성 등을 활용하여 다양한 재활 운동을 만들 수 있다.

5. 그 외의 효과적인 재활 운동

마지막으로 재활 운동에서 다양하게 활용될 수 있는 능동적 스트레치 몇 가지 소개한다. 치료사의 역량에 따라 여러 가지 형태로 변화시킬 수 있다.

코어 근육의 안정성과 적용되는 근육의 스트레치로 인한 이완을 극적으로 가져올 수 있는 동작이므로 상황에 맞게 응용하여 사용되길 바란다.

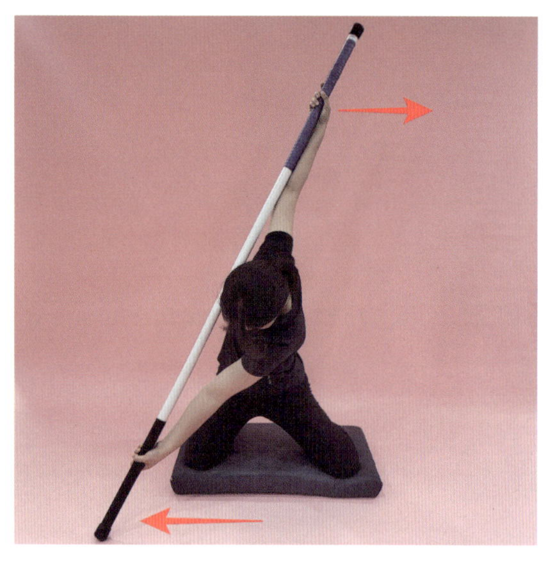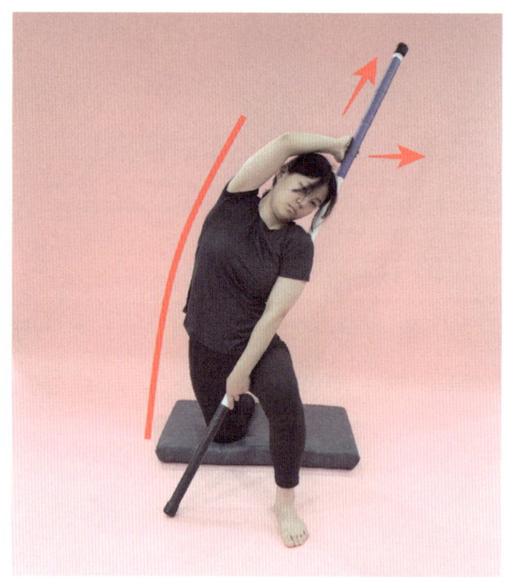

a   b

a. 반 무릎 자세에서 스틱을 가슴에 가까이 위치시키고 체중을 지지한다.

　*위아래 손을 교차하면서 조금씩 단계를 나누어서 가슴근육이 스트레치 되는 방향으로 이동시킨다. 어깨는 되도록 다리 사이에 위치하도록 고정한다.

가슴근육이 스트레치 되기 위해서는 다리와 몸통의 고정이 필수적이다. 팔이 몸에서 멀어질수록 강도가 강해지고 코어 근육이 활성화된다.

안정성의 유지되는 범위 내에서 호흡을 유지하면서 강도를 조절하는 동작을 반복한다.

허리의 안정성과 등뼈의 돌림 가동 범위를 증가시켜 허리의 부담을 줄여 주는 데 적용할 수 있다. 앉은 자세와 선 자세 모두에서 가능한 재활 동작이며 코어 근육의 활성화를 통한 안정성의 유지에 중점을 두고 응용한다.

b. 반 무릎 자세에서 한쪽 다리를 세우고 골반 앞쪽을 스트레치 시키며 몸의 중심을 잡는다.
  *반 무릎 쪽 손으로 스틱의 위쪽을 잡고 무릎, 발, 스틱의 안정된 삼각형의 지지 구조를 만들어 준다.
  *반대편 어깨를 스틱 사이로 통과시켜 어깨의 뒤쪽 주름 사이에 위치시키고 골반 앞쪽의 공간과 스틱을 밀착시킨다.
  *스틱을 잡은 손을 세워진 무릎 쪽으로 이동시키면서 몸의 옆면을 늘려 준다.
  *스틱을 잡은 쪽의 어깨와 가슴우리 외측과 허리, 엉덩관절 앞쪽이 강하게 스트레치 되기 시작한다. 엉덩이 근육을 수축시키고 몸통을 가쪽 굽힘, 돌림 함으로서 강도를 조절한다. 스틱을 잡은 손을 위쪽으로 이동시킬수록 스트레치의 강도는 강해진다.

Key point

스틱의 위치를 바꾸면서 가슴을 스트레치 하고 등뼈의 폄을 유도할 수도 있고 넙다리 모음근과 뒤넙다리근, 엉덩허리근, 넙다리곧은근의 스트레치 변형으로 동작을 다양하게 변형할 수 있는 이미지를 만들어 보길 바란다.

근육의 부착 부위와 기능적인 연결을 적용하면 다양한 응용 동작이 가능하다.

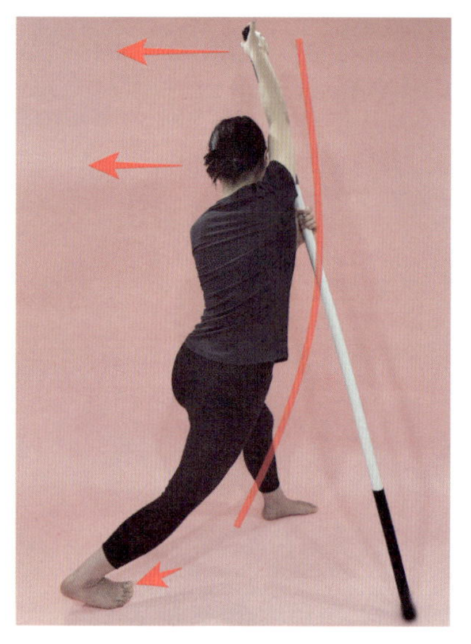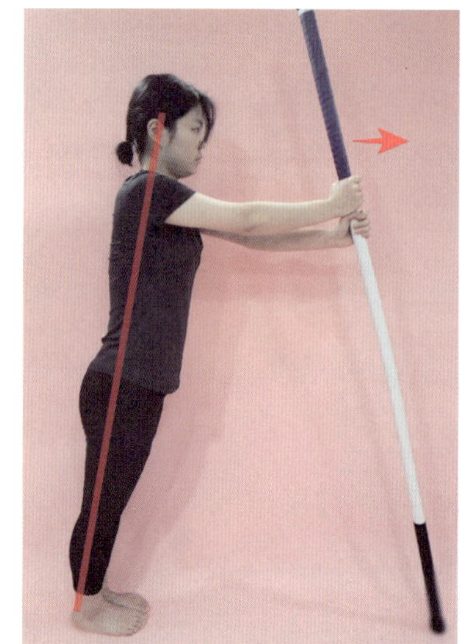

c   d

c. 런지 동작을 응용한 외측 근막선의 스트레치

  *다리를 앞뒤로 넓게 벌리고 뒤로 위치한 쪽의 손을 높이 올려 스틱이나 철봉을 잡고 체중을 지지한다.

  *뒤쪽에 있는 발과 체중을 지지한 손을 축으로 하여 몸을 앞에 있는 다리 쪽 방향으로 몸통과 머리를 돌림 시킨다.

깊은 호흡을 유지하고 돌림 각도를 늘릴수록 스트레치의 강도가 높아진다.

  엉덩관절, 무릎, 발목의 능동적인 움직임을 통해 뒤쪽에 있는 다리의 다양한 부위를 동시에 스트레치 할 수 있고, 항중력근의 활성화를 유도하는 재활 동작으로도 활용이 가능한 동작이다. 무릎에 가해지는 하중을 분산시킬 수 있으므로 유용하게 사용할 수 있다.

d. 플랭크(Plank)를 응용한 전신의 근력 강화 운동

  *스틱을 바닥에 단단히 고정하고 바르게 선 자세의 중력중심선을 그대로 유지하며 손을 앞으로 천천히 밀어준다.

일반적인 플랭크와 다르게 강도의 조절이 가능하다. 스틱이 밀리지 않도록 벽을 바라보고 바닥을 고정하는 것에 주의한다.

엉덩이가 뒤로 이동되거나 허리가 과도하게 폄 되지 않도록 자신의 근력 범위 안에서 스틱을 앞으로 밀어 각도를 고정하고 유지한다.

다리의 간격을 좁게 할수록 몸이 앞으로 기울어지는 각도가 커질수록 운동의 강도는 강해진다. 지구력 향상을 위해 1~2분 정도를 유지하거나 근력의 향상을 위해 짧은 시간에 동작을 반복하는 동작을 선택하여 적용할 수 있다.

c와 d의 움직임을 결합하여 새로운 동작으로 응용할 수 있다. 완전히 새롭고 창조적인 동작은 없다. 원리에 맞게 끊임없이 응용되면서 또 다른 동작처럼 보이지만 같은 효과를 공유한다. 그러므로 적용하는 사람의 증상이나 상황에 맞게 변화시키는 것이 중요한 것이지 특별한 치료법이나 운동법에 현혹되지 않기를 바란다.

기본 원리에 따른 단순한 움직임과 변화되고 응용된 동작만으로도 바르게 꾸준히 적용된다면 몸의 감각신경과 근신경계의 발달로 증상의 개선과 자세의 올바른 정렬은 자연스럽게 이루어질 것이며 치료사는 이를 안내하는 역할에 최선을 다해야 할 것이다.

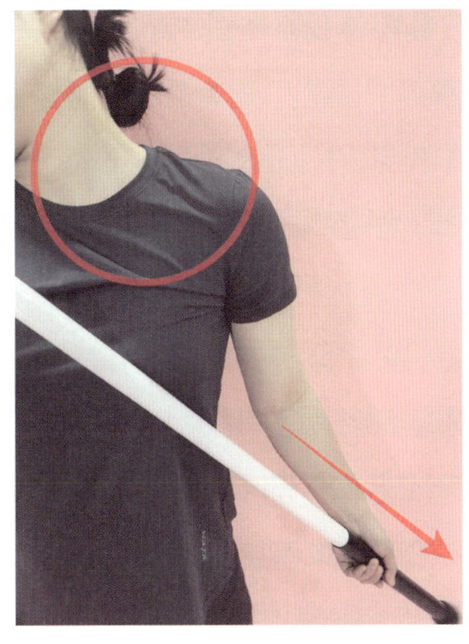

e

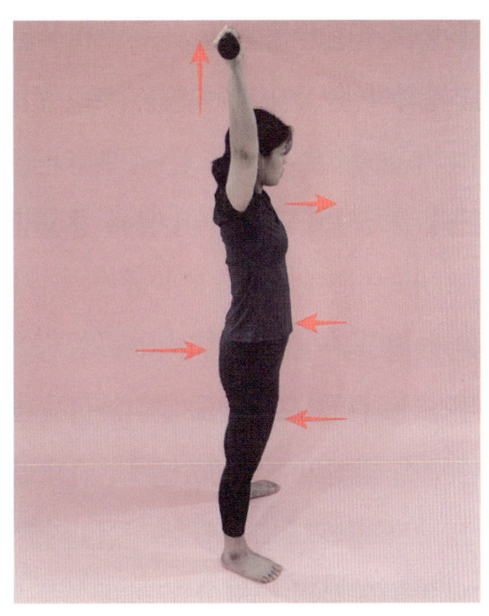

f

e. 가슴우리출구(Thoracic outlet)와 팔신경얼기(Brachial plexus)의 스트레치

  *호흡의 확장과 굽은 어깨의 교정에서 가장 기본적이고 습관적으로 적용해야 할 동작이다.

  *스틱을 이용할 수도 있고 도구 없이 어깨를 가쪽 돌림, 뒤 아래로 이동시켜 어깨뼈 후면 근육을 수축시키고 손목과 손바닥을 폄 시킨다.

  *목을 팔 방향의 반대 방향으로 이동시키고 나머지 손으로 빗장뼈 아래의 피부를 아래로 잡아당기고 깊은 호흡을 유지하면 근육과 신경다발의 스트레치를 최대한 유도할 수 있다.

어깨를 안쪽돌림 시키는 동작이 일상생활에서 절대적인 비중을 차지하기 때문에 중력보조근의 단축은 피할 수 없다.

이 운동을 통해 가슴우리의 확장과 호흡량의 증대, 항중력근의 강화, 어깨의 자세 개선, 신경과 혈관의 확장을 가져오는 여러 가지 효과를 동시에 유도할 수 있는 샷 건(Shot-gun) 동작으로 불려도 손색이 없다.

f. 오버 헤드 프레스(Over head press) 동작

  *바닥에서부터 무게를 몸에 최대한 가까이 위치시키고 호흡을 들여 마시며 엉덩이 근육을 강하게 수축시킨다.

  *스틱을 정강이, 허벅지, 복부, 가슴, 얼굴을 거쳐 머리 위까지 이동시키고 스틱을 머리 위 정점까지 최대한 들어 올려 주고 몸의 중심을 미드풋에 위치시킨다.

효율적인 오버 헤드 프레스의 완성을 위해서는 전신 근육의 협응력이 필요하며 무게가 증가할수록 민첩성과 코어, 순발력, 균형감각이 필요한 복합적인 동작이다. 시작점이 지면이라면 인체가 제자리에서 할 수 있는 가장 많은 양의 일을 수행하는 동작이며 속도가 빨라질수록 일률은 향상되고 코어와 심폐 기능은 강화된다.

인체의 각 관절과 근육들이 중력에 저항하여 중심을 잡는 과정에서 관절의 위치 변화에 따

른 근육의 수축변화를 감지하여 근신경계를 효율적으로 훈련하는 동작이다.

스내치. 머슬 스내치, 밀리터리프레스, 푸쉬 프레스 등의 수많은 변형 동작이 있으며 상황에 맞게 변형하여 적용한다.

이상으로 기능적 마사지의 수동운동 기법과, 이를 통한 자세 개선 및 재활 운동의 중재에 대한 관점을 소개하였다.

단순한 기법 나열이 아니라, 다양한 상황에서 응용할 수 있는 원리와 활용법을 제시하고자 했다.

도수치료를 적용하기 위한 기본 접촉법인 기능적 마사지의 원리는 누구나 쉽게 이해할 수 있는 생리학과 생체역학을 기반으로 설명되었다.

움직임이 가져오는 효과를 바탕으로 수동운동 기법이 능동 보조운동으로 이어지며 재활 운동으로 연결될 수 있게 하여, 환자가 스스로 몸을 관리할 수 있도록 유도하는 것이 이 저서가 지향하는 가장 이상적인 목표이다.

스스로 생각하고 몸을 관리하는 노력은, 영상매체에 의존하는 오늘날 더욱 절실하다.

기능적 마사지 또한 그대로 받아들이기보다 이 책에서 단 하나의 영감이라도 얻어 임상과 일상생활에서 도움이 될 수 있기를 바란다.

20년의 임상경험 동안 깨달은 바는 자신이 근거를 확신하지 못하고 설명하지 못하는 행위를 남에게 적용하는 일은 스스로 가치를 떨어뜨린다는 것이다.

치료사의 역할은 한계를 인식하고 안내자가 되는 것이다.

결국 움직임 속에서 우리 몸은 스스로 회복한다는 사실을 다시금 확인하며 글을 맺는다.

신민곤, 『스틱을 이용한 요통 매뉴얼』, 좋은땅, 2020

마크 리피토, 박현진(역), 『스타팅 스트렝스: 바벨 훈련의 첫걸음』, 대성의학사, 2019

체육인재육성재단, 체육과학연구원, 『역도 체육지도자 훈련지도서』, 진한엠앤비, 2021

정인혁, 『사람해부학』, 아카데미서적, 2000

대한해부학회, 『국소해부학』, 고려의학, 2002

이주강, 『임상카이로프랙틱』, 영문출판사, 2015

Henry Otis Kendall, 한국통합의학연구소(역), 『자세와 통증치료에 있어서 근육의 기능과 검사』, 한미의학, 2006

Leon Chaitow, 인창식(역), 『자세이완기법』, 영문출판사, 2010

Leon Chaitow, 김선엽 외(역), 『최신근에너지기법』, 대학서림, 2005

Craig Liebenson, 『척추재활도수치료학』, 영문출판사, 2010

Stuart MacGill, 임규돈 외(역), 『허리 치료와 역학』, 영문출판사, 2017

Thomas W. Myers, Cyriax 정형의학연구회 외(역), 『근막경선해부학』, 엘스비어코리아, 2010

Joseph E. Muscolino, 오태영 외(역), 『임상운동학』, 대한나래출판사, 2019

Donald A. Neumann, Third Edition 채윤원 외(역), 『뉴만 KINESIOLOGY』, 범문에듀케이션, 2017

김소형, 『롤핑 실전 근막이완요법』, 신흥메드싸이언스, 2015

Steven J. Karageanes, 서울아산병원 스포츠건강의학팀(역), 『스포츠의학의 도수테크닉』, 가본의학서적, 2006

김광원, 『정형의학 테이핑 치료』, 대성의학사, 2004

Eric Goodman & Peter Park, 『Foundation』, Rodale, 2011

기능적 마사지

도수치료와 움직임의 회복

ⓒ 신민곤, 2026

초판 1쇄 발행 2026년 1월 29일

지은이   신민곤
펴낸이   이기봉
편집   좋은땅 편집팀
펴낸곳   도서출판 좋은땅
주소   서울특별시 마포구 양화로12길 26 지월드빌딩 (서교동 395-7)
전화   02)374-8616~7
팩스   02)374-8614
이메일   gworldbook@naver.com
홈페이지   www.g-world.co.kr

ISBN   979-11-388-5323-1 (03510)